人生が変わる!

足指
スローストレッチ

プロローグ

判明した歯と足の深いかかわり

こんにちは。歯科医師の西川です。

私は、出産予定日を過ぎても出てこず、帝王切開にて4336gの巨大な体重で生まれました。言葉の発達は遅く、幼児期には中耳炎を繰り返し、3歳でアデノイド切除。その後は、元気に成長してきましたが、両親や祖父母からは「背筋を伸ばしなさい」「口が開いている」とよく注意を受けてきました。

当時の私は、猫背でぽかんとあいた口が、体の成長・発達などの健康を大きく左右するなどとは思うこともなく、そうした因果関係もわからずに生活していました。

そして歯科医師になり結婚をし、現在はわが子、ならびに、歯科医師の岡崎好秀先生、黒江和斗先生をはじめ、医師、鍼灸師、整体師、柔道整復師、保育士、教師、看護師、獣医師、靴屋などの幅広い分野の方々から、さまざまな角度でいろいろなことを学ばせていただいております。そのおかげで、呼吸・姿勢・重心や人の進化の過程などに関する多くのことが、歯科とも非常に密接な関係にあることがわかりました。

プロローグ

判明した
歯と足の深いかかわり

また、西川家に起こったできごとを通して、体はみんなつながっていて、とりわけ歯には足が重要なかかわりをもっていることを思い知らされました。

1つ目のできごとは、祖母のことです。

当時75歳の祖母は、梅田で階段を下りている際に急に足が動かなくなりました。祖母の日課は、毎日高さ7cmもあるピンヒールを履いて梅田に行くことでした。膝に注射をし、足はまた動くようになりました。しかし、足を引きずり手すりを必要とした生活をしていました。

年齢のせいだと思われるかもしれませんが、歯科医である私は、ひょっとしたら歯の噛み合わせが悪くなっているのではと思いました。歯科を勉強していくと、体のトラブルは歯に原因があることを学びます。これは、まさに的中していて、祖母の入れ歯をすべてつくりかえると、手すりなしで立つことができるようになり、前屈すると地面に手がつくようになりました。しかし、歩くとやはり膝は、まだ痛かったようです。

私が信頼する鍼灸師の岡崎友彦先生に治療をお願いし、先生からは「足指にも原因があるので、足のプロであるファイブコンフォートでみてもらうといい」と紹介されました。こうした数多くの出会いのおかげで現在92歳になる祖母は、今も元気で1人で何でもこなす快適な生活を過ごすことができています(詳細は第1章での松藤克也先生のリポートにゆだねることとします)。

もう1つのできごとは、父のことです。

当時66歳の父は、脳出血で倒れてしまいました。脳の血流と歯の噛み合わせは密接な関係があるので、もしかしたら、歯の噛み合わせが悪くなっているかもしれないと思いました。父の歯を見ると、奥歯の噛み合わせの治療が必要な状況でした。もっと早く知っていれば、脳出血をすることはなかったかもしれません。

現在70歳の父は、今もリハビリを続け、元気に過ごしています。しかし、後遺症により足を引きずって歩くため普通の靴では2週間で穴があいてしまいます。この悩みもファイブコンフォート代表の松藤文男先生、克也先生との出会いにより、ずいぶんと解決しました。

祖母と父を通しての体験が、私の足についての探究心をより深め、歯と体の関係を明らかにするきっかけとなりました。

また、私は、歯科医として治療を行うかたわら、母親教室（兵庫県川西市の医療法人社団とくなが小児歯科クリニック〝レオ〟の指導）、整足教室（ファイブコンフォート代表松藤文男氏の指導）を予約制で隔週休診日に開催しています。

教室に参加していただいたお母様や講演を聴いてくれた歯科医師の先生、教育関係者、介護関係者など、多くの皆様からのご要望があり、本書を出版する運びになりました。

本書は、第1章ではファイブコンフォートで学び、足について取り組んでいる方々のご協

プロローグ

判明した
歯と足の深いかかわり

力を得て足の変化によって人生が変わった体験を、第2章では足が体とどのようにかかわっているのか、その役割や研究をまとめました。第3章では、松藤先生たちに足や足指からの学びについてお願いしました。そして第4章は、今からでも実践すれば足を元に戻せる足指スローストレッチの方法、第5章では、私の歯科医としての子どもたちへの思いをつづらせていただきました。

その昔、猫背で口をぽかんとあけていた私は、今では子を持つ父親になりました。

保育所や幼稚園、小学校に行くと、多くの子どもが口をぽかんとあけ、背中を丸め、頭を前に出し、両足がしっかりと接地せず膝を曲げた姿勢をしています。これは大人も同じです。駅のホームや電車の中でスマートフォンを片手に口をぽかんとあけ、背中を丸めた姿勢で膝を伸ばせず、重心を左右に移動し、落ち着きのない立ち方や座り方をしています。

このままの状態が続いていくと、子どもは体幹がしっかりせずアレルギーが増え、ひ弱になり、大人は、まともに歩けない要介護者となる高齢者が増え続けてしまいます。

本書によって1人でも多くの人が、歯や足、足指が体のすべてにつながっている健康のカギであることを理解し、いつまでも笑顔で元気な生活をおくるための命の育みのヒントとしてお役に立てていただけたらと思います。

２０１５年12月　西川岳儀

目次　人生が変わる！　足指スローストレッチ

第2章　足が及ぼす体への影響

第3章　足と足指からの学び——87

松藤文男／松藤克也

第4章 足指スローストレッチ——133

第5章　未来を担う子どものために——

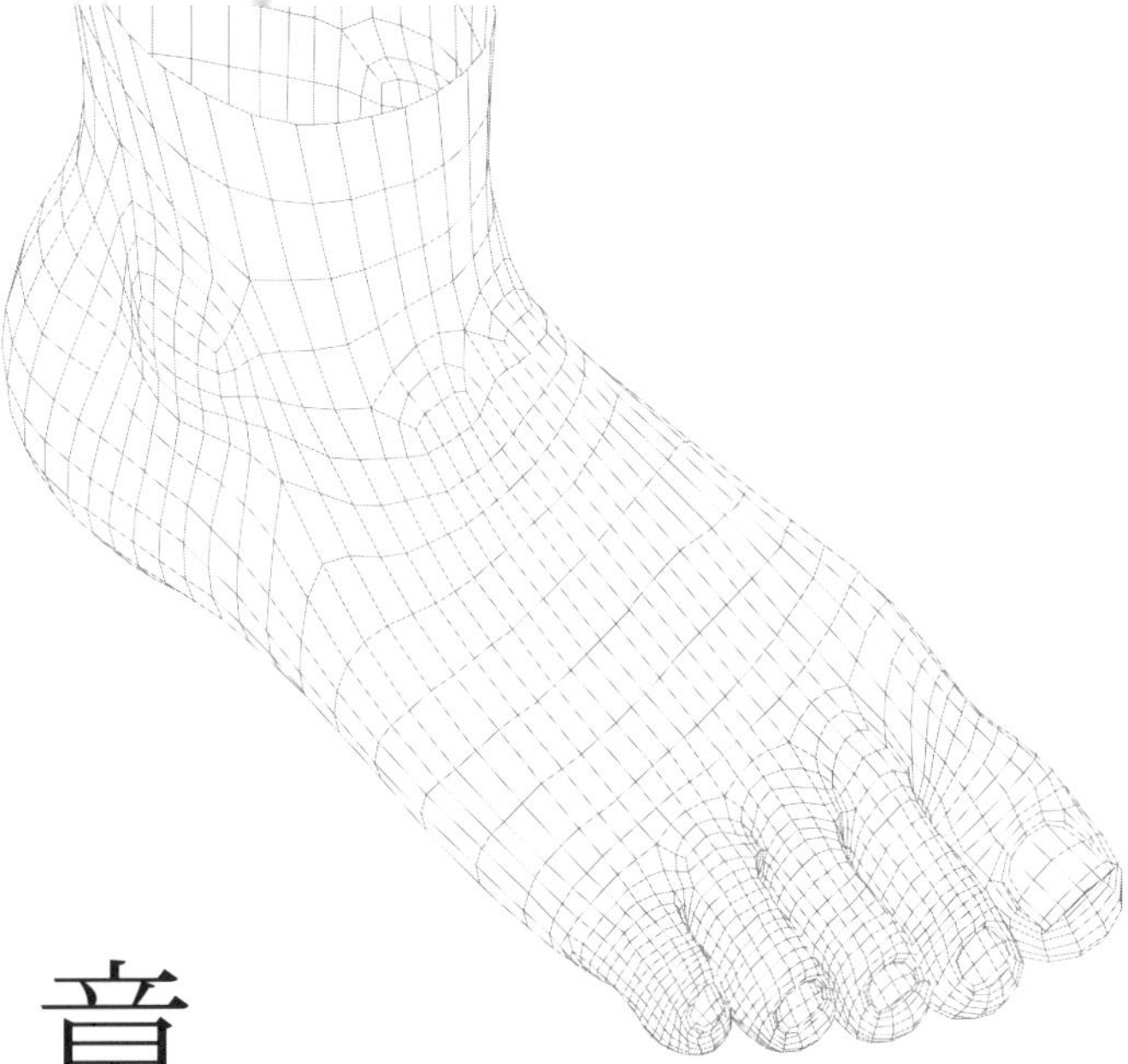

第１章

足が、人生が変わった！

矯正靴下、矯正靴、足指運動などで
心身ともに驚くほど変化した
８人の体験です。

矯正靴を履いて散歩を楽しむ毎日

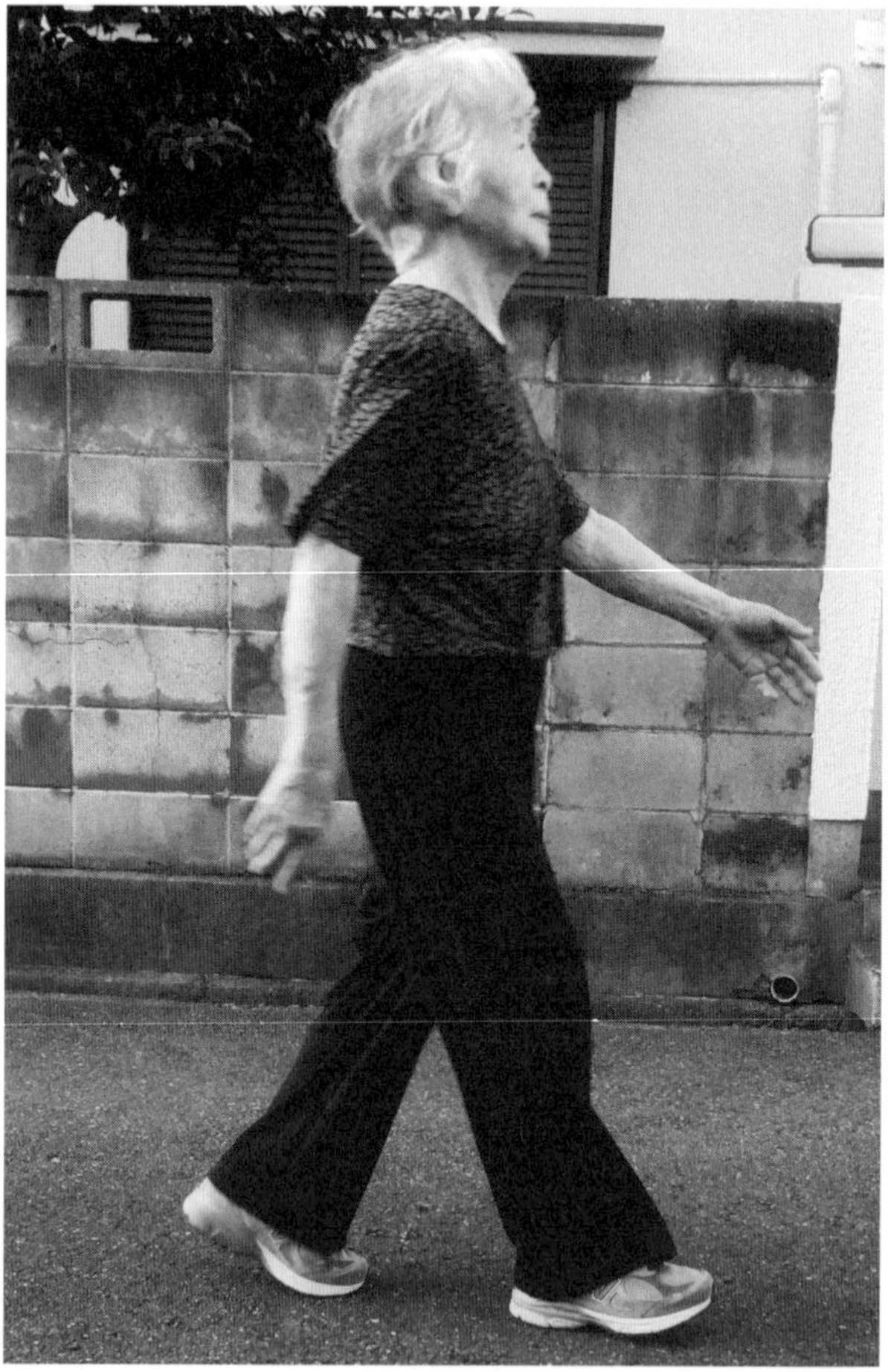

92歳、自分で歩け、若返りました

西川 宣子 様（1923年生まれ 大阪府）

足のトラブルを解決するために初めてファイブコンフォートまで連れて行ってもらったのが、2012年1月20日。当時の私は、膝が痛くてサポーターの上からさらに包帯をぐるぐる巻きにしていました。

畳に腰を降ろすことはできず、椅子に腰かけるのも立ち上がるのも一苦

第１章

足が、人生が変わった！

労。そんな折り、孫に紹介された鍼灸師の岡崎友彦先生のおかげで、見違えるほど楽になりましたが、歩くことは不自由でした。

岡崎友彦先生と松藤克也先生、２人の先生からすすめていただいたのが矯正靴下です。

自分が歩けなくなると家族に迷惑をかけてしまいかねません。１人で矯正靴下を履くのは正直大変でしたが、努力だけは人一倍重ね、時間をかけてでも、きちんと強力な矯正靴下を2枚履き続けるようにしていました。1年ほど経った頃には、新品の矯正靴下でも1分以内に履けるようになり、足指の握力もとても強くなっていました。ですが、左足の親指は重度、右足の親指は中度の巻き爪で、右甲辺りに何十年も痛みがありました。そのため、どうしても痛い部分をかばって歩くので靴はかかとと爪先の部分ばかりが減ってしまいます。

松藤克也先生に巻き爪を施術してもらうと、約1時間後には長年の痛みがなくなりました。月1回、計6回の施術で両方の爪は平らになり足の指の色がよくなっていきました。

先生のいわれたことは、すべて日記に書き記し、足指を広げるトレーニングを毎日実践し続けています。現在、92歳ですが、屈《かが》んでいた指は広がり足指の握力も衰えず体温も高くなっています。肌もきれいになり、靴底の減り方も変わり足運びも軽快になり、矯正靴で散歩を楽しんでいます。足元が安定すると、背筋がピンとし姿勢がいいのがおわかりいただけるでしょう。いくつになっても若くなったといわれるのは、うれしいものです。

足指の変化

2012年1月20日

● 足指の状態

左右の親指は巻き爪、その他の足指は、縮こまり丸まりまっすぐ伸びていない。
両足とも小指の爪が小さく寝指の状態にある。

● 足指握力

右3.0kg、左5.2kg

● 足指温度

常に35度台

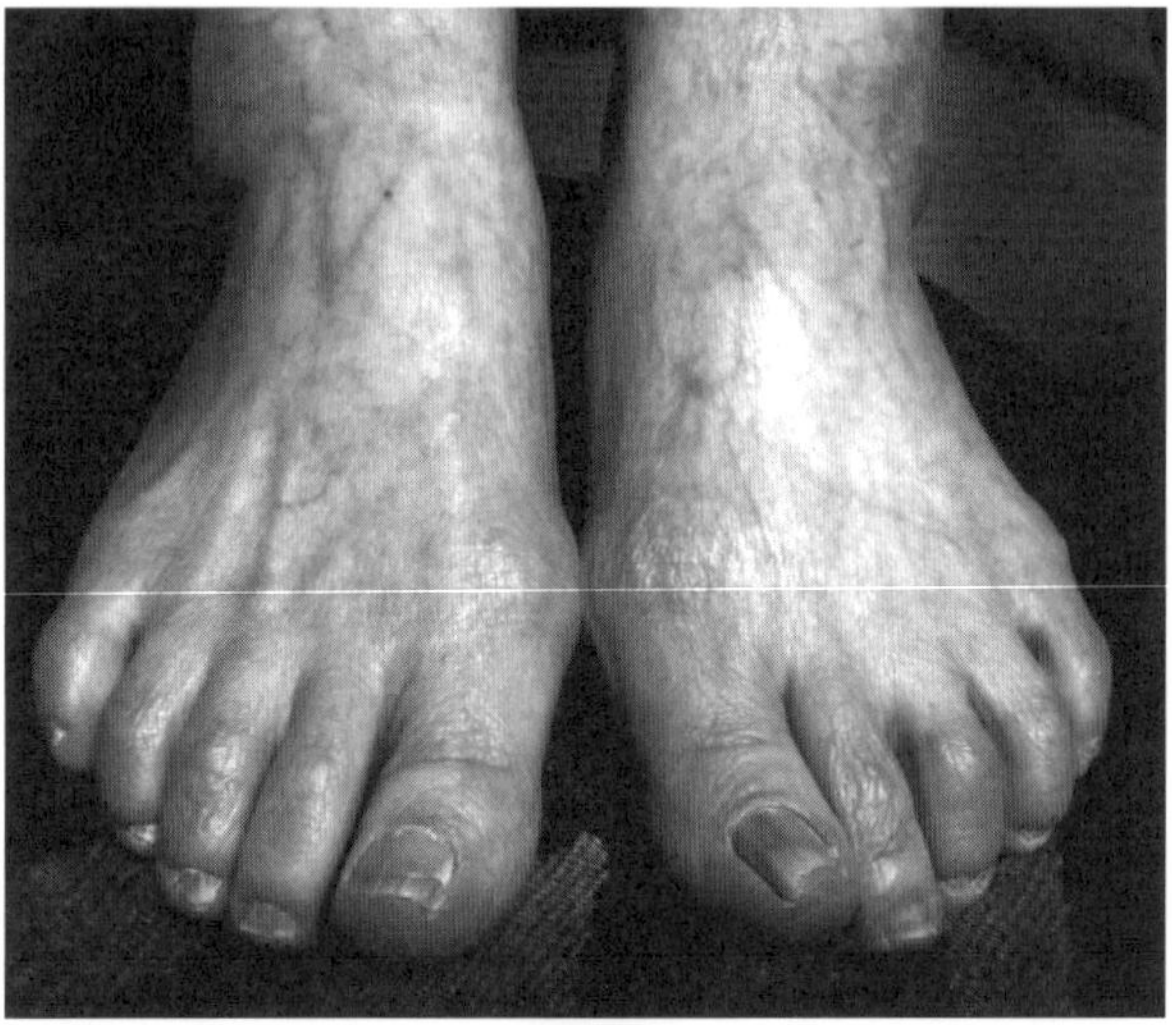

2015年7月10日

● 足指の状態

両足の足指がまっすぐ伸びて、広がっている。

● 足指握力

両足とも10.0kg以上

● 足指温度

常に36度台

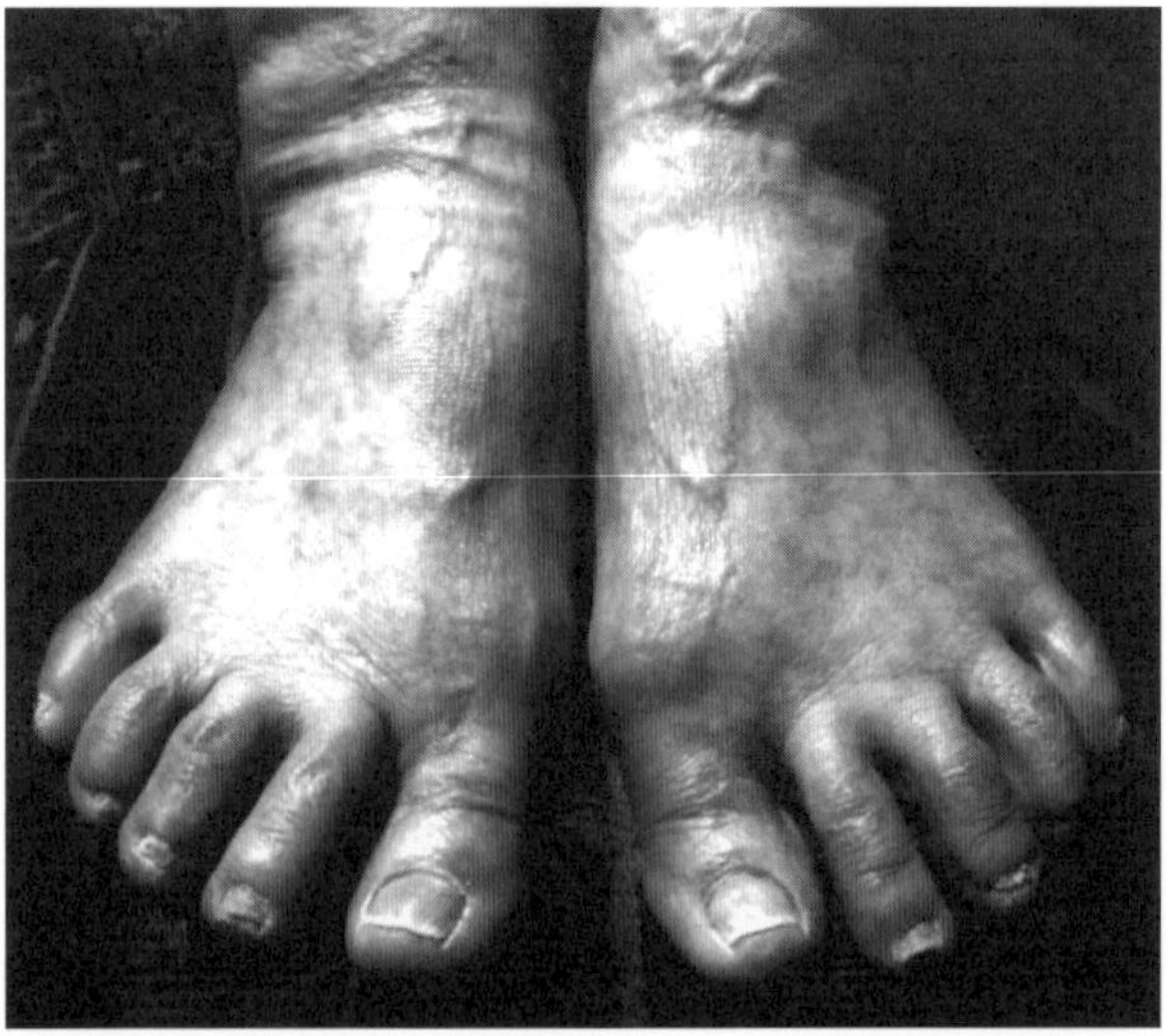

足指がまっすぐ伸びると血液やリンパ液の流れがよくなり、色ツヤまでも変わる。血管も太く丈夫になっている。

第 1 章

足が、人生が変わった！

経緯経過

私が西川さんの足を見させてもらったときは、膝痛、浮き指、冷え性、巻き爪、肌はカサカサ、むくみ、霜焼けがあり、おまけに歩くのが少し不自由で、たくさんのトラブルを抱えていらっしゃいました。正直、ご高齢なので、果たして足はどこまで戻るのだろうかと思いました。その時測定した足指の握力は右3.0kg、左5.2kg。自分の力だけでは矯正ソックスを履けず履かせてもらう状況でした。

しかし、西川さんは、前向きで真面目な方で、私が話したことはとても細かく日記につけて、毎日、実践してくださいます。

最近は、朝起きたらマッサージクリームで足や足指をマッサージし、それから強い強制力のある靴下2枚を重ね履きされ、夜にはシルクの靴下を履いて足を冷やさないようにし、床につかれているそうです。毎日ご自身で足指の体温を確認するほど、足に興味を持ってくださっています。

いくつになっても体は自分で守ることができるという典型的なケースです。西川さんの話を足で悩む方にさせていただいています。

ファイブコンフォート　松藤 克也

姿勢の変化

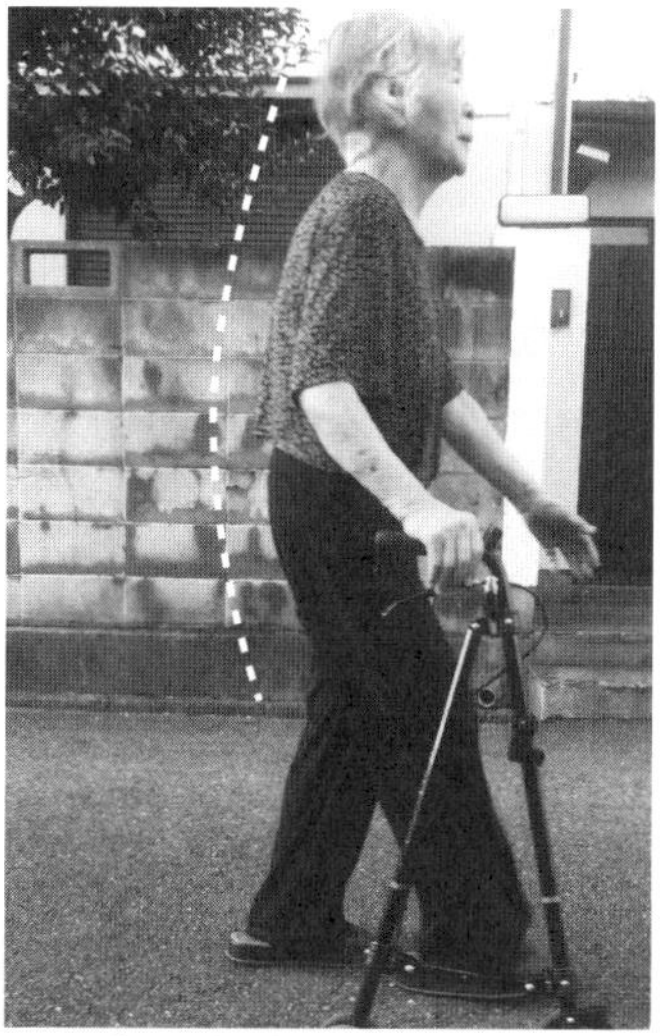

サンダルの場合

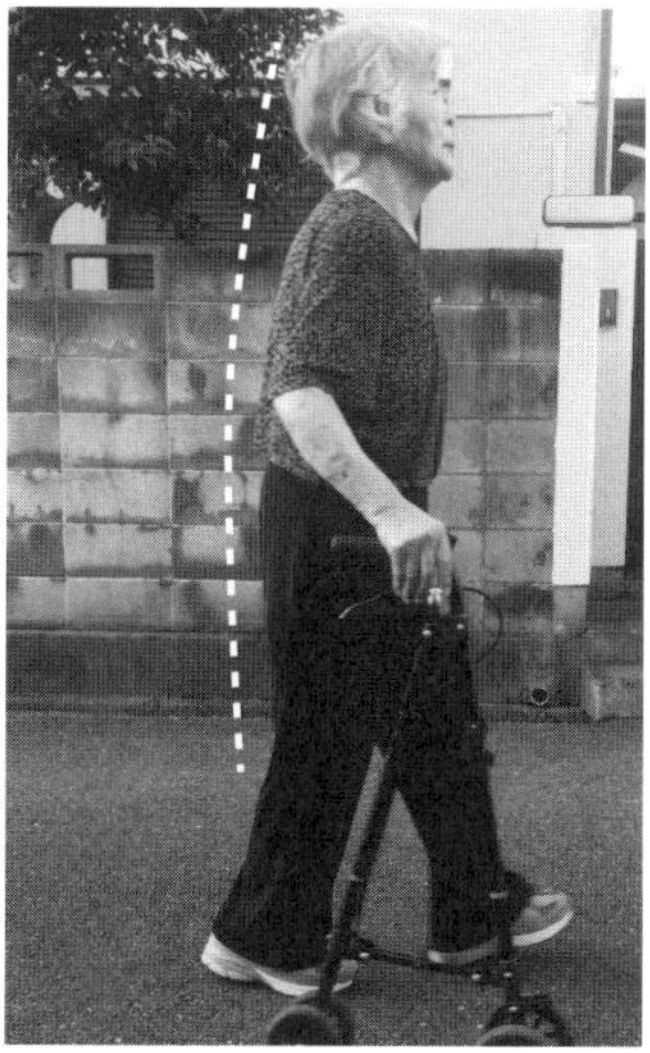

矯正靴の場合

荷物を持つときは杖を使う。矯正靴を履くと背筋が伸びる。

運動機能が向上して驚きました

森 沙友里様（1996年生まれ 埼玉県）

外反母趾はヒールの高い靴を履く女性がなるものと思っていましたが、気がつくと自分の足が中学生の頃には外反母趾になっていました。当時は、陸上部に所属し練習を繰り返す毎日でしたので、走るたびに左足の出っ張っている部分が痛くてたまりませんでした。何とかよくなりたいと通った整形外科では、レントゲンを撮って湿布薬や炎症を抑える薬を処方され、足のマッサージをする程度の治療です。なかなか思うように改善されず、いつしかこんな治療ではよくならないから病院に通わなくてもいいかなと放置していました。

やがて高校生になり、部活は剣道を選択し、練習におわれていました。外反母趾のことを思い出したのは、高校2年の冬、矯正歯科の清水院長に「外反母趾は体に悪いよ」といわれたからです。清水院長に5本指の矯正靴下をすすめられました。

靴下を変えたくらいでは特に変化はないだろうと思っていました。ところが、靴下を履いた翌朝は違っていました。いつも朝の目覚めが悪く布団の中から出られなかったのが、不思議なことにスッキリ目覚めることができました。そして気がつくと、35度台だった体温や足

第 1 章

足が、人生が変わった！

の冷えも改善していました。しかもこの靴下を履くと、踏ん張る力が増します。いい靴下ですが、5本指の靴下を高校に履いていくのは恥ずかしく家の中でだけ履いていました。

そんな私が、矯正靴下をこっそり高校に履いていった日があります。それは高校3年の体力テストの日です。もともと負けず嫌いの性格もあり、高校最後の年に何とかいい成績を残そうと思ったのです。矯正靴下のおかげで、体力テストは、高校1、2年時の記録をほとんど更新してA判定となりました。

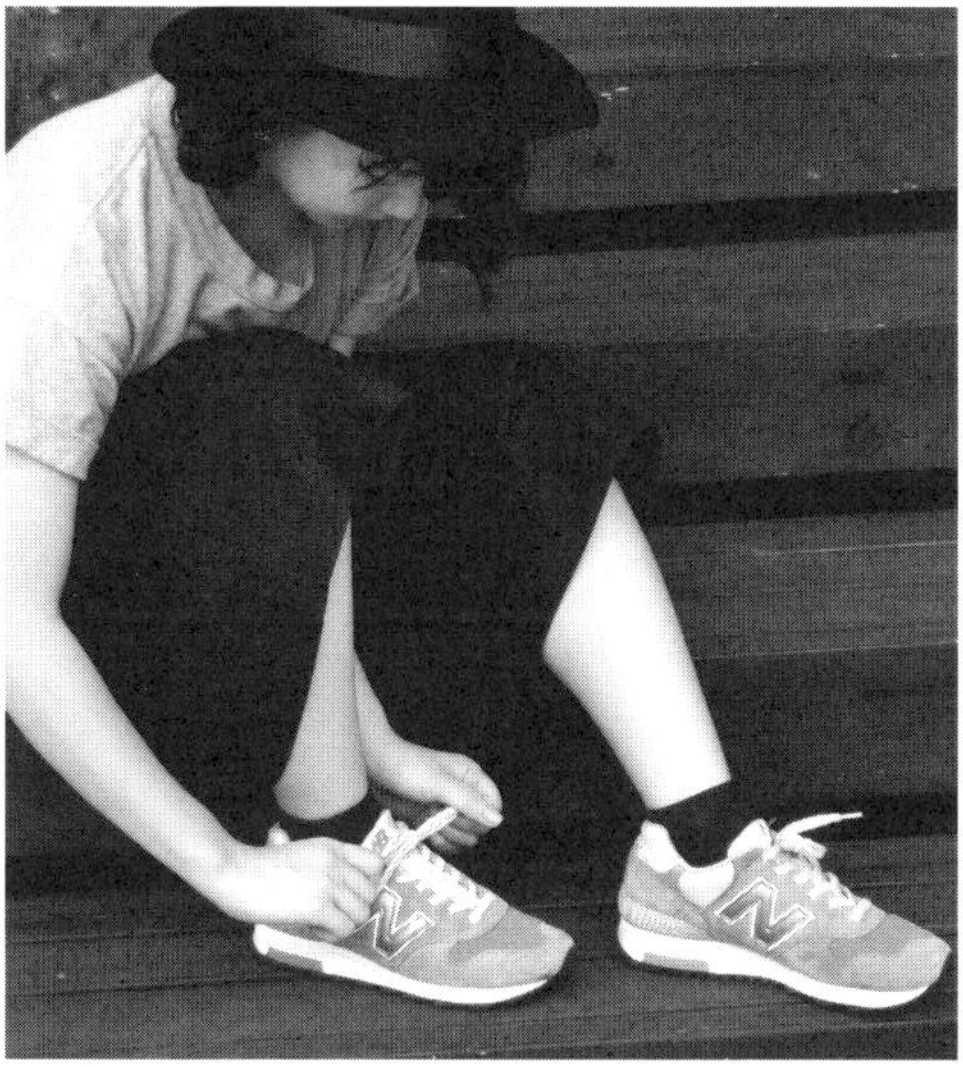

森さんのお気に入りの矯正靴

現在、私は、専門学校生になり、私服でオシャレを楽しめるようになり、この靴下に加えて足や足指をサポートする矯正靴も愛用しています。時にはヒールの高い靴も履きますが、履いた後の足の疲れは矯正靴とは、まったく違います。扁平足の私は、少し歩いてもすぐに「疲れた」が口癖でしたが、この矯正靴のおかげでアルバイトで5時間の立ち仕事をしても疲れることはありません。友だちの外反母趾の足を見るたびに、矯正靴下と矯正靴をすすめるほど、大のお気に入りです。

運動能力の変化

体力テストの比較　　高校３年(2014年5月1日実施)

テスト項目	1年	2年	3年	効果
握力(kg)	17	19	25	+
上体起こし(回)	32	26	30	+
長座体前屈(cm)	46	62	59	-
反幅横跳び(回)	45	51	56	+
持久走1km(分秒)	3,45	3,47	3,39	+
50m走(秒)	8.22	8.22	7.31	+
立ち幅とび(cm)	180	175	209	+
ボール投げ(m)	11	12	14	+
総合評価	B	B	A	+

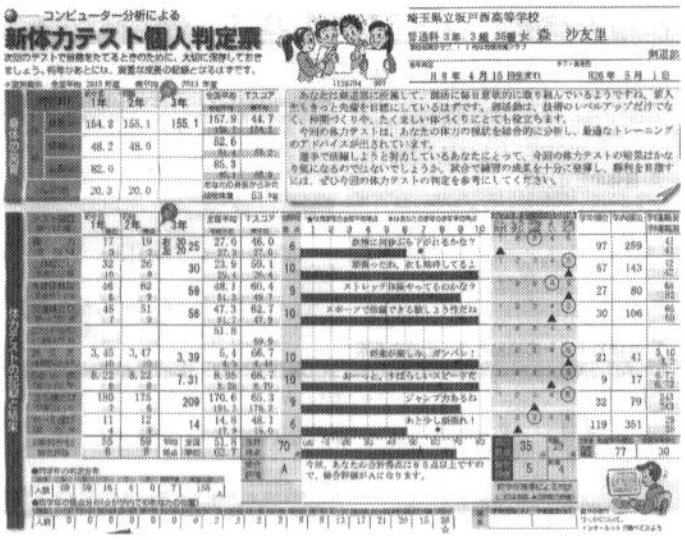
コンピューター分析による
新体力テスト個人判定票
埼玉県立坂戸西高等学校

高校３年の体育祭 100m 走女子表彰台にて

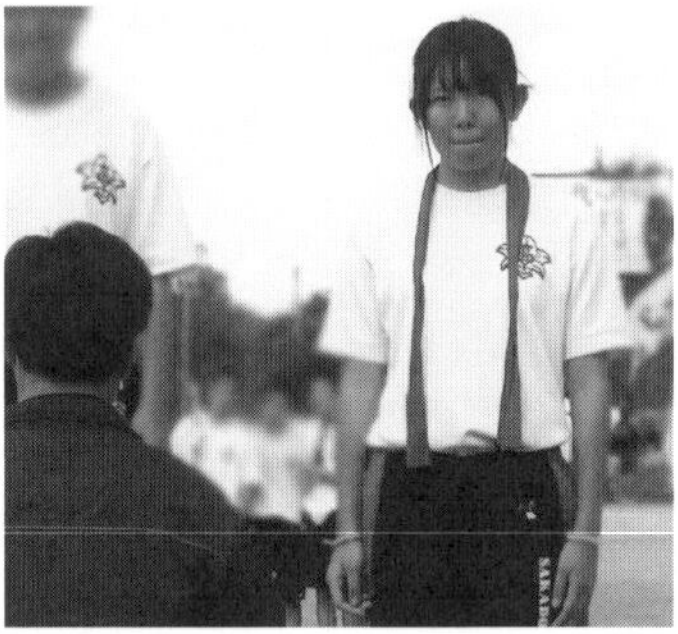

経緯経過

2013年10月29日から矯正靴下を使用されました。ただし、女子高生だったこともあり学校で５本指の靴下を履くことに抵抗があったようです。そこで家で8時間を目安に着用することを指導しました。

2014年5月高校３年生の体力テストで明らかに運動能力が向上しています。お母様からは、高校1年、２年では選ばれなかった100m走やリレー選手となって体育祭でも大活躍したとうかがいました。

足の踏ん張る力がアップしただけで、これほどまでに運動能力が高まるのかと驚かされました。

清水歯科医院顎咬合研究所所長　清水 敦

足指の変化

2015年5月18日

● 足指の状態

専門学校に入学し、慣れないヒールを履いて足がひどくなったときの状態。右足は、親指が浮き、小指はカギの様に曲がっている。左足は外反母趾の始まり、親指が内側に曲がり始めている。中指（第3趾）、薬指（第4趾）、小指（第5趾）は、曲がってまっすぐに伸びていない。

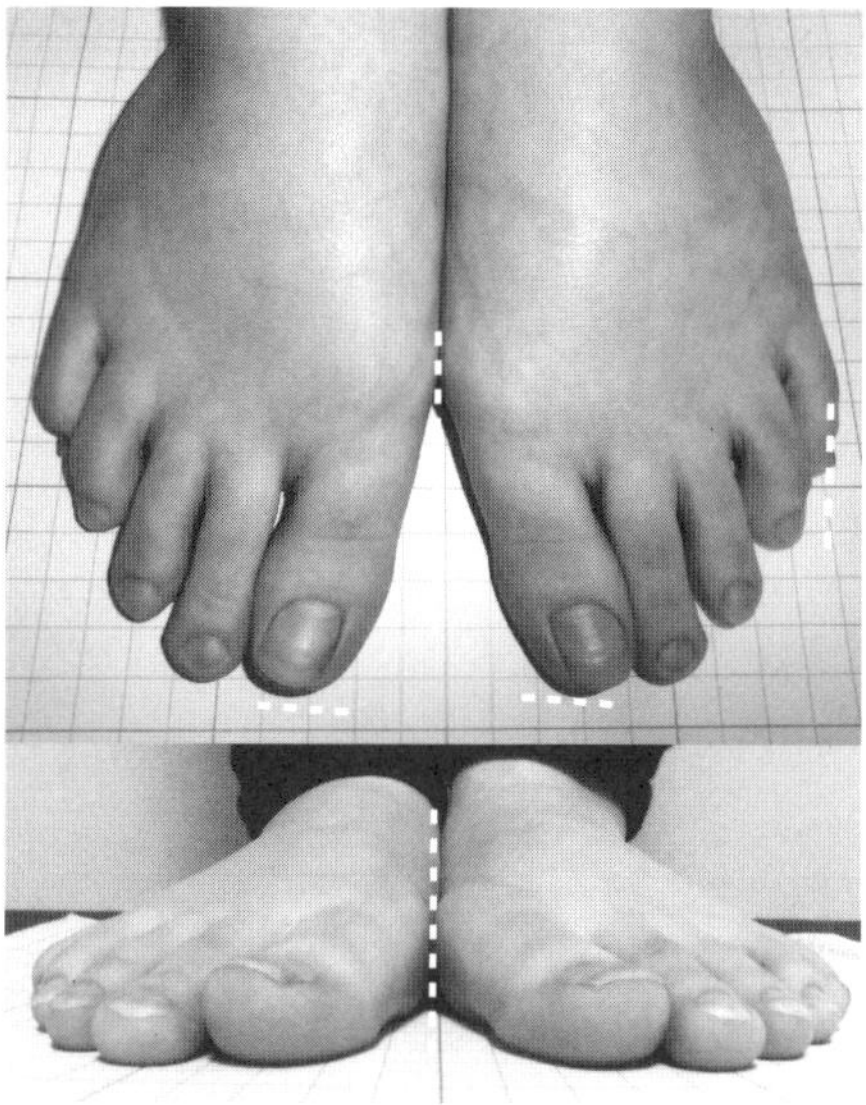

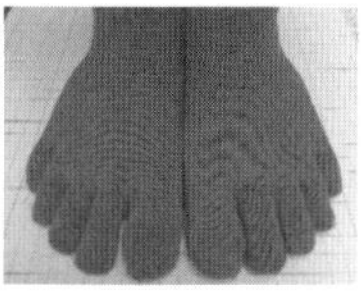

矯正靴下を履くと5本指が伸びてまっすぐになる。

2015年9月22日

● 足指の状態

矯正靴下と足指を伸ばす器具により改善。右足の指がまっすぐ伸びて広がっている。左足の薬指と小指が若干屈んでいるが、それでも以前よりは改善をみせている。また、外反母趾の始まりも修復されている。
写真ではうまく伝えられないが、爪の状態が改善し足の色やツヤがよくなっている。なお、左右ともに親指は巻き爪のケア中。

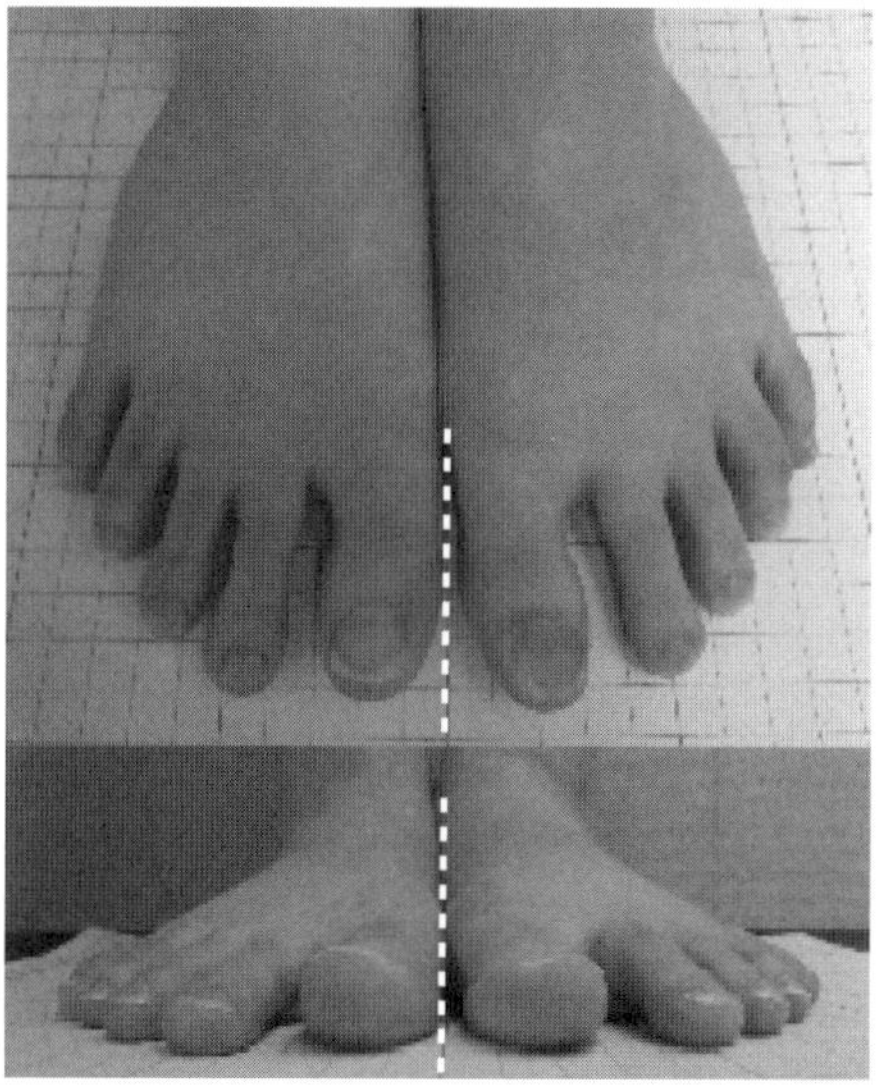

新たなる人生に挑戦中

小川 正子様（仮名）（1942年生まれ 兵庫県）

昔から家の中にいるよりも外で何かをすることが好きな私は、毎日人とふれあえる宅配の仕事が大好きでした。しかし、年を重ねてそろそろ次の段階に入る時期を迎えたのではと思い、40年近くも続けてきた仕事をやめることにしました。

それまでまったく気にすることがなかった足でしたが、仕事をやめてから徐々に足の形が変わってしまいました。いつも履いている靴は同じ靴でしたし、足の形が変わる原因は思いあたりません。ただ、これまでは毎日歩いていた仕事でしたから、足を使わなくなって筋肉が衰えてきたことと何か関係あるのかもしれません。こんな足の状態でも歩くことができ、体は腰痛がある程度で別段支障もないので、まあしかたがないかなと思っていました。

仕事を辞めてからは、歩く歩数も減り、健康のためにプールでの水中ウォーキングに通っています。何しろプールでは素足になるので足が丸見えです。たまたま自分と同じ形の足をした人がいたので足の話をしたところ、整形外科で足の親指を切って手術をするようにいわれたということでした。その話を聞いてから、手術をしなければならないのは恐い、どこで

第 1 章

足が、人生が変わった！

もいいから治療を受けて少しでも足をよくしたいと思うようになりました。

ある日、タウン情報紙の中で自分の足と同じ形の足が改善した写真を見つけました。「同じ足の形をした人は他にもいるんだ、自分だけではないんだ」と思い、近くの鈴蘭台カイロプラクティックとみおか整足・整体院の冨岡先生に治療をお願いすることにしました。

私は、靴を履くと変な形に足の指が盛り上がるのが嫌でしたので、治らないかもしれないと半分あきらめながら、とにかく、まず矯正靴下から履き始めることにしました。1年経ちますが、足は変化し少しよくなってきています。おまけに腰痛はなくなりました。

現在、私は週2回プールで水中ウォーキング、そして年間24回開催される神戸市老眼大学を受講しています。老眼大学は、「老」は、大老・長老など、人生経験が豊富で世間から尊敬される老人の意味、「眼」は心眼・慧眼など、物事の善悪真偽や要点を鋭く見わける優れた力を意味し、高齢者（60歳以上の市民）が充実した人生をおくり、仲間の輪を広げ、積極的に生きがいを見いだすための場です。

ここでは、私はまだまだ若い世代で90歳以上の人から元気をもらっています。私のお気に入りは、「歴史散歩」の講座ですが、学び続けていくには、足の筋肉を鍛えなければなりません。足の筋肉が衰えてしまうと、歩けなくなってしまいます。自分で気長に足と向き合いながら勉強を続けていきたいと考えています。

足指の変化

2015年2月20日

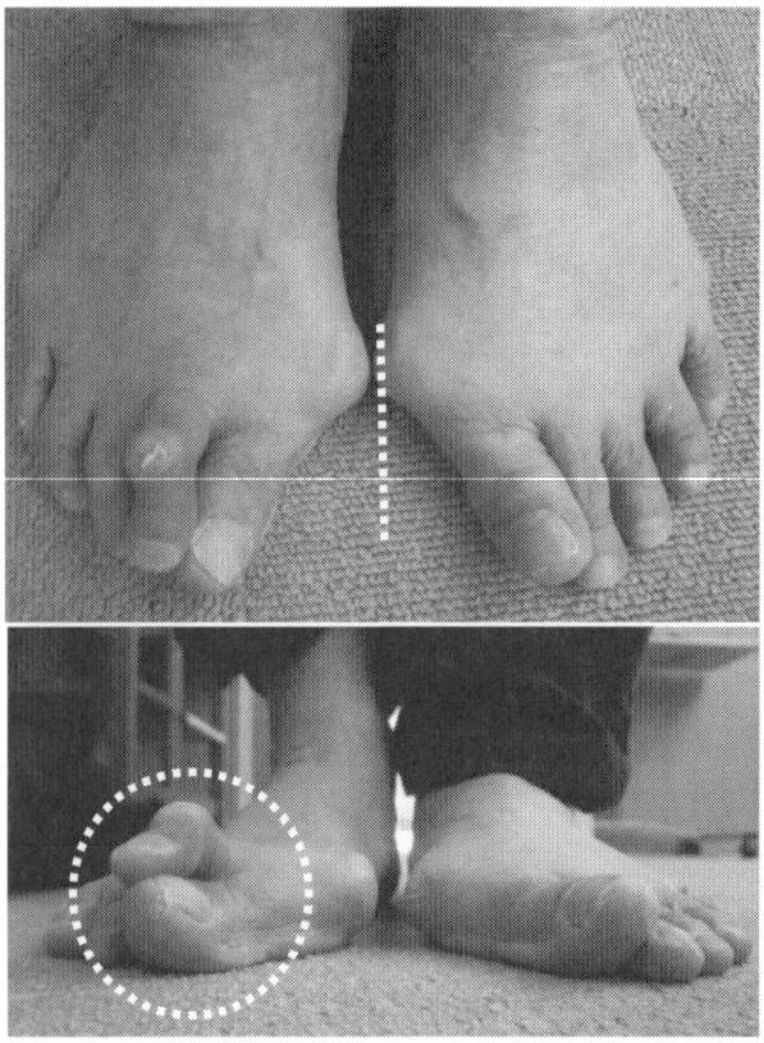

● 足指の状態

右足の足指の重なりが少し浅くなり
両足の外反母趾の角度が小さくなり
始める。

2014年12月2日

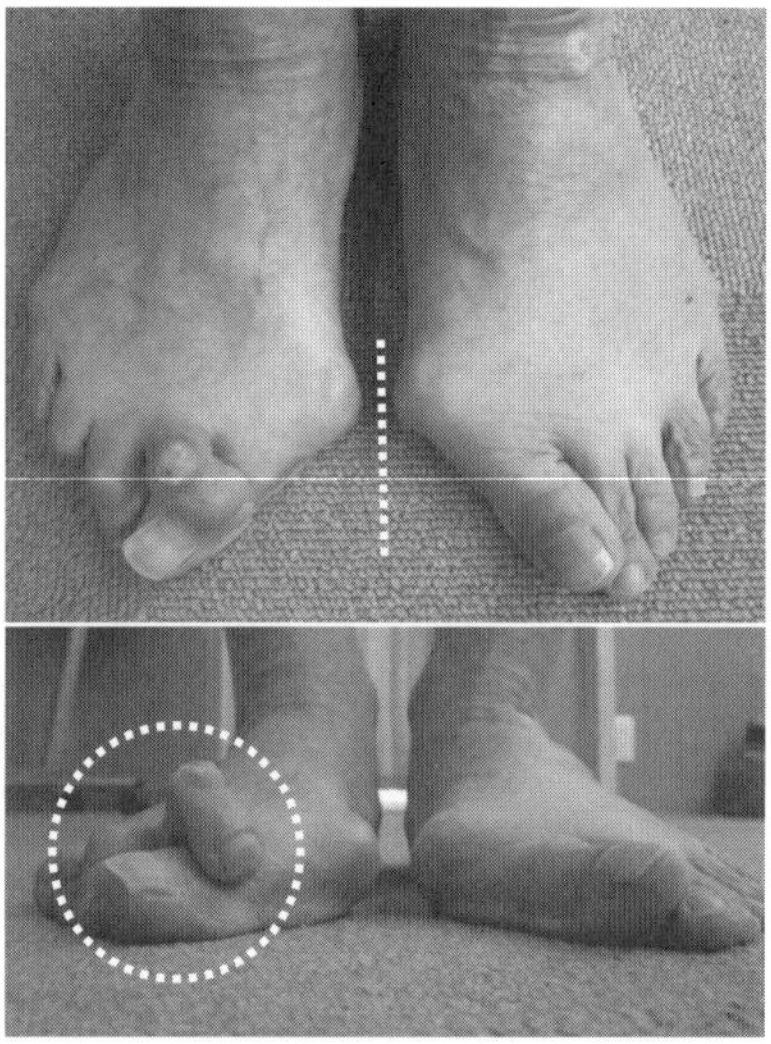

● 足指の状態

両足ともに外反母趾。右足の人差し
指は親指に重なり、左足の親指は、
人差し指の上に重なっている。

● 矯正靴下着用

矯正靴下2枚履きで何とか右足の重
なりを解消できる状態。

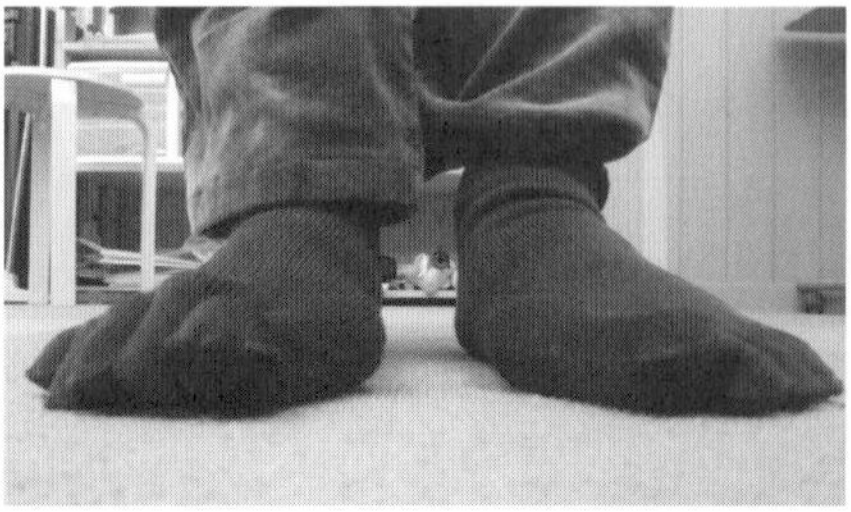

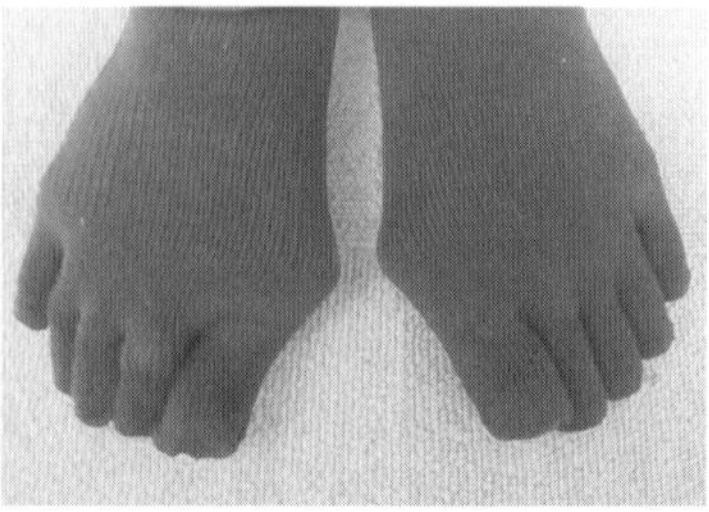

第 1 章

足が、人生が変わった！

2015年7月14日

● 足指の状態

約8カ月前とはまったく異なる。右足の親指の浮き指、左足の親指が寝ていることが気になる程度に変わる。

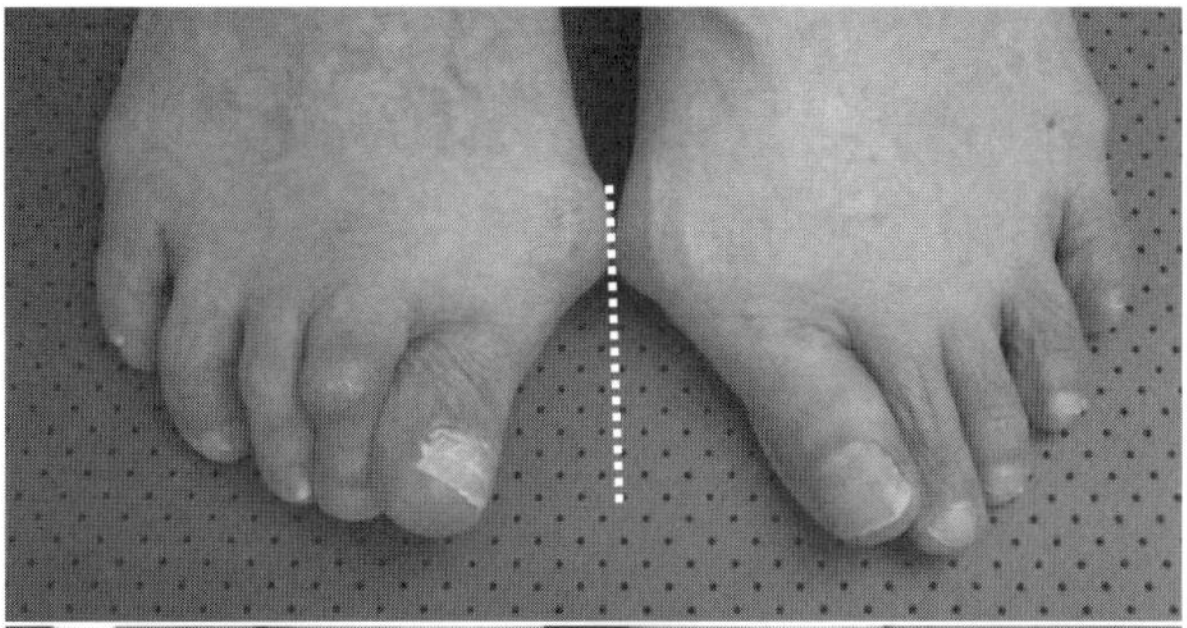

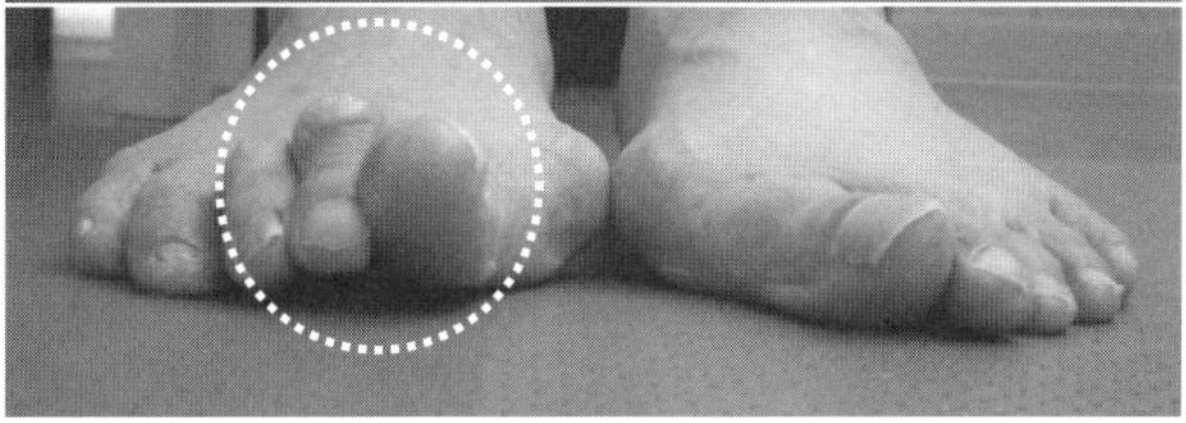

経緯経過

初めて当院へ来られたときの小川さんは、「こんな靴下で変わるの？」と疑いの顔をされていました。

手術という大きな決断をするかどうかの瀬戸際、そこで渡されたのが5本指の矯正靴下でしたので、疑いたくもなるでしょう。

矯正靴下を履いたとき、小川さんは安堵の表情で「手術しなくていい？」と問いかけてきました。

その後は、矯正靴下と矯正靴を履き、足指のトレーニングを頑張ってこられました。月に1度のご来院の度に、ご本人から「ちょっと戻ってきた」「かなり戻ってきた」「人差し指が地面に着いた」と笑顔でご報告をいただきました。

矯正靴下を履き続け、足指トレーニングを頑張れば、手術せずとも親指が正常な位置へ戻ることでしょう。


鈴蘭台カイロプラクティック とみおか整足・整体院　院長 冨岡 飛高

素足になれるのがうれしくて

大山 明美様（仮名）（1952年生まれ 滋賀県）

足は、目からもっとも遠い所にあります。これまで自分でしっかりと足の状態を見たりケアをしたりする機会はなかなかありませんでした。

1981年に双子を出産して子育てに追われる中、お宮参りに行く頃になり草履が履けなくなっていたことから、足が巻き爪になり以前の足の状態とはまったく違っていることに気づきました。巻き爪の治療をするために足の先に麻酔をして爪をはがす外科手術を行いましたが、その痛みは今でも忘れることができません。

足のゆがみ、外反母趾、爪水虫、タコ、ウオノメなど、トラブルはいくつもありましたが、自然に変形したものは、きっといつのまにか治るに違いないと思って、そのままにしておきましたが、依然として足の指は変形し続けていきました。

しかし、まずは、子育てや主人の母の介護（自宅）など、家族のことが中心です。自分の体のことは先送りで足のことなど気にする余裕がないほど忙しさに追われていました。そんな中、唯一自分の時間をつくるのは、若いころから取り組んでいた人形劇のときだけでした。私にとっ

第1章

足が、人生が変わった！

て生活の原動力であり生きがいでした。所詮、足は靴下を履いたら見えなくなるからと、たかをくくっていました。

ところが、人形劇をするために体力づくりをしようと、スポーツジムやフラダンス教室に通い始めると、素足になる機会が増えて、足のことが気になって仕方がありません。フラダンスのときの水分補給でさえも足を見られているような気がして、恥ずかしさのあまりフラの衣装で足元を隠していました。とにかくできるだけ人前では素足にならないようにしていました(最も気になる部分を人から見られているような気がしていました)。

60歳を迎える頃、主人から「こんなに足が傾いていたらもっと年をとったら歩けなくなるかもしれないよ」といわれ、本格的に足を治す決意をしました。

初めてあかり整体所（森先生）に行ったときは、治すためとはわかっていても、とにかく靴下をぬいで素足を見せることに大変勇気が必要でした。

森先生からは、「大丈夫ですよ。爪水虫は、まず皮膚科で塗り薬をもらって、爪のお掃除にきて下さい。巻き爪などの処置をして、足の環境をきちんと整えていけば、他の爪もきれいになりますよ」といわれました。爪水虫を治すための飲み薬は、体にあわずやめていたので、本当によくなるのかは半信半疑でしたが、爪のケアに通い、矯正靴下を履き始めました。

矯正靴下を履くと足が温かくなり肌の色ツヤもよくなって、次第に爪水虫、タコ、ウオノメまでもなくなりました。靴を矯正靴に変えると、足が疲れにくくなり、主人とトレッキングを楽しめるようになりました。

森先生と出会い、足は体を支える大事な土台であること、足環境を整えることの大切さに気づかされ、足の健康には、足指をまっすぐ伸ばし広げることが大事だと教えられました。

効果が実感できると足に対しての意識が高くなり、取り組み方が真剣になります。今では、足指の間に手の指を入れて足指を回す「グルんパ体操」（P136参照）が習慣になっています。人前でも素足になれるのは、本当にうれしく、足が変わると、心までも明るく晴れやかになりました。おかげで大好きな人形劇を続けていく自信がつきました。

私の経験からですが、何でもトータルで取り組むことが改善への近道だと思います。体や歯の健康診断はありますが、足を見てもらう機会はなかなかありません。足の健康診断をいち早く取り入れることができれば、もっと体が変わるのではないかと思っています。

経緯経過

足にテーピングを巻かれて来所されたのが2013年9月6日。爪水虫は爪のお掃除をして塗り薬の浸透をよくしました。巻き爪の処置をさせていただき、痩せていた親指がふっくらとした本来の指に変わってきました。大山様からも人形劇で足の踏ん張りが効くようになったと喜んでいただいています。足環境を整えることの大切さをご理解いただき、足指を広げて伸ばすことに積極的に取り組んでくださいました。大山様の変化を見て、ご主人様も矯正靴下と矯正靴に変えて足の健康づくりに取り組まれています。

あかり整体所所長　森 信一

第 1 章

足が、人生が変わった！

足指の変化

2013年9月6日

● 足指の状態

両足ともに外反母趾。親指には爪水虫と巻き爪があり、指を使って歩いていないため痩せている。他の指も屈み、浮いたり寝たりしている。

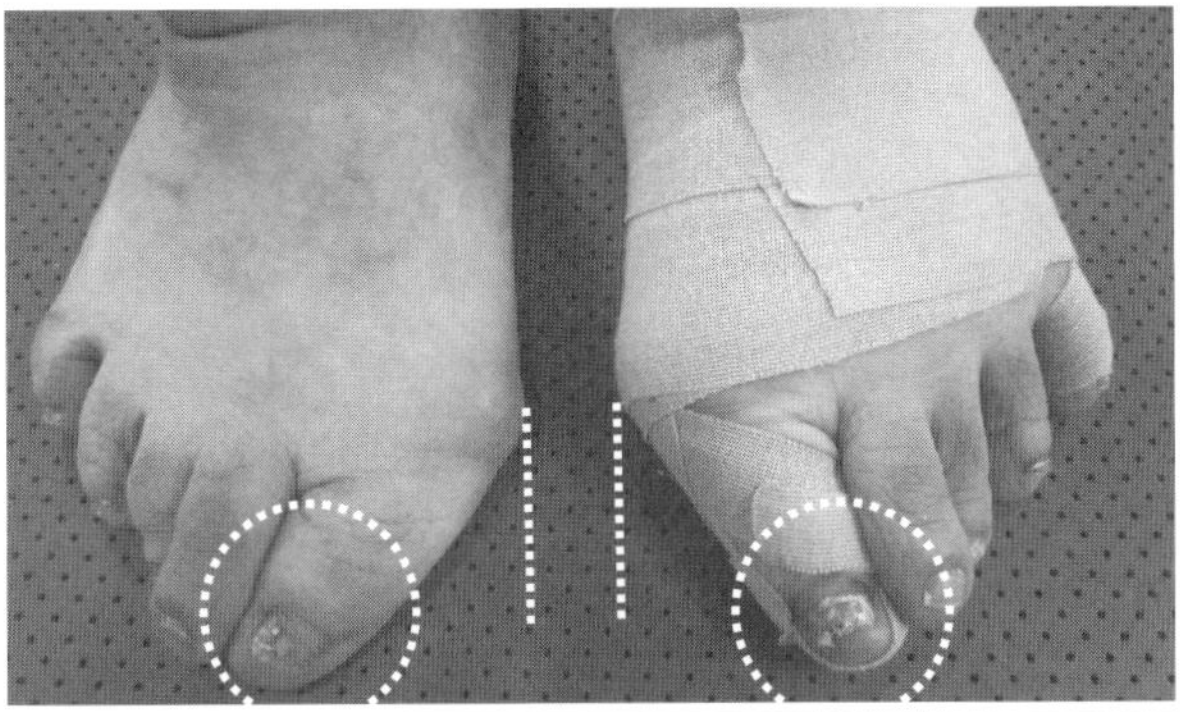

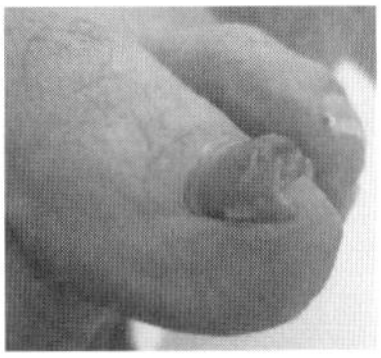

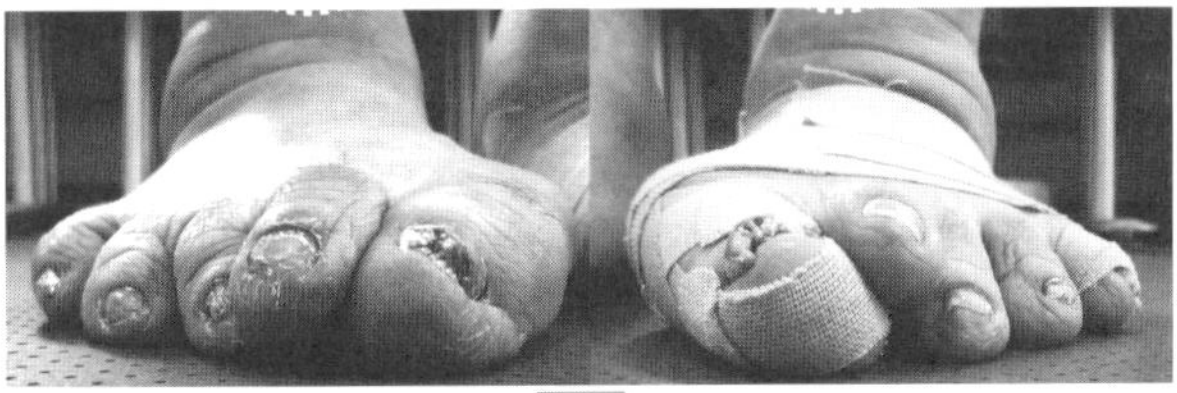

2015年10月5日

● 足指の状態

両足の親指の爪がきれいになって広がり、本来のふっくらとした指に変化。足指がまっすぐ伸び始め、血行がよくなり肌の色ツヤがよい。

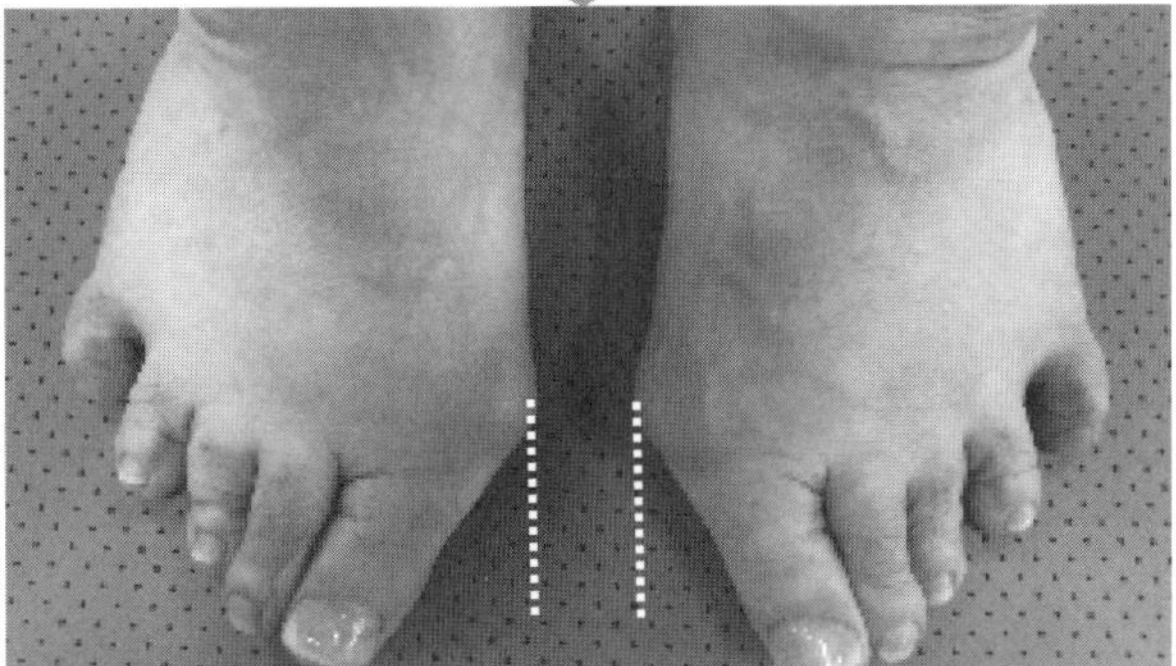

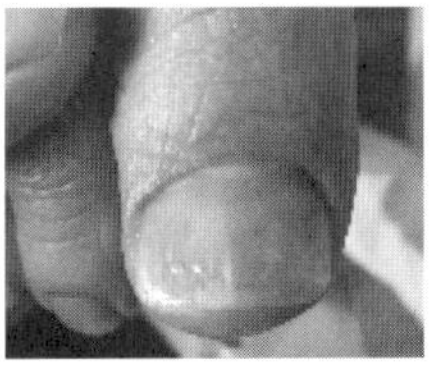

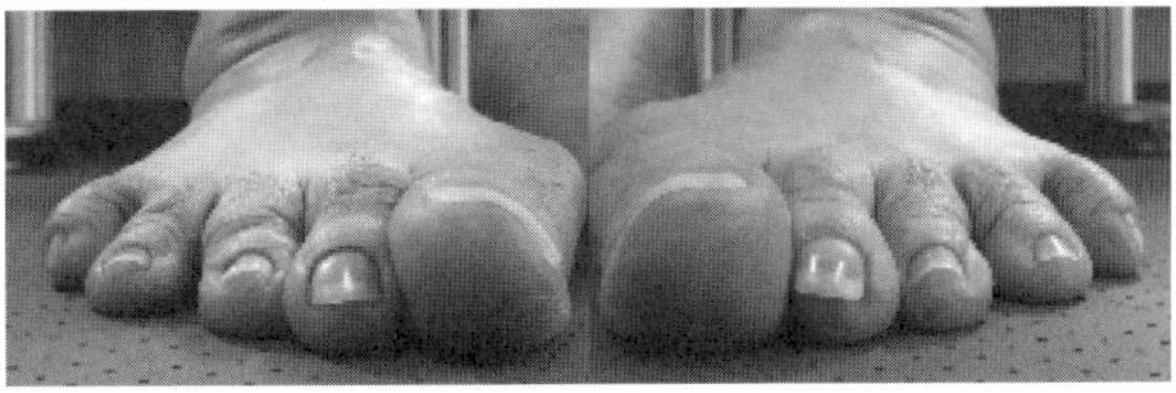

噛み合わせも姿勢も大きく変化

山下 桂様（１９６9年生まれ 大阪府）

娘（10歳）の歯が、顎が小さいわりに大きく、歯並びが悪く、このままでは永久歯が生えにくいのではと心配になり、２０１２年12月中旬、西川先生の所に矯正にうかがいました。

顎を広げる矯正法は、固定式のワイヤーの中にあるスクリューのネジを針金の棒で毎日巻いていく方法です。少しづつ顎を正しい大きさに拡大し、歯を正しい位置に動かし、後退している下顎を前方に誘導するものです。

子どもの歯科矯正のために通っていましたが、西川先生からは、子どもの体のゆがみも指摘されました。実際、写真を撮っていただくと、確かに体が少し曲がっています。先生は、歯が悪いと姿勢も悪くなること、子どもがこのままの骨格で成長していくと体によくないことを話してくださいました。

まず、すすめられたのが矯正靴下でした。これまで自分の靴下でも1足３０００円近いものを履いたことがありませんでしたので、少し躊躇しました。しかし、足や足指、靴の重要性、「整足」の大切さをうかがうにつれ、親として子どものために今できることをすること

第１章

足が、人生が変わった！

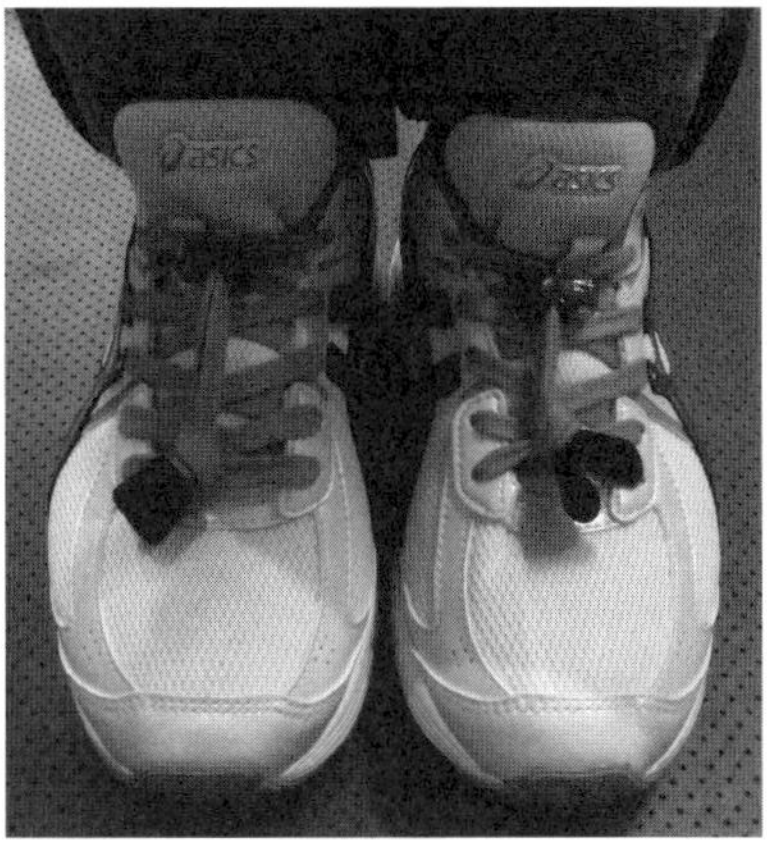

靴ひもを通して調整した靴 2015.03.18 製作

にしました。子どもには、流行の「足が速くなる靴」（価格１０００円ほど）を履かせていたのですが、柔らかい靴は足首が固定されず足がゆがみやすくなることを指摘されました。足のためにすすめられたのは、アシックスやニューバランスの靴で価格は1足５０００円ほどします。さらにマジックテープよりも平ひもで結ぶ方法が足にはよいとのことでした。早速、西川先生の所に靴を持参し、子どもの足と靴が一体化できるように穴をあけてひもを通し巾着袋を締める要領で靴ひもを調節していただきました。

自宅では、両足の足指でタオルをつまんで動かすタオルギャザー（Ｐ１４６参照）、30秒の片足立ちなどを実践するよう指導していただきました。最近では、夏場は靴下を履かないでサンダルで過ごすことが多く、毎日真面目には行えてはいませんでしたが、２～３カ月ほどで子どもの姿勢がきちんとなりました。よくなるとは思っていませんでしたので驚いています。

私が通っている整体院で、歯の治療だけでなく姿勢や「整足」を教えてくださる歯医者さんがいるという話をすると、整体師さんから「いい歯医者さんに通っていますね」といわれ、もっと他の人にも自慢したくなりました。

姿勢の変化

2015年4月7日

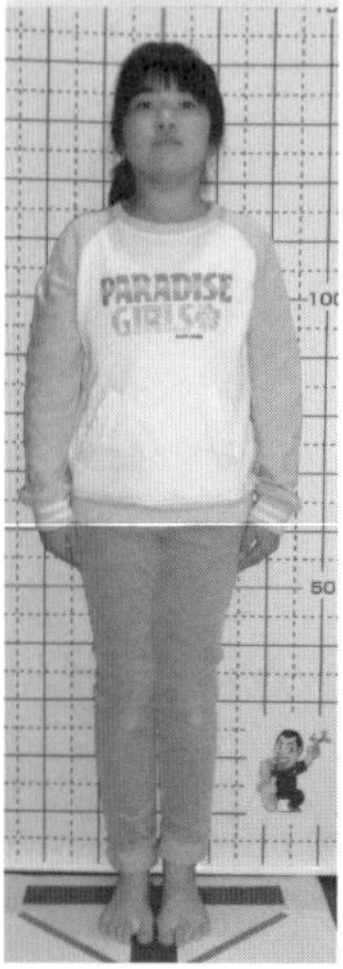

裸足でも弓なり状の姿勢改善

2015年3月18日

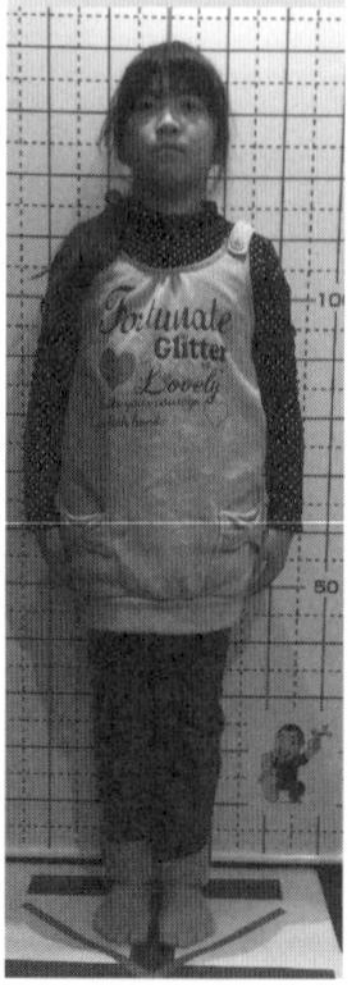

矯正靴下を履いた状態では弓なり状の姿勢改善

2015年2月21日

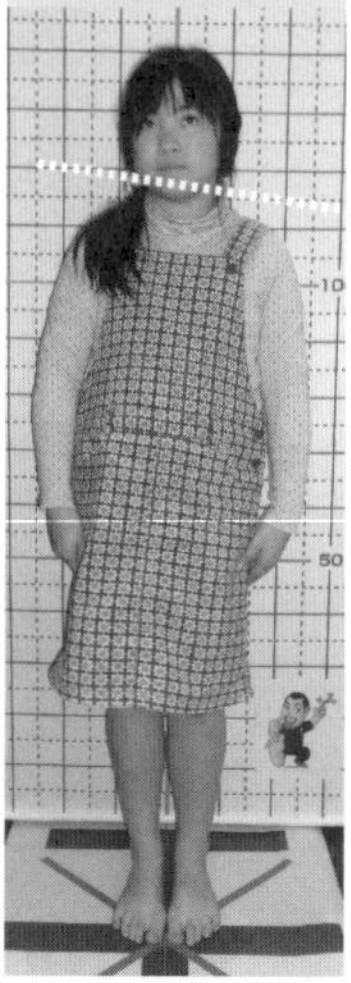

拡大装置でこれまで口腔内を矯正していくが姿勢は左肩下がりのまま。

2012年12月14日

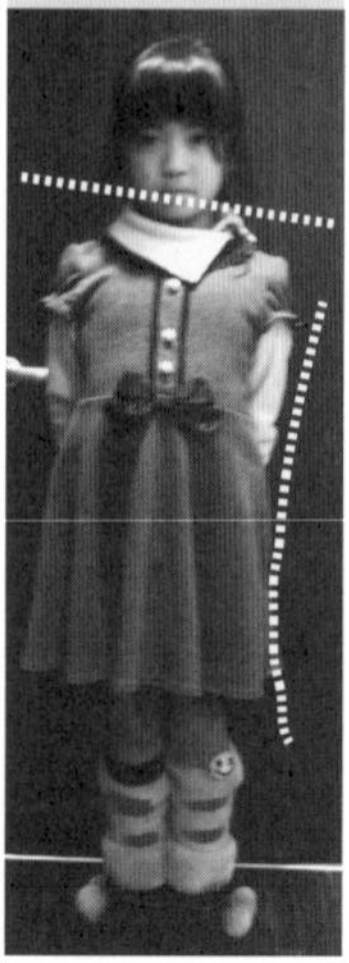

よく見ると体が弓なり状

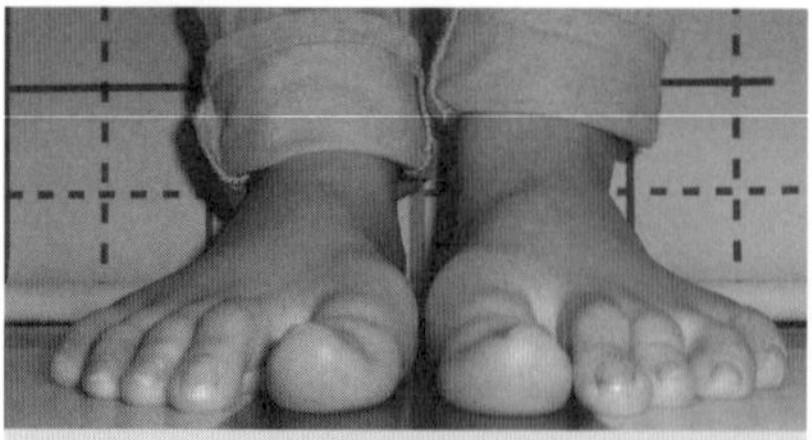

2015年4月7日

● 足指

右足小指の浮き指のみ改善

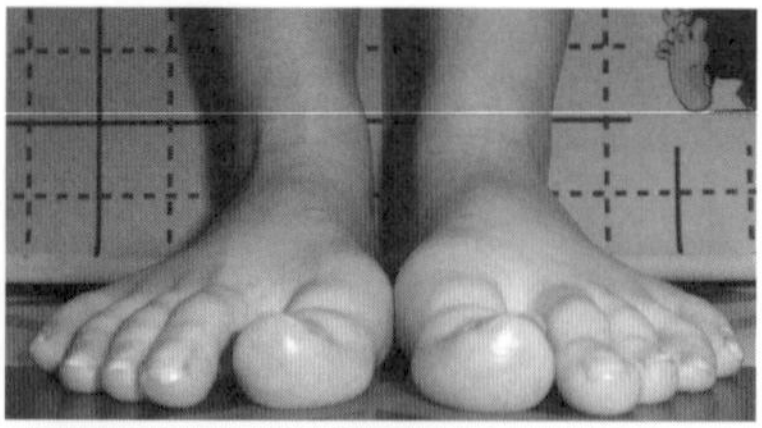

2015年2月21日

● 足指

右足小指の浮き指、両側の親指の背屈、その他の指の屈み指

口腔内の変化

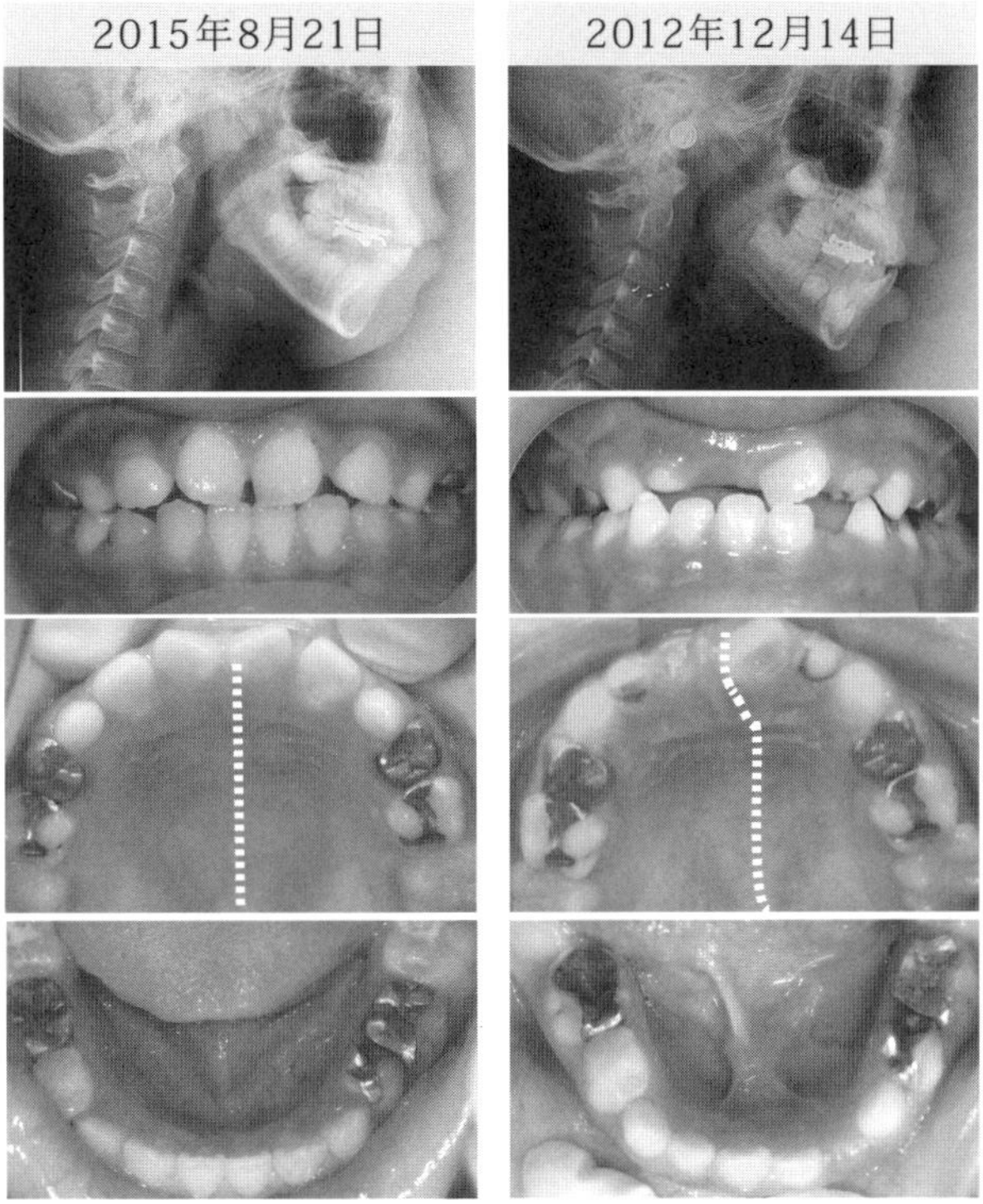

レントゲン写真
ぽかんと開いた口とストレートネック（前方頭位姿勢）が改善。

口腔内写真
上の前歯より下の前歯が出ている状態（受け口）が改善。

正中の点線部のねじれ（ずれ）が改善。口腔内容積が広がり舌も動かしやすくなったことが想像できるかと思う。

経緯経過

お母様はお子様のために母親教室に参加されました。矯正を始めるにあたって食事、呼吸、姿勢の重要性についてお話しました。顎顔面矯正治療によって口腔内の状態は救出されつつありましたが、履いている履物や姿勢が気になっていました。というのは、子どもは1分1秒が一生の土台形成時期、いわば骨格形成上最も重要な時期です。正しい土台づくりには、矯正靴下・足指ストレッチ・片足立ちトレーニングでのサポートが必要です。履いていた脱ぎはぎしやすい、ぶかぶかのサンダルの影響を説明し、靴の選び方をアドバイスすると、すぐに専門店で購入した靴を持参されたので調整をしました。頭位や咬合も安定し始め、現在経過観察中です。

医療法人西川歯科理事長 西川岳儀

外反母趾特有の親指の痛みが解消

小澤公子様（1981年生まれ 愛知県）

物心ついた頃から、どういうわけか私の足は親指が足の中央に曲がり外反母趾になっていました。先の細い靴を履いた覚えはないのに、他の友だちとは足が違っていました。足の幅が広がっているので、あう靴はあまりなく、靴擦れが起きたり親指の付け根のでっぱりで穴があくことがしょっちゅうでした。以来、かわいい靴は履けず、親指がずっと痛くて、どんどん指は重なっていきました。

まさか、足指が体に影響を及ぼしているとは、思ってもいませんでしたが、今から考えると視力の低下、鼻炎、慢性疲労、肩こりは、外反母趾から起こっていたことだと思います。

岡山の「ありがとうプラザ表町店」で松藤文男先生と出会って5年以上が経ちますが、おかげ様で足指の間隔が開くようになり、指の重なりがなくなりました。

先生から長い靴下と強撚の矯正靴下を2枚重ねて履くようアドバイスを受けたときには、履くのにとても時間がかかり大変でしたが、今では、スムーズに履けるようになっています。昔の私の足の写真を見ると、親指の足の痛みや先生のことを懐かしく思い出します。

足指の変化

2008年2月16日

● 足指の状態

両足ともに外反母趾。右足は人差し指が親指の上にのり、左足は親指が人差し指の上にのっている。どんなに歩くのが大変なのか予想できる。

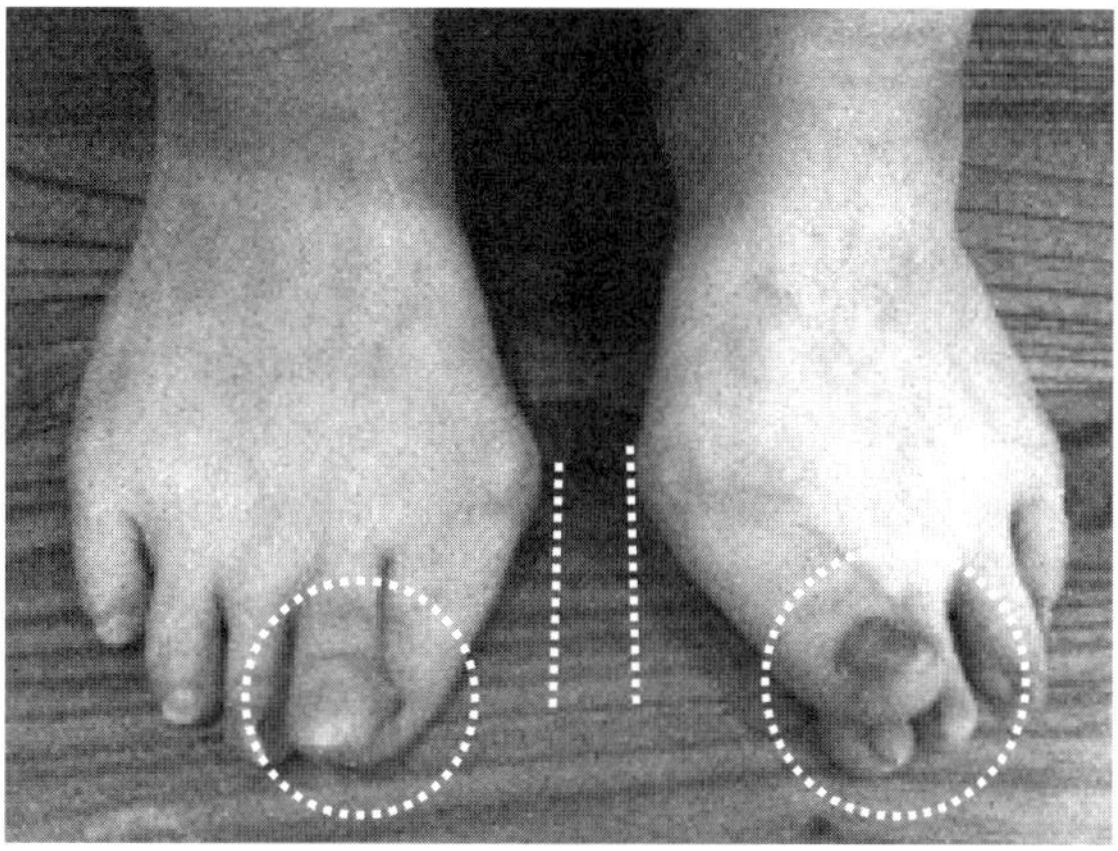

2015年8月12日

● 足指の状態

両足ともに指の上にのっかっていた足指がおりている。外反母趾の角度もせばまり変化が見受けられる。

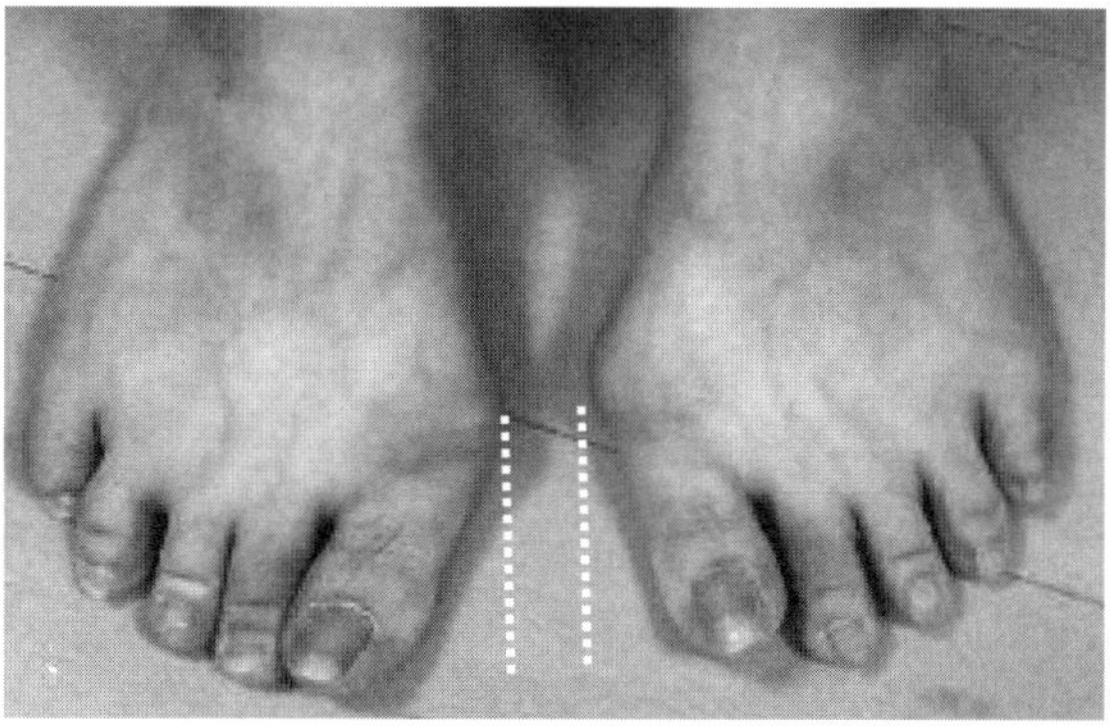

経緯経過

小澤さんは「ありがとうプラザ表町店」の初期スタッフです。初めは「こういう状態の足でよくなるのだろうか」と思っていましたが、真面目に1年間重ね履きをして親指が接地するようになりました。痛かった親指も痛くなくなったそうです。結婚され愛知県にお住まいで、3人のお子様に恵まれ健幸に過ごされていらっしゃいます。

ありがとうプラザ表町店店長　高崎 誠

関節リウマチでも歩ける幸せ

藤茂登千春様（1945年生まれ 岡山県）

15歳の頃に関節リウマチを患い、19〜20歳のときには全身が動かず寝たきりになり、親に生理のめんどうまで見させてしまったときには、死ぬことを一度だけ考えました。ですが、根っから明るい性格のおかげで56年もの間、この病気とつきあってこれました。手足の指や関節が曲がり手術をしたのは10回、特に足の指を伸ばすために全身麻酔をかけて右足2回、左足1回手術をしました。残念ながら左足の手術は失敗し、医師から「これ以上指が上がることはないから」といわれましたが、小指が薬指にのっかった状態です。山岡さん（山岡靴店代表）とのご縁をいただき矯正靴下を知り、重ね履きをして小指がおりるようになりました。おかげで3年前に薬をやめることができ、現在は、毎年息子と一緒にマルタ島（マルタ共和国）で2週間の海外旅行を楽しんでいます。今年はきれいな地中海で泳いで真っ黒に日焼けしました。来年は2月のマルタ島ウォーキングに親子で出場予定です。Tシャツにジーパン、矯正靴というファッションがいつまでも似合うように、歩いて若さを保っていきたいと思います。

足指の変化

2009年4月10日

● 足指の状態

両足とも外反母趾。左足の小指が薬指の上にのっていて靴による圧迫が見える。足が全体的に赤くアザが多く、圧迫や摩擦が見える。

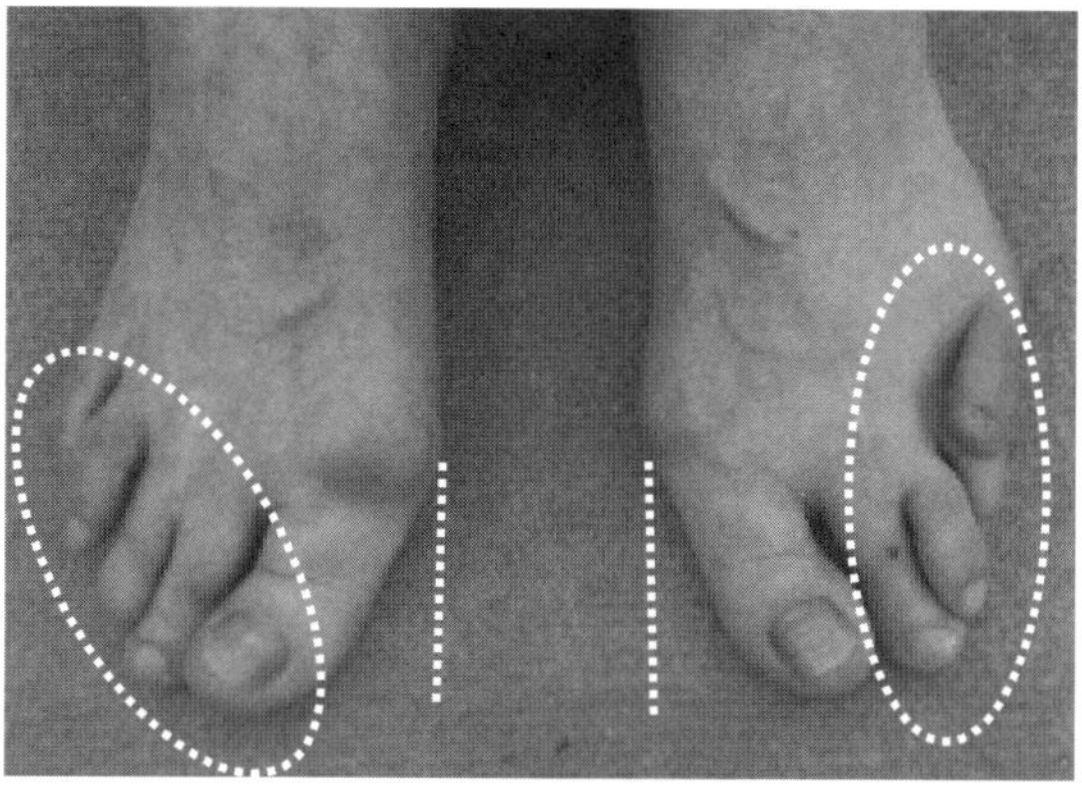

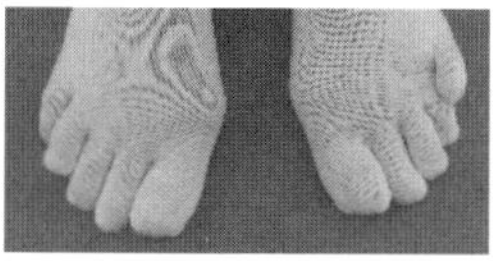

矯正靴下の1枚履き

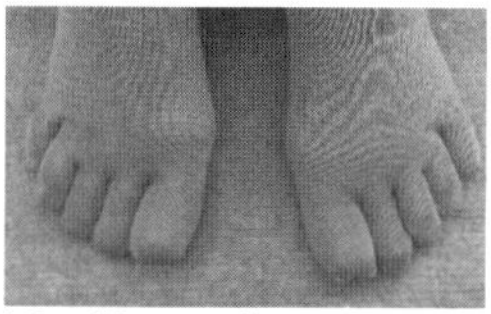

矯正靴下の2枚履き

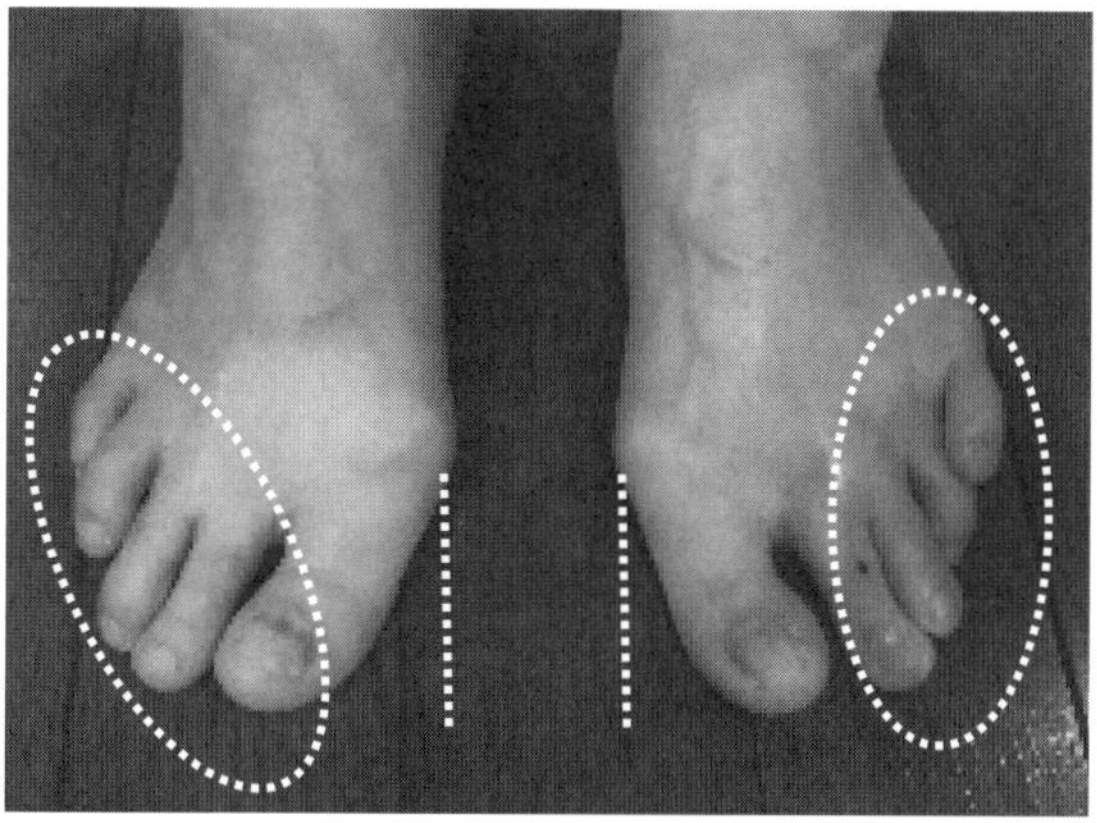

2015年8月24日

● 足指の状態

外反母趾の角度に少し変化がみられる。左足の薬指にのっていた小指がおり始めている。アザのような箇所がなくなり血色がよくなる。

経緯経過

初めて足をみせていただいたときは、通常の足の変形とは違い、違和感の多い足でした。足の甲、裏も足指の変形のため、何度も手術されていたので、可動域が少なく、赤くアザになっている箇所がありました。どんな靴を履いても足が痛くなるとのこと。矯正靴下を２枚重ね履きをしていただき、矯正靴とインソールをつくり履いていただくと足の痛みがなくなったそうです。現在はアザも無くなり、左足の小指も少しずつおりてきています。　山岡靴店代表　山岡 聖

先天性足指のゆがみも徐々に

相澤 由子様（１９８２年生まれ 新潟県）

今年３歳を迎える子どもの足の指には、生まれたときからゆがみがあり、少し気になっていました。そこで、３カ月、６カ月といった定期検診で診てもらうようにしてきましたが、医師からは、「念のため」と小児科を紹介されました。小児科に行くと、今度も「念のため」と整形外科を、整形外科では、さらに「念のため」と大学病院を紹介されました。

しかし、子どもがまだ小さいこともあり、病院ではレントゲンを撮影して経過観察をするだけです。病院では、「歩きづらいとか、こわばるなど、言葉や意味がわかるようになる中学生くらいになってから手術をして指を伸ばしましょう」と、いわれ、定期的な通院に留まり、特にこれという改善策はありませんでした。

このままでいいのだろうか、どうしたものかと思っていました。

いつも子どもの靴は、自分が選んで履かせていたのですが、靴選びには何かと苦労をしていました。新潟では「靴のやまごん」さんが、靴だけでなく足指を見る靴の専門店として知られています。たまたま、保育園で記事を見つけて、子どもと一緒にいってみました。

第１章

足が、人生が変わった！

やまごんさんで子どもの靴を相談したところ、子どもが履いていた靴は、足の長さはあっていたのですが、幅があわず、足の指が中であたっていることがわかりました。素人の私が手で触って靴幅のあきを見て履かせていましたから、やっぱり靴はあっていませんでした。

「靴のやまごん」の山田さんに子どもの足指の状態を見ていただきましたが、生まれついて曲がっている足指ですから、どこまでよくなるのかは、わかりません。

足や足指、靴とのかかわりなどの話をうかがい、矯正靴下をすすめられました。子どもは2歳前で足指は曲がった状態にあるので5本指の靴下を履かせるのは大変です。

軟骨からしっかりとした骨になるまでは、矯正靴下を履かせてサポートしたほうが、足指の状態が変わりやすいといわれ、矯正靴下の2枚履きをさせることにしました。

子どもの通っている保育園は、大脳や土踏まずを鍛える、はだし保育を実践しています。他の子どもは、誰も靴下は履いていません。

初めのうち、子どもは「自分だけ、どうして

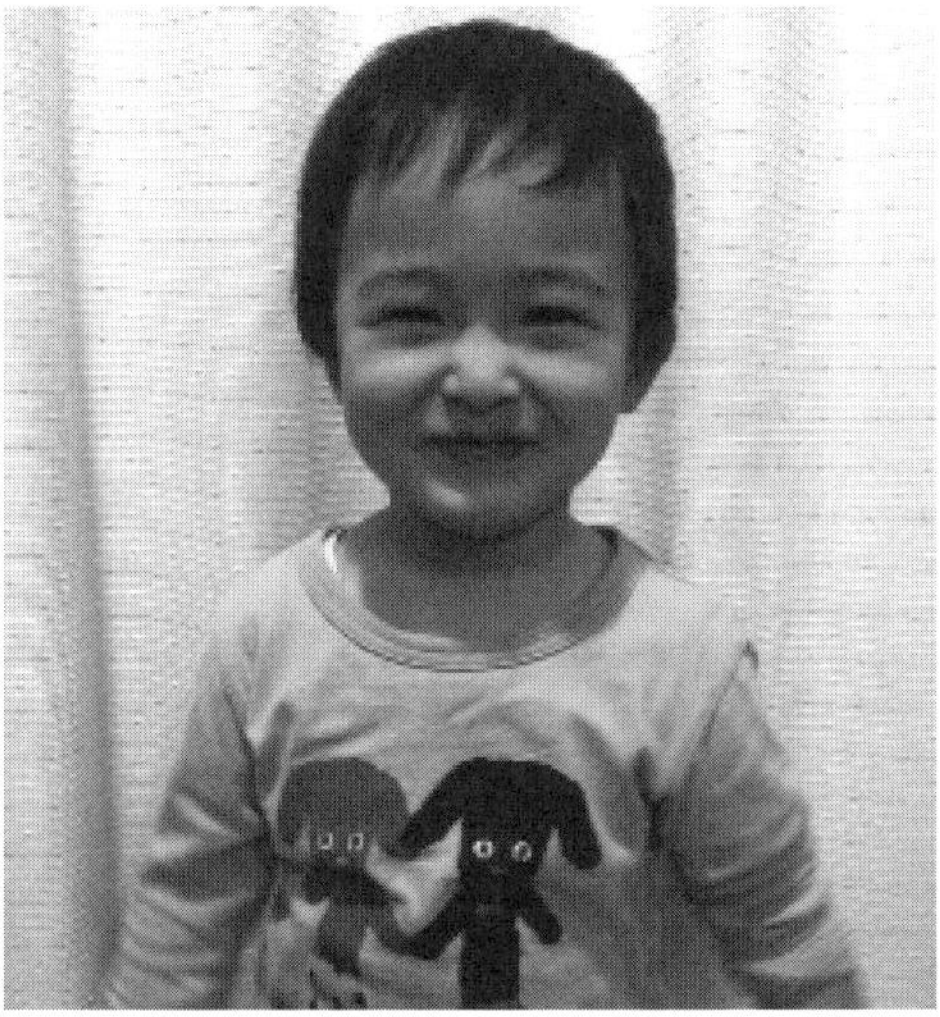

靴下をぬがないの」とたずねていましたが、周りから「かっこいい」「足が速そうだね」とおだてられて、矯正靴下のことをとても気に入っています。

初めの頃は、矯正靴下を履いて走っていると、よく転んでいました。靴下にすべり止めがついてないからすべると思っていましたが、足指が使えていなかったことが原因でした。今は、転ぶこともなく、靴下の裏を見ても、足指がしっかり使えるようになっていることがわかります。

現在は、子どもは足指を気にすることなく、元気で走り回っています。足指の状態もすっかり変わり、足指の間が開き、浮き指がなくなり始めています。ただ、矯正靴下の消耗は激しく2枚目に履いている靴下は2カ月持てばいいほどで、中に履いている靴下は、ゴムが弱くなります。靴下の買い替えは頻繁ですが、あのとき、やまごんの山田さんに相談していなかったら、今頃子どもの足はどうなっていたのだろうかと考えると、感謝の気持ちで一杯です。

経緯経過

初めてご来店されたのが、2014年8月末のことでした。先天性とうかがい、矯正靴下の効果がどこまででるのか心配でした。 矯正靴下と足指の体操を始めて1年ですが、最近は、見ただけでも前よりかなりよくなっていることがわかります。本当にうれしく思っています。お子さんが 遊んでるときも足指にグッと力が入ってるのも、わかるようになりました。子どもが持っている力は、実にすばらしいものがあります。

靴のやまごん代表取締役　山田宏大

足指の変化

2014年9月13日

● 足指の状態

足指が一定の状態ではなく、中指（第3趾）は、薬指（第4趾）の上にのっかり、第4趾は屈み指になっている。見るからに足指力が高くないことが想像できる。

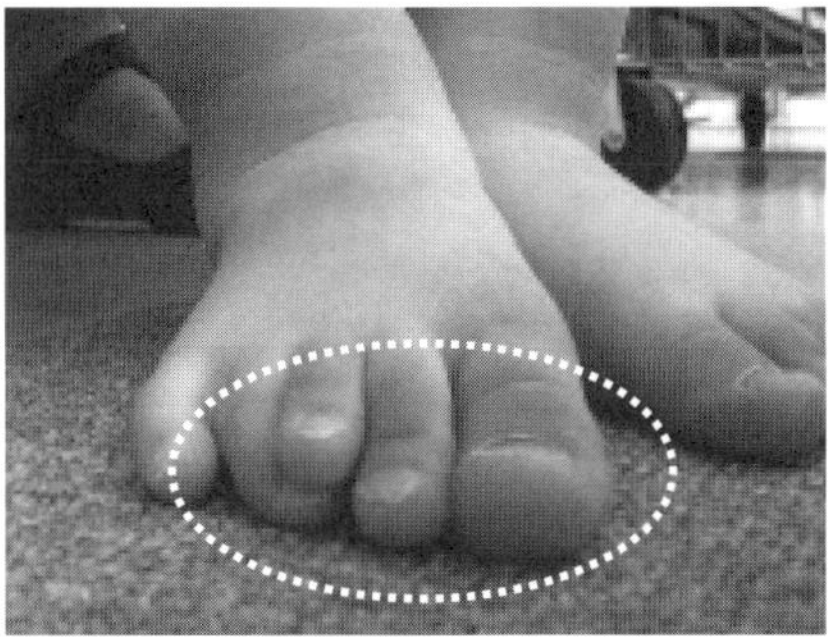

2015年3月8日

● 足指の状態

浮いていた第3趾はおり始めてきた。第4趾の屈み状態も改善し始めていることがわかる。

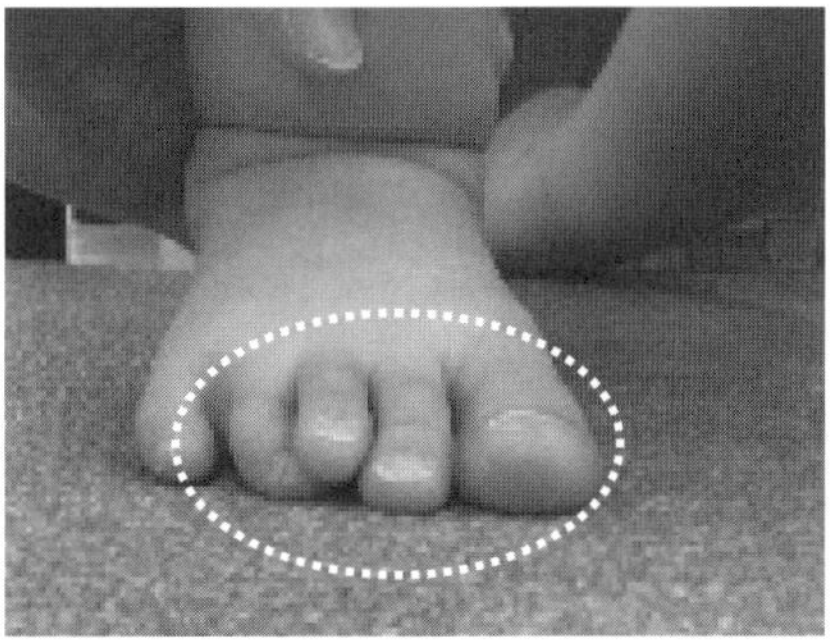

2015年8月15日

● 足指の状態

第3趾が接地し、上からすべての足指を見ることができるようになった。

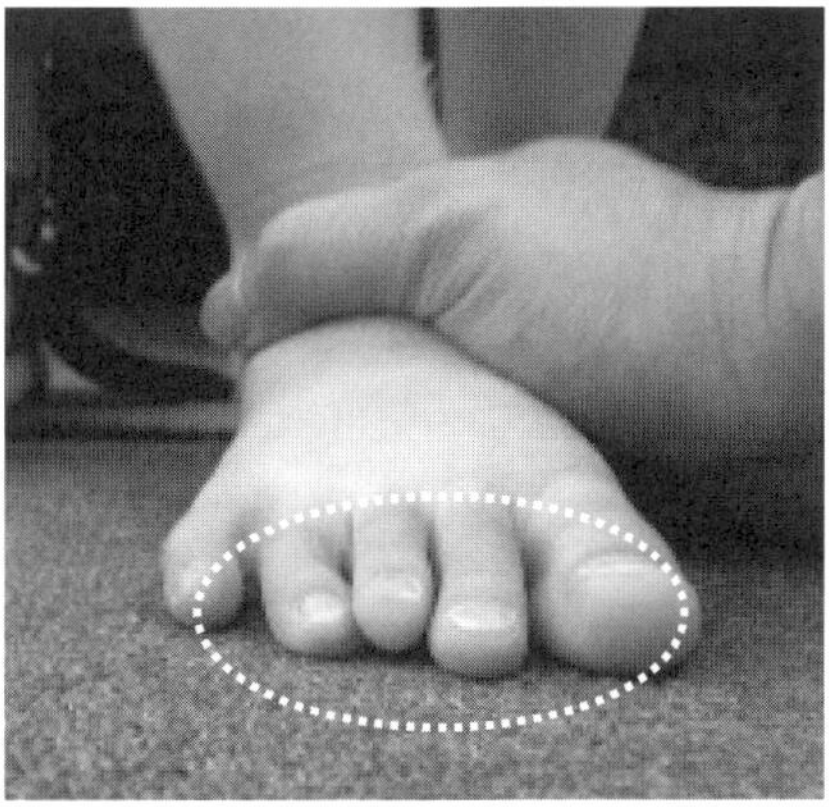

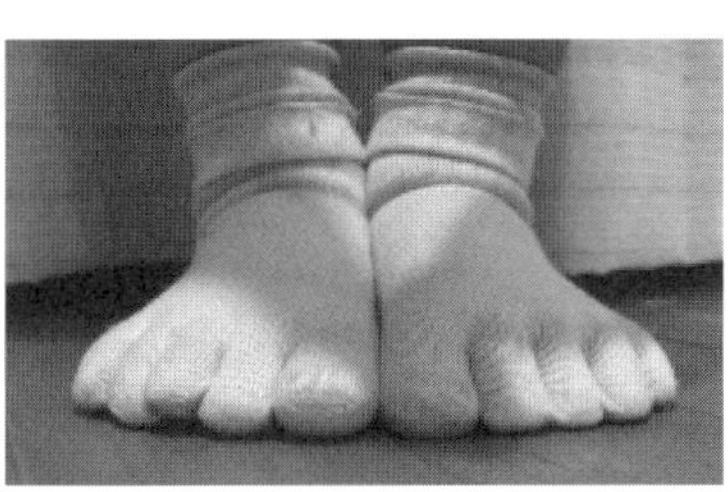

矯正靴下の2枚履き

コラム1　矯正靴下（５本指）

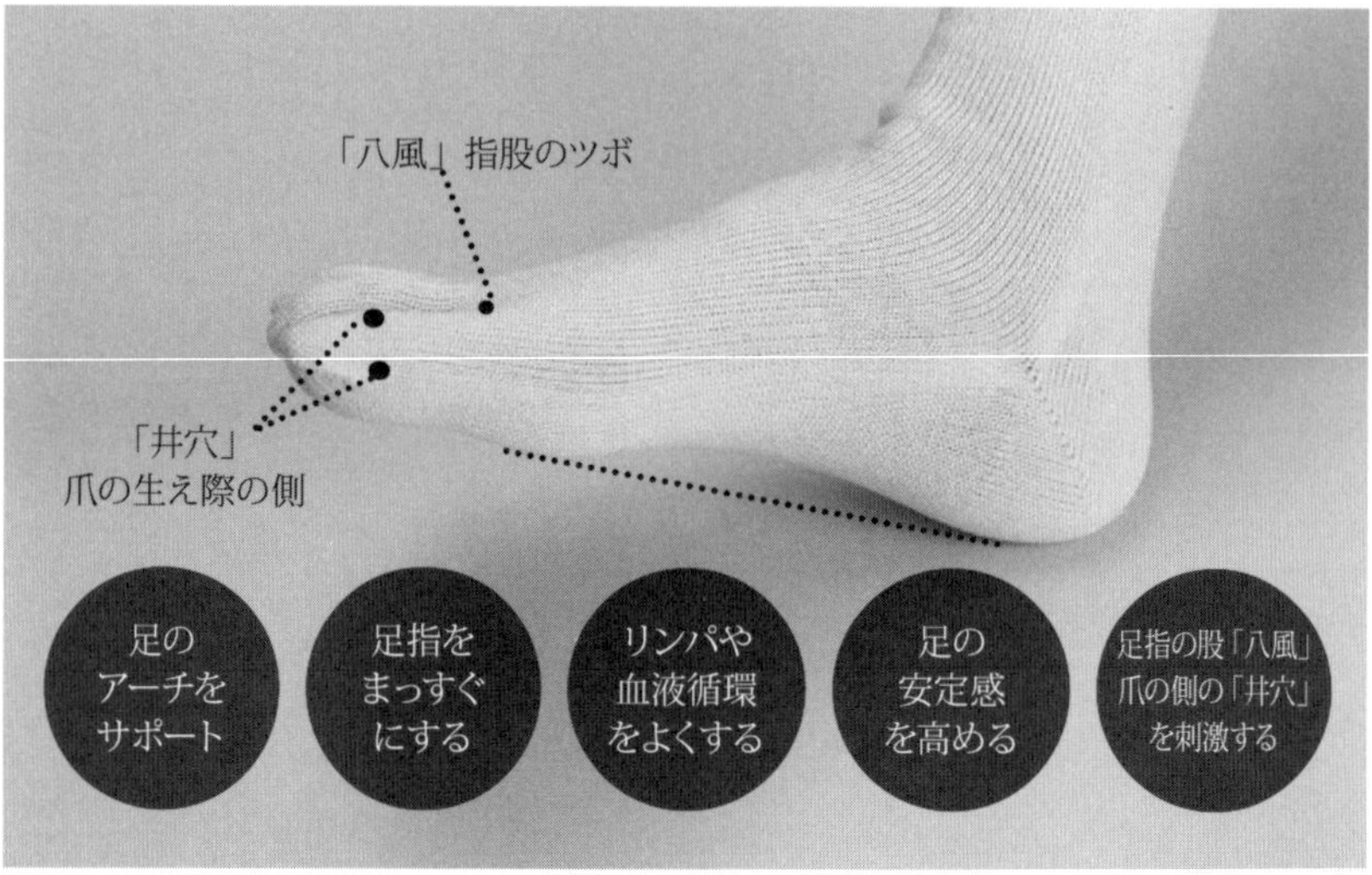

矯正靴下は、ファイブコンフォート代表の松藤文男氏が開発した５本指の靴下です。さらっとしたはき心地で従来の５本指靴下とは、まったく違う新しい感覚の５本指靴下です。

足裏にある3つのアーチをサポートし、足指を広げて伸ばすために特殊な編み方をしています。足指の股にある「八風」というツボを刺激するため、リンパや血液の流れを活性化します。その種類は、製法や目的、長さや色、サイズを含めると100種類以上もあります。強力な矯正タイプの靴下が、何の抵抗もなく履ける人は、足指が使えている証拠です。

足の状態によって、矯正のために使用する靴下は異なります。そのため、アドバイザー制度を設け、足のトラブルを解消する指導を行っています。

お近くのお店（P188 ～ 190 参照）のアドバイザーにご相談ください。

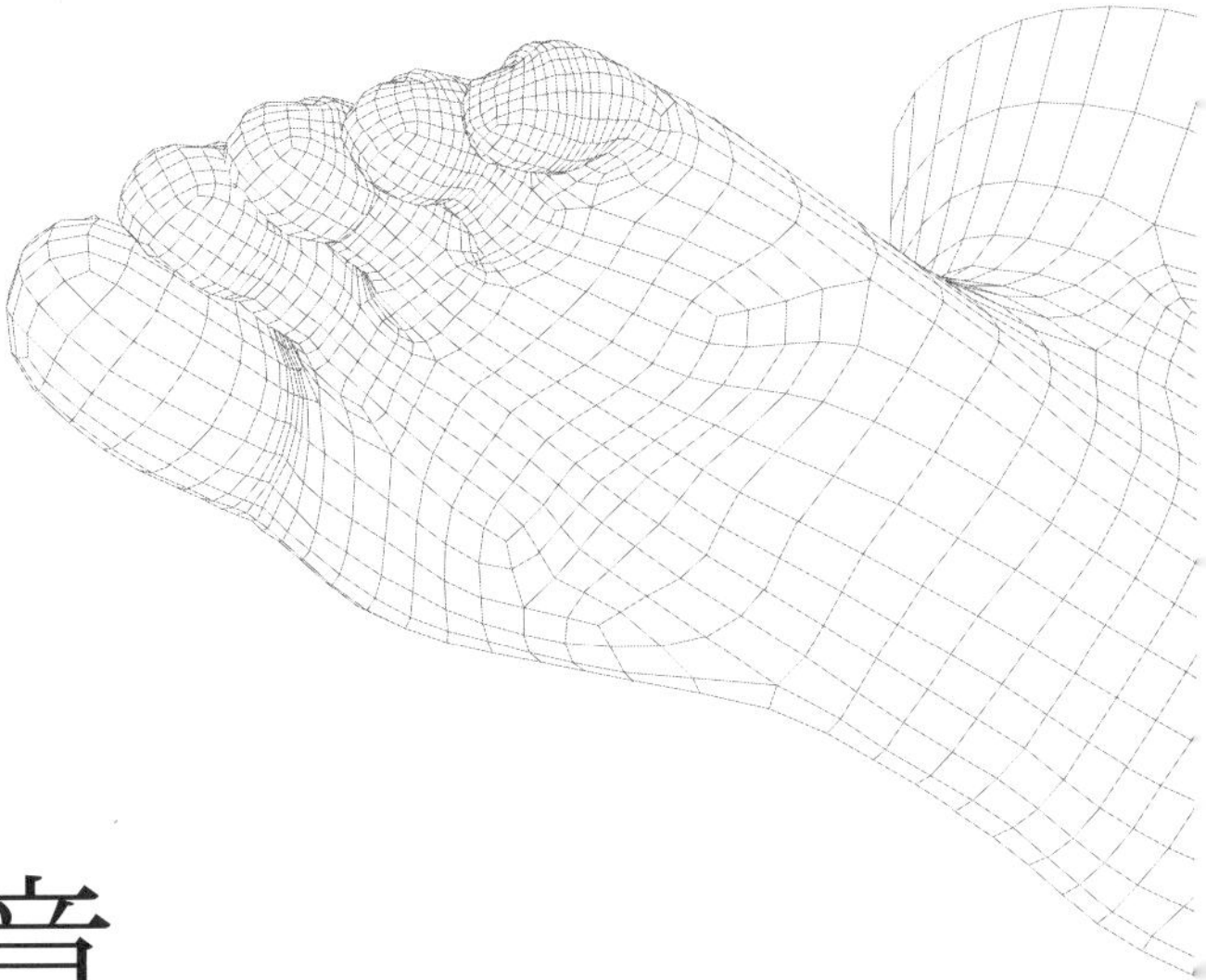

第２章

足が及ぼす体への影響

足は体の土台です。
足のトラブルは、
歯の噛み合わせのずればかりでなく、
肩こり、眼精疲労、膝痛、腰痛など
体のあらゆる症状を引き起こします。

「足」の文字の意味から考える

足を研究するに先立って「足」という文字が、どんな意味を持つのか、考えてみました。

一説では、「足」という字の上半分の「口」の形は膝口、膝の関節部分を表しているそうで、「口」は消化器の始まりであることから、膝の始まりの部分を意味しています。下半分の「止」は足跡の形、足のかかとから指までを表しています。つまり、「足」という文字は、膝と足先を組み合わせた簡単な形でつくられています。

また、「足」は土台と表現されるように「口」は胴体を、「止」は胴体を支えるためにつけ加えられたものとも考えられています。そのため「足」は「たす、たりる、たる」の意味にも用いられています。

さらに足の指は、「趾」と書き、土台である足をよりいっそう支えると書き、足の指の役割がよくわかります。文字というのは、あらゆる発想ができて奥が深いものです。

歯科医である私には、「足」という字は、「口が止まる」と見えます。

口が止まるとは、食べられないということ、動物界では死を意味しています。すべての動物は、食べ物を得るために足を使って移動します。口が止まる＝膝口が止まる＝足が動かな

第２章

足が及ぼす体への影響

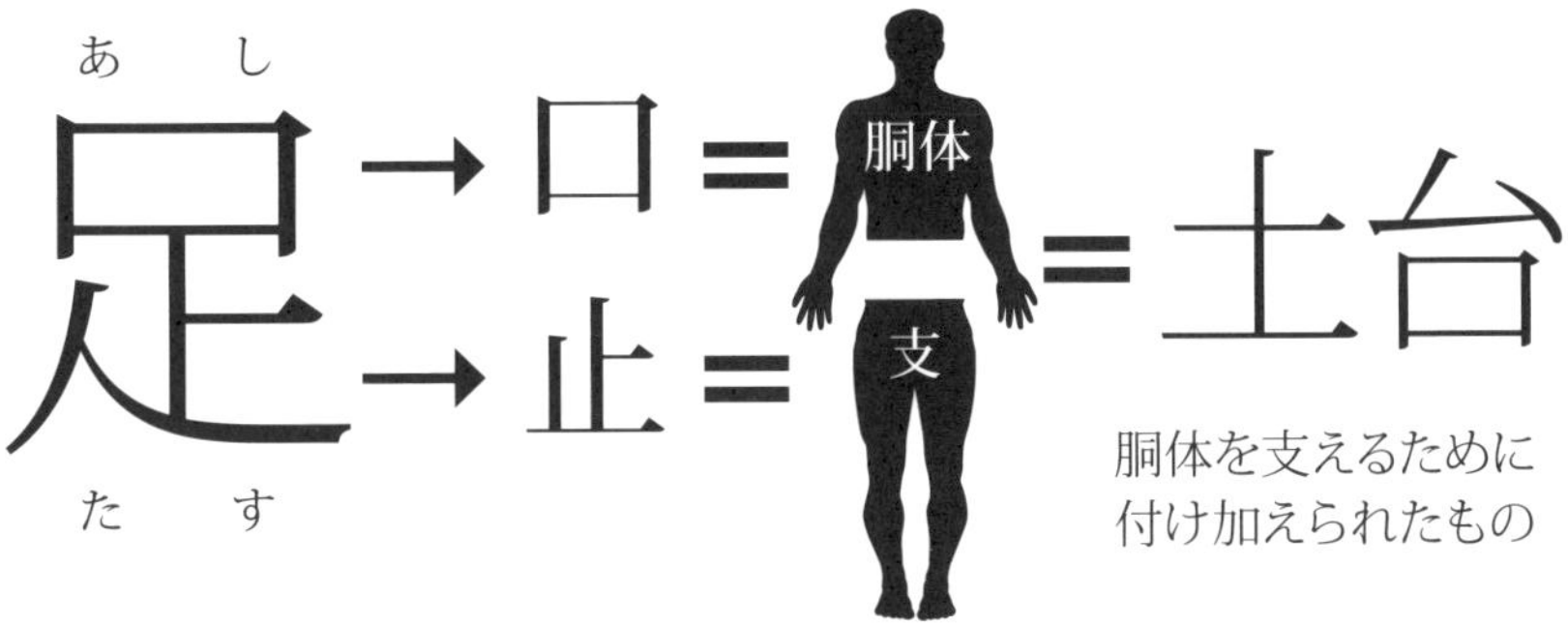

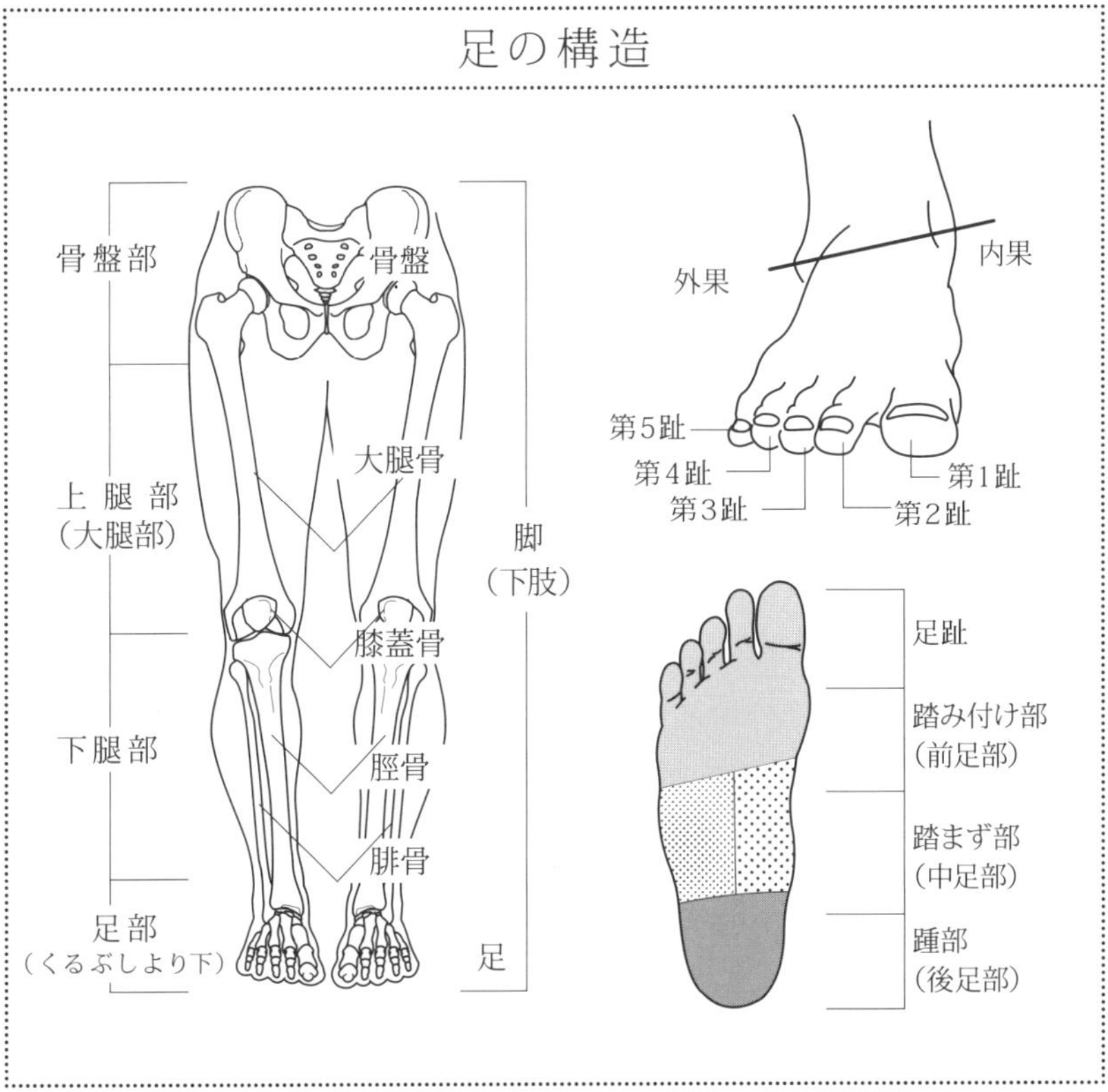

一般的には足首からつま先の部分を「足」、足首から骨盤までを「脚」と使いわけている。

くなる、つまり、食べるため、生きていくために必要なのが「足」にほかならないものだと思います。人間が、生命を維持する活動においては、食べるための口も食べ物を得るために使う足も、どちらも関係しています。

何でもおいしく食べられる、自分の行きたい所に自分の意志で足を使って行けることはありがたく、生きている実感を持つことができます。しかし、誰もがいくつになっても自立した生活ができるとは限りません。

日本は、医療技術が向上し医療設備が整い、平均寿命は世界一になりましたが、最大の問題は「健康寿命」、寝たきりにならないで最後まで健康で人生を過ごせるかどうかにあります。

健康寿命は、いわゆる死ぬまでの期間の中で、日常的に介護を必要とせず、健康に自立した生活を過ごせた期間です。つまり、平均寿命から自立した生活ができない介護を要する期間を引いた年数です。日本人の平均寿命は、男性が80・21歳、女性が86・61歳で、健康寿命の間には、男性で約9年、女性で約12年と大きな差があります。この差は、病気を抱えて生きる期間、いわばベッドの上で生活する時間です。いかにして日常生活（外出、食事、排泄、着替えなど）を長く自立できるかが、大事になります。

平均寿命と健康寿命の差が、要支援、要介護状態の期間です。いちばんの原因はロコモティブシンドローム（運動器症候群、略称ロコモ）です。これは、骨、軟骨、筋肉、関節、椎間

第 2 章

足が及ぼす体への影響

平均寿命と健康寿命の差

平均寿命は、現在における死亡状況が今後変化しないと仮定したときに、0歳の人が何年生きられるかという見込み。「発表されたその年に誕生した人」の平均余命のこと。

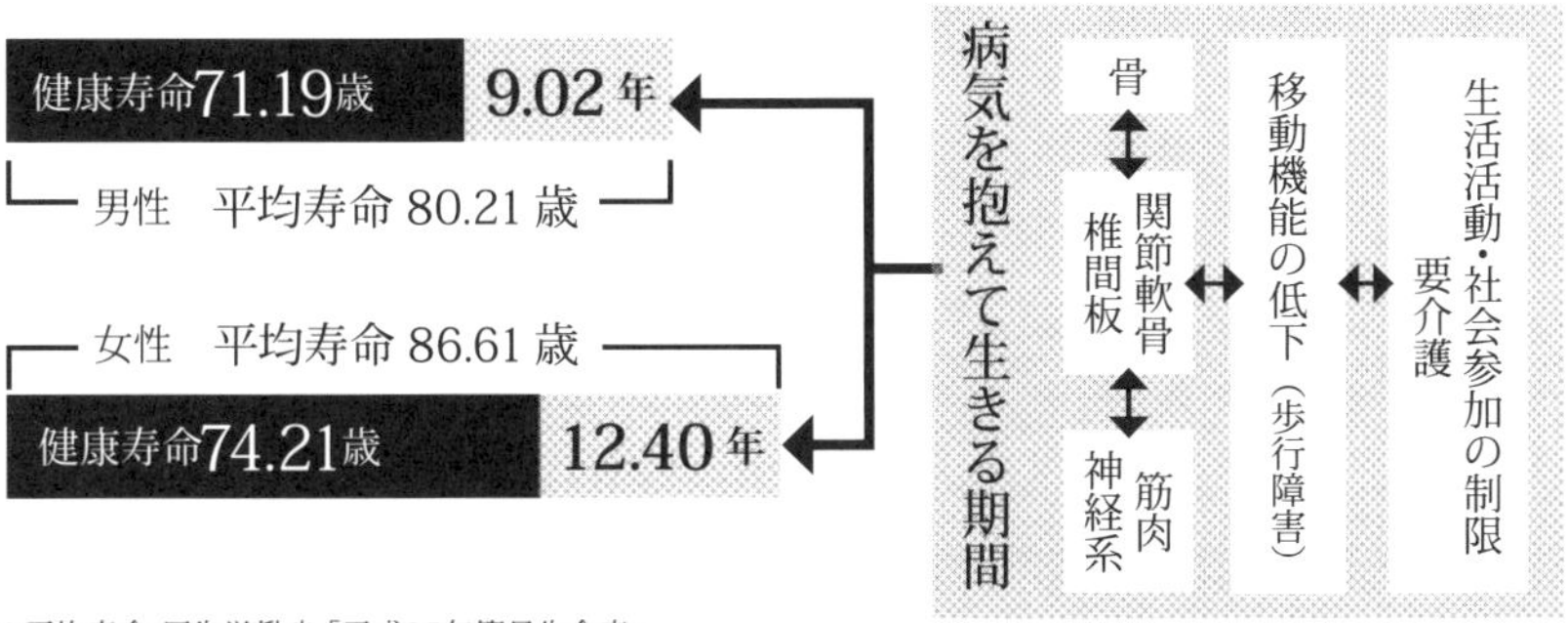

※平均寿命:厚生労働省「平成25年簡易生命表」
健康寿命:厚生労働省「平成25年簡易生命表」「平成25年人口動態統計」「平成25年国民生活基礎調査」
総務省「平成25年推計人口」より算出

板などの体を支え身体運動を可能にする運動器に障害が起こり、立ったり歩いたりする機能が低下し、日常生活に何らかの支障が生じてしまうものです。進行していくと、生活支援や介護が必要になるリスクが高まります。

ロコモ対策は、まさに「足」の対策です。「満足」という言葉があるように、体のすべてを満たすには、足を満たすことがいちばんです。

脚の筋肉は全身の筋肉の約75％を占めています。筋肉は、体を動かし熱（エネルギー）をつくり、収縮と弛緩を繰り返し血液循環をサポートし、骨や内臓を衝撃から守り関節の動きを支えています。脚の筋肉を鍛えることが体を満足させること、健康につながります。日頃意識しないで何気なく歩いている私たちですが、土台である足を重要視する時代がきています。

人間（直立二足歩行）の体の構造

人間は３００～６００万年もの長い時間をかけて四足歩行から、２本の腕でバランスをとり自由に道具をつくり使用し、全体重を２本の足で支える直立二足歩行へ進化を遂げました。直立することで大きな脳を支えられるようになり、口腔容積が広がり、言語を獲得しました。まさに足から進化を遂げてきたのが人間であるともいえます。

四足動物（脊椎動物のうち四肢を持つ）が歩く場合、足を１本離しながら歩を進めるため一時的に３本足になります。３本足は、カメラの三脚などがバランスよく固定できるのと同じ様に最も安定して歩くことができる状態です。

ところが、直立二足歩行の人間はどうかというと、歩く場合でも走る場合でも片足を地面から離すので、１本足、つまり片足立ちになってしまいます。どう考えても１本足は不安定で、体重を支えきれずに倒れてしまいます。

そこで絶えず不安定な状態の足のバランスを安定させる必要性があったため、人間の体は、基礎である土台、足に安定性を求めた構造をしています。足の裏の拇指球、小指球、かかとの３点を起点とし、逆三角形のアーチをつくり安定性を得られるようになりました。

第 2 章

足が及ぼす体への影響

足には、大きな踵骨《しょうこつ》（かかとの骨）とアーチがあります。踵骨から第1趾（親指）の中足骨からなる内側縦アーチ。踵骨から第5趾（小指）の中足骨からなる外側縦アーチ。第1趾中足骨から第5趾の中足骨からなる前方横アーチ、３つのアーチが三脚のようになり土踏まずをつくっています。左右の足に三脚がついているような状態で全体重を支えているので片足でも立つことができ、長い距離を歩くことができるようになっています。そして、この三脚を補助する役割を足の指に課し、たとえバランスが崩れても踏ん張ることができる構造をつくっています。

しかし、直立二足歩行はどうしても重力の影響を受けてしまい、体のいちばん底に位置する足には、頭の重さ（約５kg：体重の約10％）や腸など内臓の重さが、すべてかかってしまいます。そこで、足の負担を軽くするため、人間の体には構造上の工夫がされています。

まず、頭の重さを支えるために脊柱（背骨）は、頸部《けい》（首の部分）と腰部で前方に、胸部と仙尾部では後方にＳ字状に彎曲をさせて衝撃を吸収できるようになっています。そして、重力の影響を受けて下がる内臓を支えるために、骨盤をお椀状の横型（四足動物は縦型）にし受け皿にしています。

体全体のバランスをとる上で、脳頭蓋《のうとうがい》（脳をいれる頭蓋腔）の完成や呼吸とかかわる上顎骨《じょうがくこつ》（上顎を形成する左右一対の骨）の成長は重要となります。これらは、土踏まずとほぼ同時期に形成されていくことから、足と口には密接な関係があると分析しています。

こうして人間の体は、まず首がすわり土台がつくられ、最上階部分にある頭蓋の合わせがしっかりできあがった後に骨盤形態や脊柱形態が影響し完成していきます。そのため女性では12歳臼歯（最も奥に生える歯）が生え終わる前後で初潮がくると考えられます。

体は、基礎づくりをした上で支柱をしっかりさせ、入口と出口を完成させているのです。

２００以上ある全身の骨のうち、足には、片足26個、小さな種子骨を含めると28個、左右で56個もあり、全身の4分の1もの骨があります。歩く、走る、跳ぶなどの様々な動作を行うために小さな骨がたくさん集まって体重を支えています。体重の増減により足長や足幅はすぐに変化を起こして対応するほど、足は繊細な場所です。また、靴の中に小さな石が入ってもすぐに異常を感知できるほど神経が密集している所でもあります。

足にある土踏まずの役割は、脳や体への衝撃を吸収して緩和したり、前後、左右、水平、回転方向の姿勢を制御して体のバランスをとったり、柔軟な足底の動きに敏捷性や持続性をもたらし歩行効率を高めたりすることです。土踏まずのアーチの形状が、足を踏み出すときに地面に対してバネのように働いて力を一時的にたくわえ、同時に、足が着地する際に足にかかる衝撃を吸収し緩和してくれているのです。まさに人間が直立二足歩行をするために必要としたものが土踏まずなのです。

第 2 章

足が及ぼす体への影響

人間の体の構造

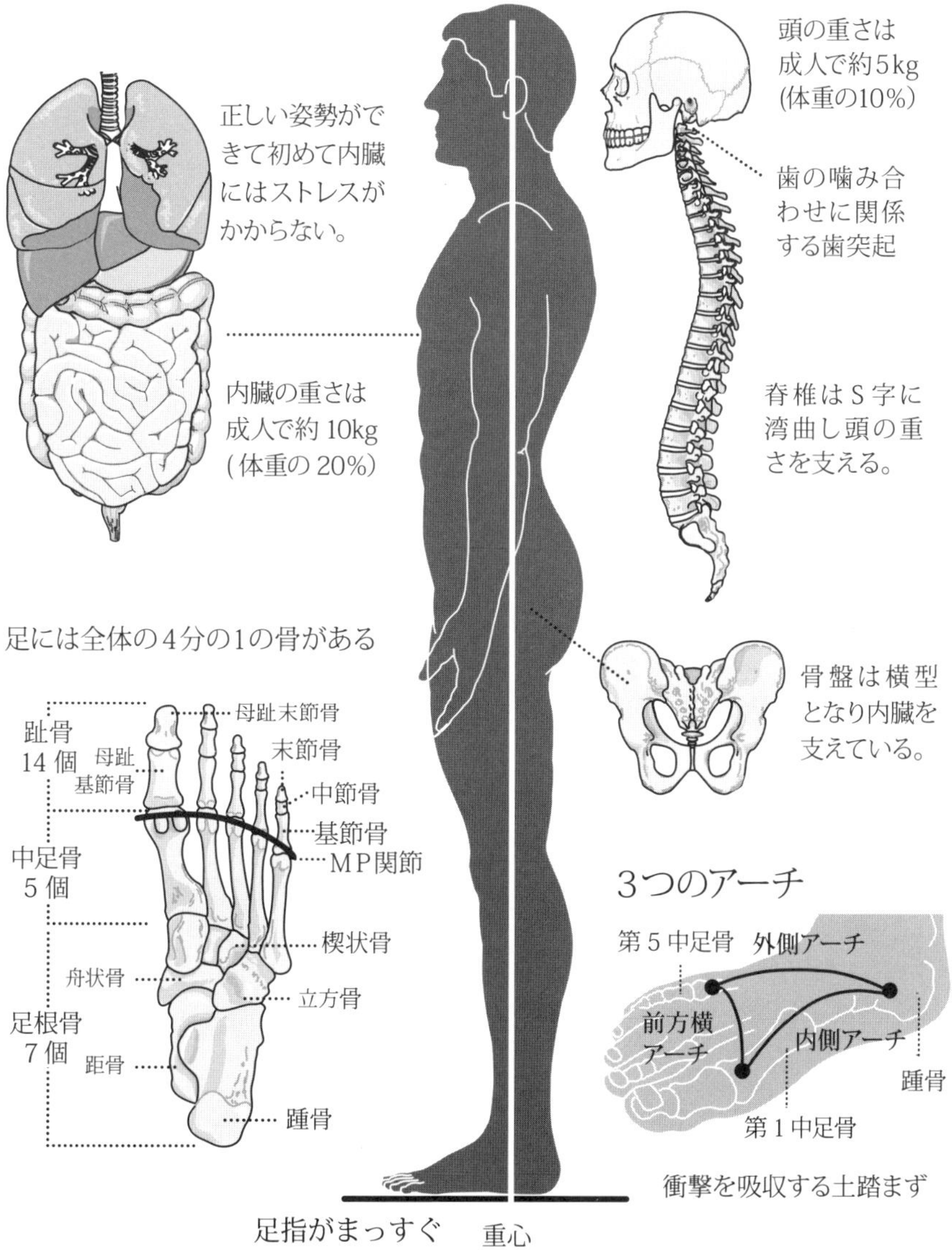

土踏まずが崩れ始めている

近頃、町中でよく見かけるのが、膝を曲げて猫背になって頭を前に出して歩いている人の姿です。携帯電話やスマートフォンをいつも使っているために前屈みになって腕を振らずに歩いている影響もありますが、チンパンジー、ゴリラなど類人猿の歩き方とよく似ています。

類人猿と人間の大きな違いは、土踏まずにあります。

類人猿の足には、土踏まずはなく、木の枝をつかみやすいように平らでつま先が大きい扁平足をしています。類人猿は、後ろ足の扁平足の裏と長い前足の人差し指、中指、薬指の3本の指の外側を地面につけて歩く独特の方法（ナックルウォーキング）で歩行をしています。しかも扁平足であるがゆえに、常に膝を曲げて、姿勢を低くし、頭を肩よりも前に出す前方頭位姿勢で、ゆさゆさと肩を揺らしながら歩いています。

つまり、類人猿のような前方頭位姿勢で歩く人が増えている理由は、あるべきはずの土踏まずが崩れたり、形成されずに重心が、かかとよりに移っているからです。

では、どうして土踏まずが崩れたり、形成されなかったりしている

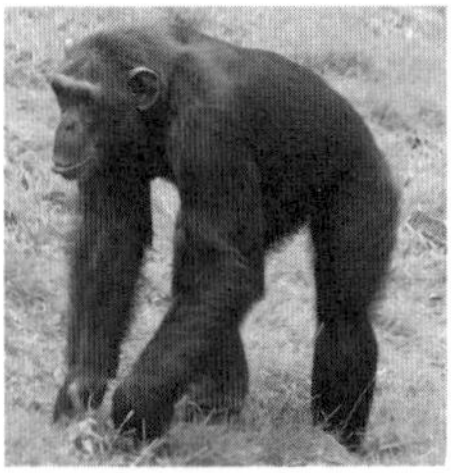

のでしょうか。

土踏まずは、生まれたばかりの赤ちゃんにはありません。歩き始めるようになって徐々に形成されていきます。歩き始める頃には中足骨がほぼ完成し、２～６歳までに十分な足や足指を使う運動をすると、骨と靭帯が鍛えられて土踏まずがつくられていきます。

ですが、現在はハイハイすることなく、すぐにつかまり立ちしてしまう住宅環境。中には子どもがハイハイをすると不衛生と考える親もいるようです。幼児期になっても木登りなどは危ないと、外遊びをさせることもなくなっています。子どもの成長期に必要な多様性のある運動をしなくなったことが原因で、足指や足裏が鍛えられなくなっています。

未完成な土踏まずでは、バネの働きがなく地面からの衝撃を十分に緩和できないので、疲れやすく、足底に痛みが生じて歩けなくなることもあります。

また、若い人たちは、脱ぎやすいサンダルを常に履くようになり、ファッション性を求めて先の尖った靴や高いヒールのある靴を履く嗜好にあります。足にあわせた靴選びでなく、靴に足をあわせようとしています。あわない靴や保護力のない靴を履くと、土踏まずは崩れやすくなり、足指は常に緊張し、まっすぐ伸ばせず、やがてタコやウオノメができたり足底痛や足底腱膜炎などの足のトラブルになります。そして高齢になると、足の筋肉は加齢とともに衰え始めるので、足のアーチはいっそう崩れやすくなります。

その結果、横のアーチが崩れると開張足や外反母趾に、縦のアーチが崩れると扁平足になりやすく、窮屈な靴や大き過ぎる靴を履くと屈み指や浮き指、ハイアーチになっていきます。足は建物の土台、土踏まずは基礎にあたります。土台である足が踏ん張れずグラグラした状態になってしまうと、当然、建物は揺れて壊れてしまいます。

ところが、人間の体は、すぐに壊れないようにバランスをとる構造になっています。首の直下から両腕への分岐、骨盤から両足への分岐、膝からは腓骨《ひこつ》（膝から足首までの外側の細い骨）と脛骨《けいこつ》（膝から足首までの内側の骨）への分岐や足首、そして下顎が、体を安定させバランサーとしての役割を備え、頸椎など可動域の大きい部位を連動してずらし、補正しようと働いています。たとえ足元が不安定になっても、足首や膝がカバーしようとし、さらには、膝関節や股関節《こかんせつ》、骨盤や腰がバランスをとろうとします。

建物でも地震が起こると、上層階ほど大きく揺れるように、体の場合も同じように最上階である頭に衝撃が及びます。最重要部である脳を衝撃から守り水平に保とうと、本来であれば、舌が口蓋（上顎の天井）を支える役割を果たしますが、舌の筋力がない場合、頭蓋にあるバランサーの下顎にひずみが生じ、歯や顎にトラブルが起こります。

歯がない人ほど足元にトラブルを抱えています。手押し車や杖など、足の支えを必要としてきた人は、これまで歯の悩みで苦労されてきた人だといえるでしょう。

第 2 章

足が及ぼす体への影響

土踏まず（アーチ）が崩れた足

内反小趾

足の小指がくの字に
内側に曲がる変形

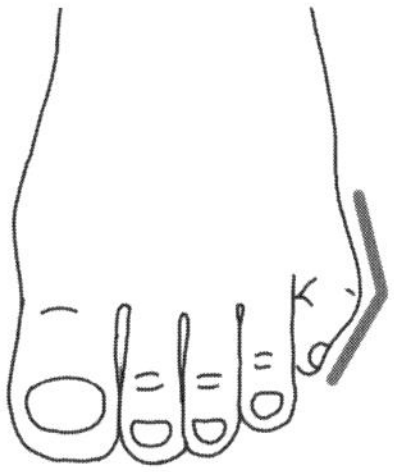

外反母趾

足の親指が付け根から
人差し指の方向に 15 度
以上曲がってしまう変形

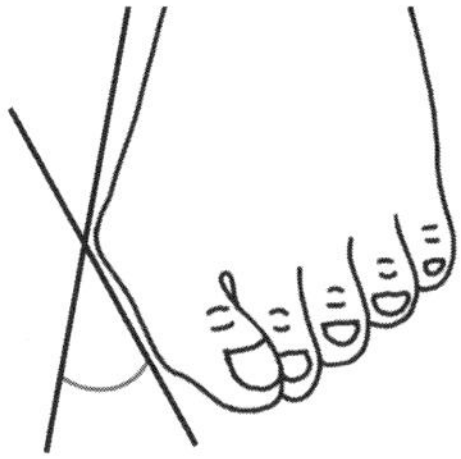

開帳足

足の甲が横に広がって、
平らになってしまった状
態。足裏の中指の下に
タコができる

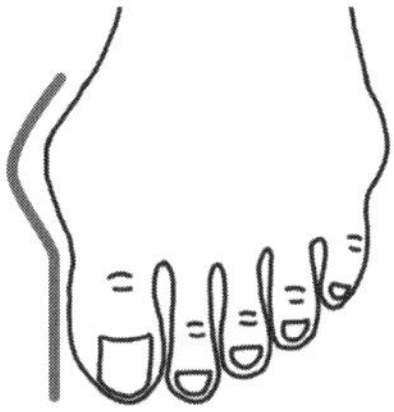

ハンマートゥ（屈み指）

指がおじぎをして爪が地
面に向いている状態

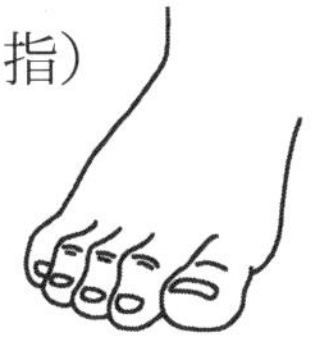

ハイアーチ

足のアーチが高く、
甲高になって
いる状態

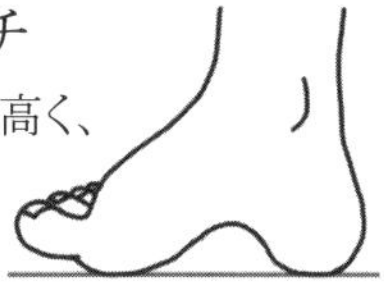

浮き指

普通に立っているのに、5
本の指が反ったり、丸まっ
たりしていて接地せず浮
いている状態。手で親指
を足の甲側に引っ張り反
らせると、90 度以上反る。

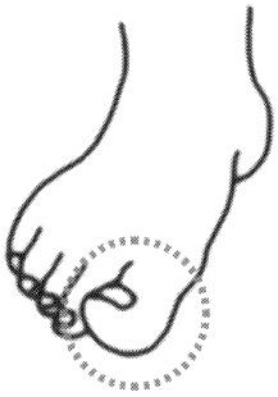

扁平足

足の裏の土踏まず
がない状態

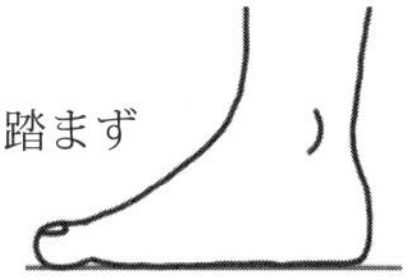

寝指

足の指が横に向いて
寝ている状態

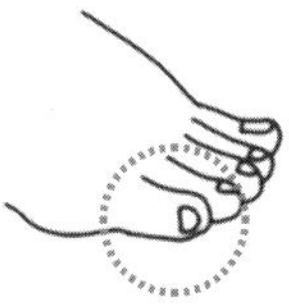

こうした状態は決して単
体で起きているわけで
はなく、重なって起きて
いることが多い。

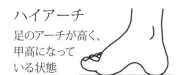

足の崩れが姿勢をゆがめ不調を招く

足や足指に異常がある人は、不安定さを補うために、重心をかかと寄りにし、後方に倒れないよう膝を曲げ、前方頭位、いわゆる猫背の姿勢をとるようになります。

こうした頭を前方に出す姿勢では、口が開きやすくなります。それは肩甲骨の角度が変化し、肩甲骨と舌骨をつなぐ肩甲舌骨筋や胸骨と舌骨をつなぐ胸骨舌骨筋が伸びて、舌骨の下後方への牽引力をつくりだしてしまうからです。この力は顎二腹筋前腹などを介して下顎に伝わり、下顎が後退・下制（押し下げる）方向へ引かれて、口がぽかんと開いてしまいます。ですから猫背の人は口がぽかんとあいているのです。そして頭頸部の筋肉も緊張状態にあり、気道も狭くなり、鼻の通りも悪くなるので、口呼吸をしやすくなるわけです。また、この姿勢は、後頭部から背中に広がる僧帽筋の衰えを招きやすく、つながる顔の表情筋に影響を及ぼし、たるみや老け顔にもなります。

こうした姿勢では、胸郭の異常や胸を縮めた状態となり、呼吸も浅くなりがちです。さらに内臓をおさめている胸腹部にいっそうの負担がかかり、心肺などの発育にも影響を及ぼしかねません。また、ぽかんとあいた口からは、細菌やウイルスが侵入しやすくなり、高齢者

第 2 章

足が及ぼす体への影響

前方頭位（猫背）姿勢の弊害

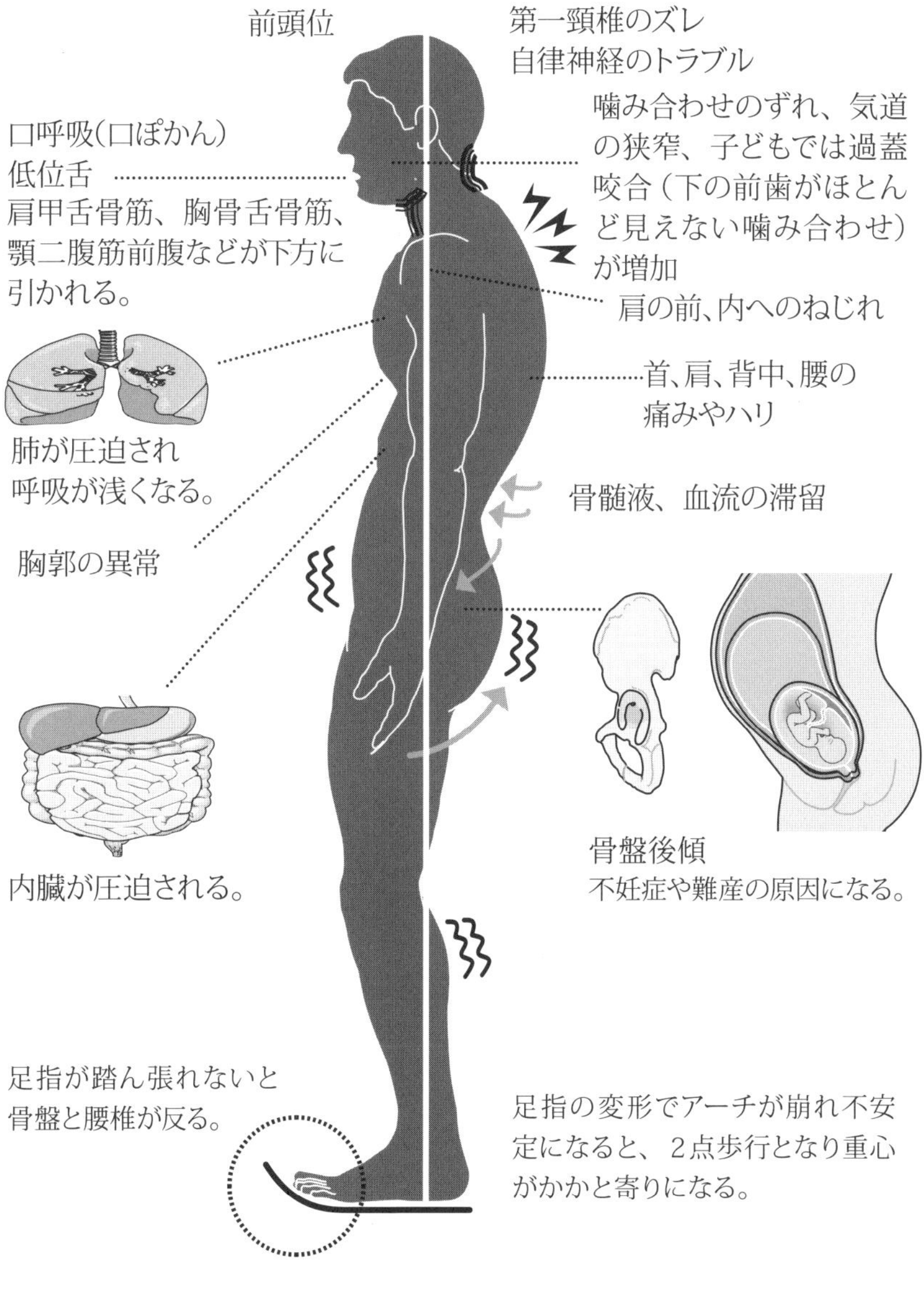

においては肺炎などが起こりやすくなります。

骨や骨格は硬いため変形はしないと思われるかもしれませんが、体の使い方や土台である足のあり方、姿勢によって大きく変化し、体全体に悪影響を及ぼします。

脳の水平を保つために、背骨や骨盤は、自らをゆがめてまでも脳を守ろうとします。背骨は前後に緩くS字状にカーブを描いている故に、頭の重さを支えたり、体の曲げ伸ばしやひねりが可能で、地面からの衝撃を吸収し、脳へのダメージを防ぐ役割も持っています。

頸椎は頭蓋と胴体を繋げ、神経と血管を保護し、脊髄には脳脊髄液が循環をしています。しかも、最もずれやすい第1頸椎は自律神経の中でも交感神経が出ている場所です。

猫背になると、脳を水平に保とうと、顎を上げ首を伸ばすため、頭蓋骨と首の骨の境目が詰まるように折れ曲がり、脳脊髄液の循環が、その部分で詰まりやすくなってしまいます。脳脊髄液の流れが詰まると脳の機能低下を起こし、自律神経の中枢である脳幹に影響が起こります。脳幹は呼吸、免疫、体温調整、消化、生殖など生命維持に大きな役割を持っていることから、脳の代謝に何らかの変化が引き起こされます。

また、猫背でうつむき加減に下を向いていると、全身のホルモンを調節している脳の下垂体の血液の流れが非常に悪くなり、ホルモンのバランスが乱れ自律神経に影響が及びます。土台である足が崩れると、第1頸椎がずれやすくなり、過度に交感神経の緊張を起こし免疫

第２章

足が及ぼす体への影響

力に影響を及ぼし病気を招いてしまいます。

筋肉量が多い男性の場合は、たとえ土台が崩れ重心がずれてしまっても腰の筋肉で支えようとし腰痛ですみますが、筋肉量の少ない女性の場合は、土台の崩れによる揺れは一気に首の部分にまで到達し、どうしても頸椎がずれて自律神経が影響を受けて乱れてしまいます。

また、骨盤のゆがみは、人間の骨盤形態を変化させ、不妊症や難産の原因になっているのではないかと推測しています。

本来、骨盤は大きな深いすり鉢をしていて、その中に腸や泌尿器、生殖器がおさめられています。生殖器や機能の違いにより、男性の骨盤は、幅が狭く高い台形状、女性の骨盤は幅が広くて安定感ある浅いハート型の形状をしています。ところが、現在は、男女とも類人猿の特長である縦型の骨盤形態に近くなり、大きな差がみられなくなってきています。

骨盤が縦型になると、受精卵が着床しにくいため妊娠しにくく、胎児の顎をひいて胸につけた屈位が、顎を上げて反り返ったような形（反屈位）にならざるをえなく難産になりやすくなります。また、子宮内のスペースに余裕がないので胎児も正常な体勢がとれません。窮屈な縦型骨盤から生まれた胎児が、膝が曲げられず全身硬直し苦悶の表情で泣き止まない状態が続いたことも報告されています（世界子育てネットSWEET HEART）。

姿勢は、人類の種の存続にまで影響を与えているといっても大げさではありません。

正中に位置する脊椎への影響

足指が使えず土台が崩れて、重心にずれが生じると、姿勢が悪くなり、体の正中（体の左右の真ん中のライン）に存在するすべてに負荷がかかり、人間の前後的・側方的な位置が変化してしまいます。

正中にある脊椎の中でも特に頸椎は、重い頭を7つの小さな骨で支えるために緩いカーブを描いています。頭蓋は、リング状の第1頸椎（環椎）にのり、第2頸椎（軸椎）の上部にある歯突起と呼ばれる骨が、第1頸椎の輪の中に入るような形でつながっています。この歯突起を軸として第1頸椎が回転し、顔を左右に向ける回旋運動ができます。第1頸椎、第2頸椎の間には椎間板のような衝撃を吸収するクッションがないため、土台が崩れると、なんとか脳を水平に保とうと動き、ずれが生じます。すると、脳から仙骨までの脊髄の中を浸っている脳を衝撃から守ったり栄養を供給したり老廃物を浄化除去したりしている脳脊髄液の循環が滞りやすくなります。また、横突孔の中を通る椎骨動脈が圧迫され脳に充分な血液（酸素）が送りにくくなります。そのため自律神経の中枢である脳幹に影響が起こります。たとえ土台の崩れが小さくとも、体全体に大きな影響が及ぶことになります。

第 2 章

足が及ぼす体への影響

脊椎《せきつい》の構造

脊椎

頸椎7個、胸椎 12 個、腰椎5個、仙骨1個、尾骨1個、合計 26 個。構造の違いから5つの椎にわけられる。

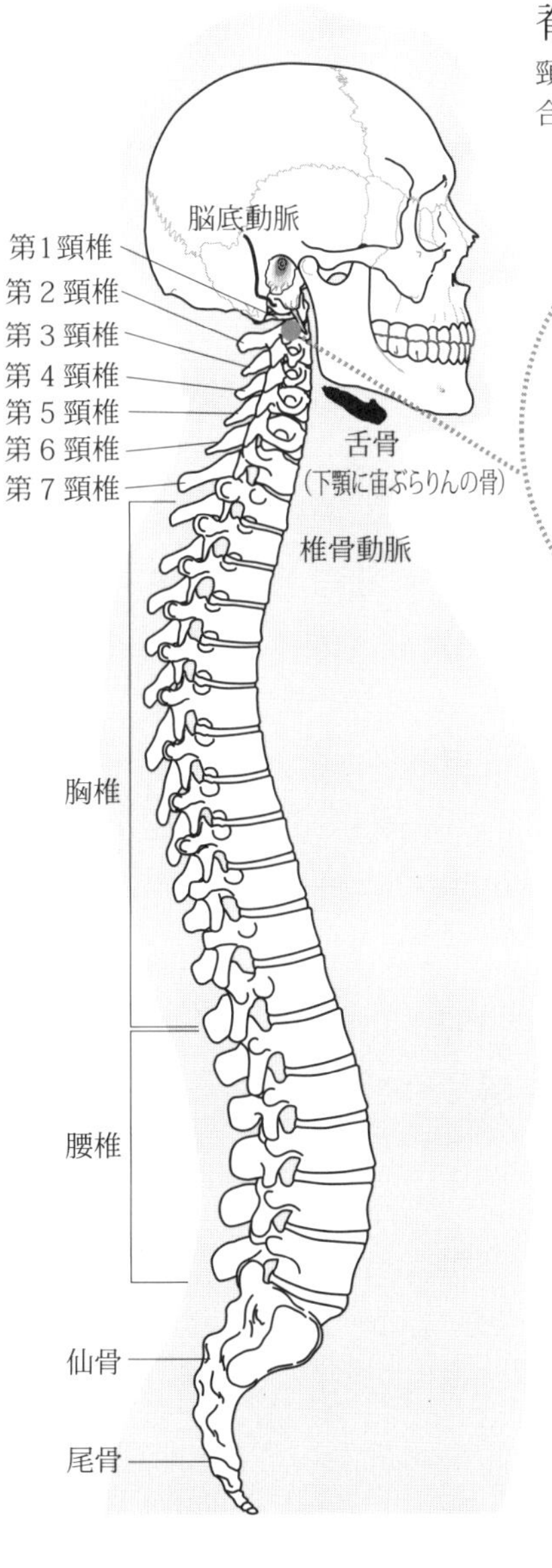

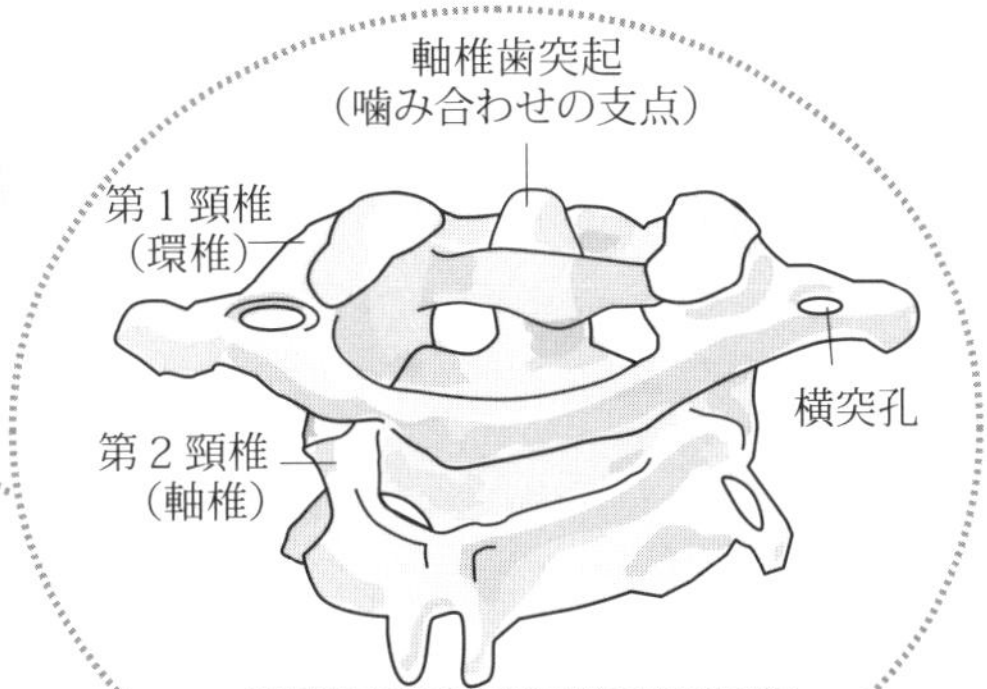

歯突起と環椎の接する部分には環椎関節、
側方に一対の関節（合計3個)がある。

第2頸椎（軸椎）より下の頸椎

前方には椎体と椎間板、後方には椎間関節。各頸椎の節は軟骨のクッション（椎間板）で連結され、側方は左右一対ずつの関節(14 個)でつながっている。頸椎は前後への曲げ伸ばし左右へのねじりが可能。

脳への血流

椎骨動脈は、左右の鎖骨下動脈から出て、大孔を通って頭蓋腔へ入り、延髄の上縁で合わさり脳底動脈となる。

人は最初に肛門ができ、続いて口ができた動物。体の正中には脊柱があり、脊椎の始まりに口が、終わりに肛門がある。ともに閉めることが重要である。

呼吸を変えるために大切な足指

口をぽかんとあけた子ども、足指のゆがみや変形を起こしている子どもは、ともに増えています。進化の過程で重要なかかわりを持つ口と足は何か関係があるに違いありません。

足指と呼吸がどういうようにかかわっているかを調べるために実験を行ってみました。

当院に来院する3～91歳までの19名（男性9名、女性10名）の患者さんに協力をいただき、鼻腔通気時計 HI-801型（チェスト株式会社）を使って、アンテリオール法（口を閉じた状態で片側の鼻の穴に栓をし片側の鼻腔の気流を止めた状態でその内圧を測定して鼻咽鼻腔圧を求める方法）で鼻腔通気度（Pascal）を計測してみました。

鼻腔通気度とは、鼻の通りの状態です。

3つの状態でそれぞれ計測しました。

①足裏をどこにも接地せず椅子に座った状態、②立った状態、③足指ストレッチをした直後の立った状態です。

鼻腔通気度が最も悪い結果だったのが、①の足裏の着地をせずに、いわば踏ん張りがない状態で椅子に座った状態でした。次が②立って地面と接地し踏ん張れる状態。

足指と呼吸の関係

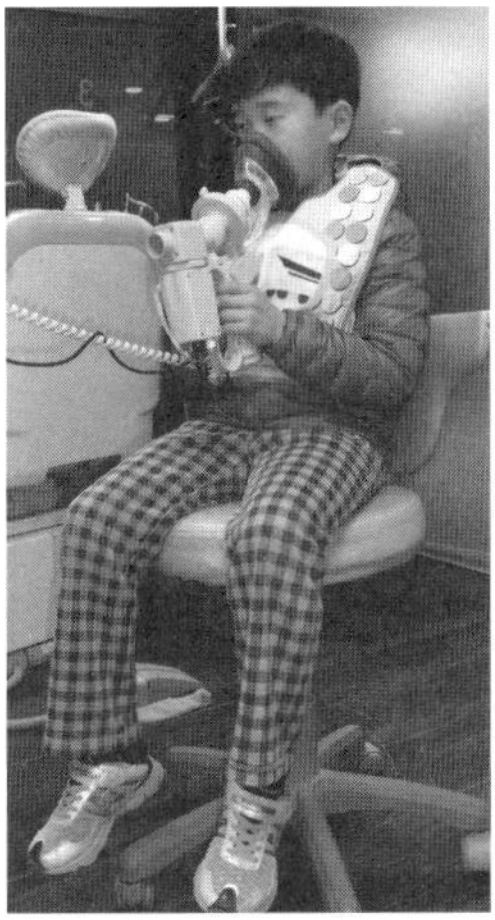

① 足裏をどこにも接地せず椅子に座った状態

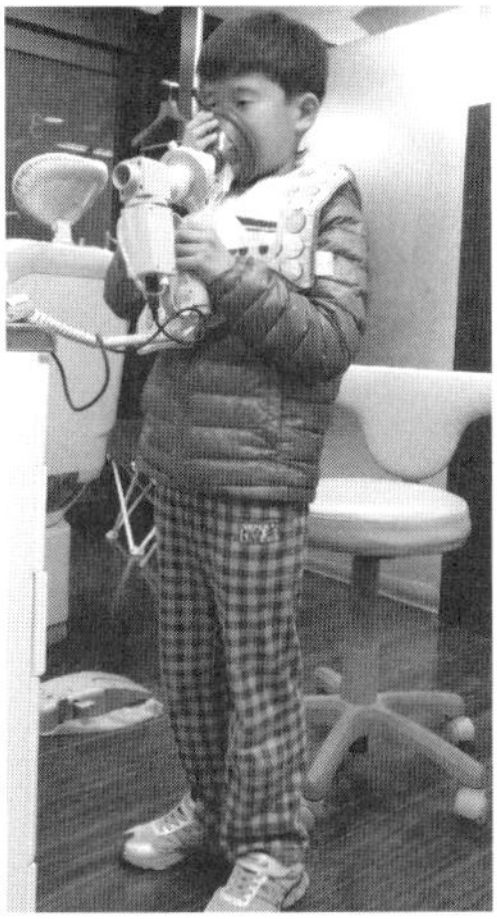

② 立った状態

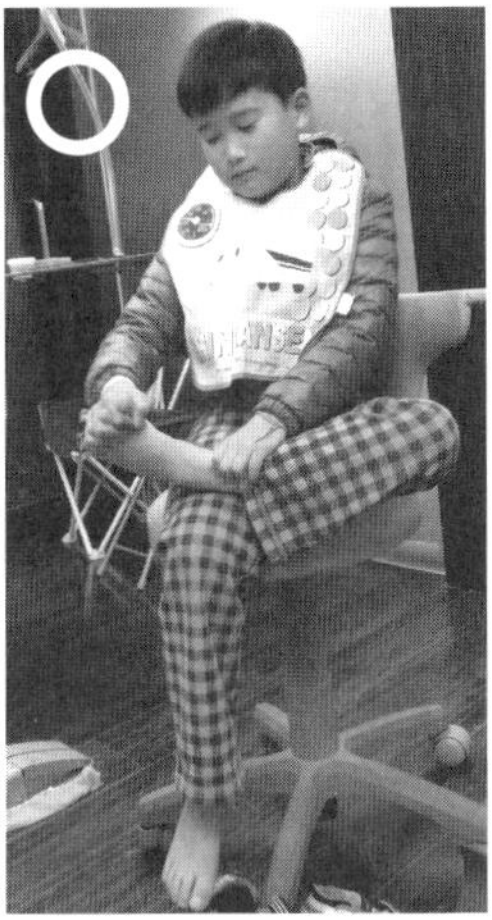

③ 足指ストレッチをした直後の立った状態

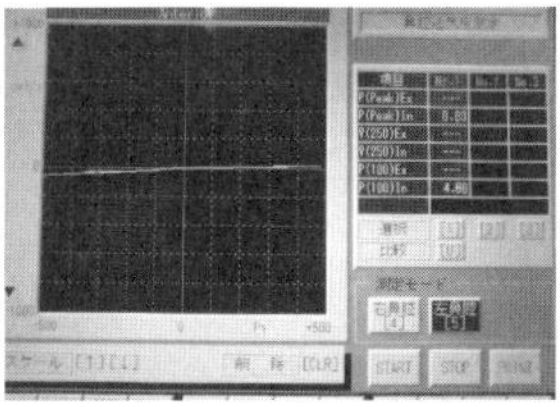

鼻の通りが悪いとグラフは水平状態になり数値は測定不能や高い値になる。鼻の通りがよくなるにつれグラフは上昇し数値は0に近づく。

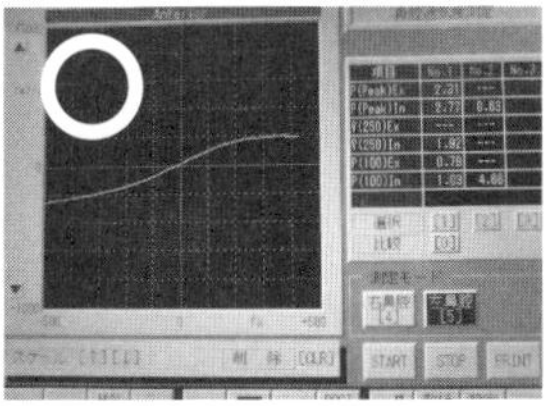

最も鼻腔通気度がよくなったのは、③足指ストレッチをして足指を伸ばした直後に立った状態でした。

これは、足指ストレッチによって普段使われていない足指が伸ばされ広がったためです。それにより重心の位置が変わり頭頸部の位置に変化が生じ、気道が変化し鼻腔通気がよくなったと考えられます。

姿勢がいかに呼吸に影響を与えているかがわかります。

噛み合わせは足に影響を与える

歯科医療では、これまで「噛み合わせは、下顎だけが動き上顎は動かない。上顎骨は頭蓋骨の一部であり、下顎運動の固定源である」と教わってきました。実際、今日の日本でも、いまだにそう信じている歯科医を含め医療関係者は非常に多いのです。

そのような中、日本でも20年以上前に入ってきた咬合理論（上下の歯の噛み合わせ）があります。それはグゼーのクォードラント理論です。この理論は、上顎（頭蓋）は首によって動くというもので、上顎を固定するには頸椎の固定が必要となります。

たとえば、あくびをして口をあけるときには、自然と顔は上を向いてしまいます。開閉口運動（下顎の開閉運動）の際には上部頸椎が関与していることがわかります。

開閉口運動は、第2頸椎（軸椎）の歯突起の中央を支点としてハサミのように口を開閉して起きています。下顎の噛み合わせの面（前歯の先端と下の左右の奥歯の先端を結ぶ）と、上顎の噛み合わせの面（上の前歯と上の左右の奥歯を結ぶ）、両方の咬合平面を延長すると交叉する場所です。この支点は、顎の上げ下げや前屈、伸展、側屈、回旋といった首を動かしたりする際に軸となる第2頸椎（軸椎）の歯突起の中央です。

第２章

足が及ぼす体への影響

第１頸椎と第２頸椎の間にはクッションとなる椎間板がありません。腰椎を挟んで保護する腹筋、背筋のような強靭な筋肉によって挟まれていないため、不安定な状態で変位が起こりやすくなっています。

実際、上顎と下顎を動かしているのは、首の筋肉と咀嚼筋であるといえます。口を動かすのは、上顎がある頭蓋と下顎の共同作業ですから、下顎の運動をスムーズに行うためには、土台が固定していることが必要です。そのためどうしても大地と接している最終的な固定源、足裏・足指の接地が必須となります。

それゆえに人間の土台である足裏が不安定であると、人間は膝でバランスをとろうと膝を曲げ、同様に関節部を連動してずらすことにより脳の水平位を保とうと頭位が前方へ移動します。そのため気道も狭くなり、こういった無理な姿勢では全身の過緊張状態が続き、頭位の変化により噛み合わせに影響を及ぼします。

その結果、歯の噛み合わせが悪かったり、過緊張を緩和するために歯ぎしりや食いしばりなどにより歯にヒビが入ったりして歯が崩壊します。また、歯がなくなった状態のままにして入れ歯を装着していなかったりすると噛み合わせのバランスが崩れ、咬合平面のずれが生じます。そして開閉口運動の支点が歯突起中央からもずれ、きちんと咀嚼《そしゃく》ができず、脳への血流が阻害されてしまうと考えます。

姿勢のバランスによる頸椎や噛み合わせのずれが脳への血流を阻害していることから考えると、未だ原因不明とされる歯ぎしりや食いしばりは血液を介して酸素や栄養素などを脳へ送り届ける必要性があるため起きている反応なのかもしれません。歯ぎしりや食いしばりをしている人は、舌が口蓋に接地していないため下顎を動かせる低位舌（舌の筋力が低下し位置が下がっている）状態にあります。日中は重力による影響を受けているため夜に血流を快復しようとしている人なのかもしれません。

そもそも咀嚼の役割は、食べ物をよく噛んで砕いて、唾液を分泌させて混ぜ合わせ食物の消化吸収を高めるだけではなく、咀嚼によって筋肉を収縮・弛緩させて、最も重力の影響を受けている心臓より高い位置にある脳に、血液中に含まれる酸素や栄養を運ぶ働きを助け、また同時に脳内の静脈血から老廃物をとり出す役割を果たしています。

食べるとは、本来咀嚼をして嚥下するまでの行動をいい、咀嚼は飲み込むための準備をするものです。咀嚼なしで食べ物を飲み込むことは大変危険です。

食べ物を飲み込むときに大切な役割をしているのが舌骨です。舌骨は、体の中でも正中、のど仏のすぐ上に位置し、他の骨とはつながらず顎や首の筋肉だけで支えられています。

そのため食べ物を頬や舌を動かし右で噛んだり左で噛んだり咀嚼しながら舌骨位置の固定をはかり、舌骨が固定できたとき、口蓋（口腔の上壁にあたる部分）に舌を押しあてる際に

姿勢による噛み合わせのずれ

正しい姿勢

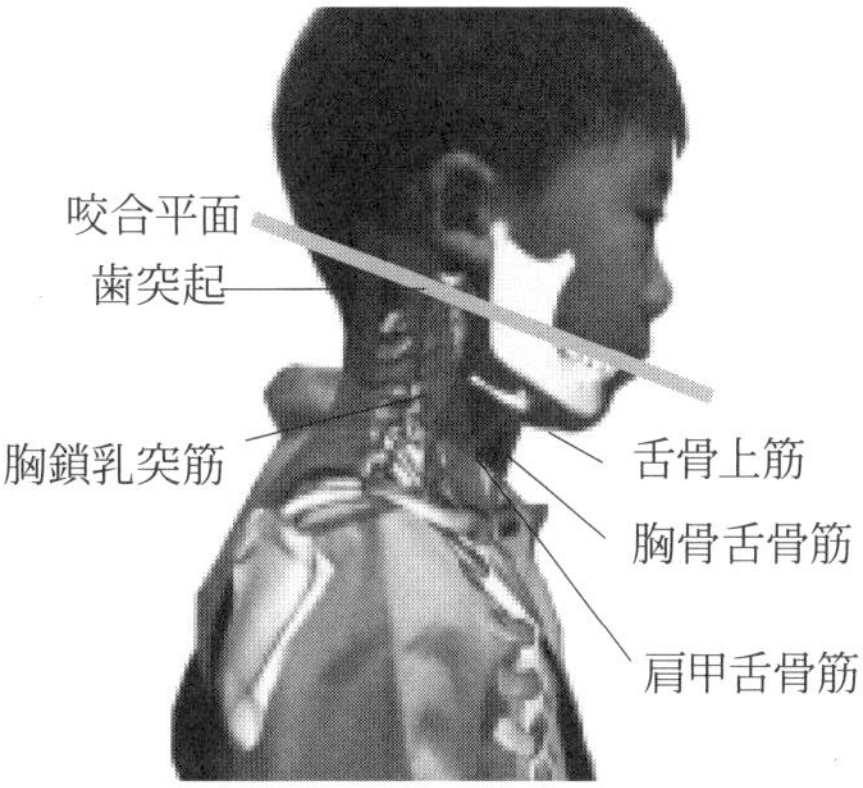

噛み合わせの
支点は歯突起にある。

前方頭位（猫背）姿勢

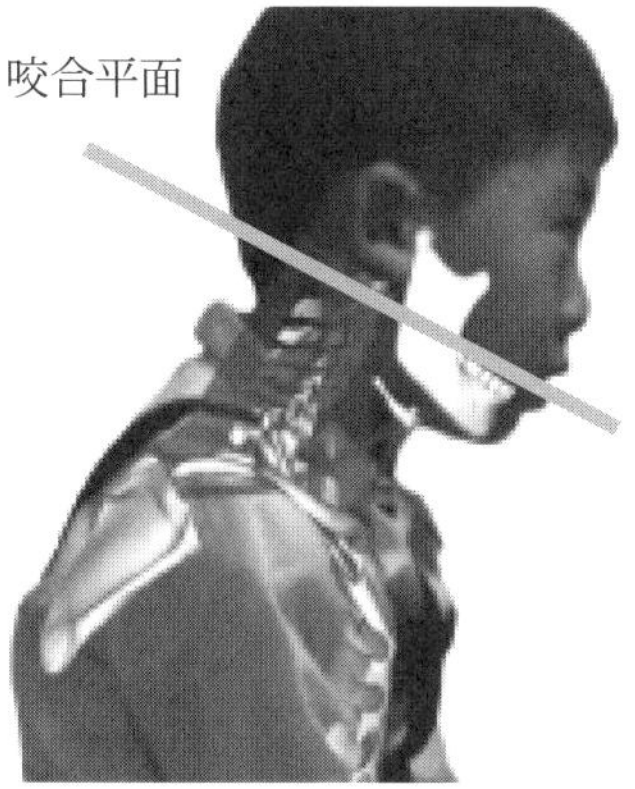

下顎は下後方へ引かれて
顎関節内で変化する。

起こる舌圧（嚥下圧）から発生する空気により弁が開いて嚥下を行います。

また、試すとよくわかりますが、嚥下をする際には、口唇（くちびる）を閉じないと、うまく飲込むことができません。

そのため嚥下機能を活性化させたり、唾液の分泌量を増やすために当院では、ガム咀嚼（ガムを噛む）をすすめています。ガムを噛むことは、唾液をたくさん出す効果があり、その都度口唇を閉じ、唾液を嚥下することにもつながります。唾液による自浄作用を高めて、摂食・嚥下（食べ物を口で噛み砕き口腔から咽頭、食道、胃へ送る一連の流れ）障害の予防、舌や咽頭の筋力や舌骨の位置の低下予防に役立ちます。こうしたことの改善も口腔ケアの１つです。

低位舌のセルフチェック

低位舌は、あまり聞き慣れていない言葉ですが、舌の筋力が低下することです。舌は、厚さ5㎝ほどの大きな筋肉の塊です。通常は、脳頭蓋を水平に保つために上顎に接し支えていますが、筋力がなくなり自らの重みを支えきれなくなると下がってしまいます。

これは、舌の筋力の低下だけが原因ではなく、姿勢の影響によって起きることもあるのです。足指のゆがみや変形により、かかとよりの後方重心になると、体は倒れないように頭を前に出す姿勢（前方頭位姿勢、猫背）をとります。この姿勢が肩甲骨や胸骨の角度を変化させ、舌骨下筋である肩甲舌骨筋や胸骨舌骨筋を伸ばし、舌骨の下後方への牽引力をつくり出すのです。

低位舌になると、気道が圧迫され狭くなるので呼吸が苦しくなります。口呼吸が多くなるため口腔内が乾燥し歯周病に、また、睡眠中に舌が下がると睡眠時無呼吸症候群を起こしやすく、二重顎の原因にもなります。

舌は、嚥下（飲食物を飲み込む）に関係していて、口をあけたままの状態や、下顎に舌を収めた状態（上下の口唇のみを軽く接触させ舌の先端を下顎の前歯の裏側につける）では飲み込むことができません。嚥下のポイントは、口唇を閉じることだけではなく、舌が上顎の天井（口蓋）に接触する必要があります。
それゆえ介護の必要な人（要介護者）に、寝かせた状態やそれに近い状態で食事を与えると、舌はいっそう重力の影響を受け、より下がってしまうので上顎に接触できず嚥下しにくくなり、誤嚥が発生しやすくなります。要介護者にとっての低位舌は、誤嚥性肺炎を起こす可能性が高いのです。姿勢の改善、根本的には足指の改善が重要です。足指を伸ばす運動をする、よく噛んで食べる、「あいうべ」体操や「かいうべ」体操など、舌を動かす運動をすると、舌の位置を元に戻すことができます。誤嚥性肺炎や睡眠時無呼吸症候群の予防にもつながります。

低位舌の見わけ方

【深呼吸で確認する】

おもいっきり息を吸って吸って吸って、吐く。吐いたときに口から呼気が出た人は低位舌の可能性が高い。口を閉じて鼻からのみ呼気が出た人は普段から鼻呼吸をしている可能性が高い。

【鏡で舌の縁を見る】

舌の縁についている凸凹と波打つような跡は、上顎に収まるべき舌が下顎に落ちてついた下顎の歯形（低位舌）。上顎に接していない低位舌は上顎とこすれて落ちるはずの汚れが残り舌が白く見える。

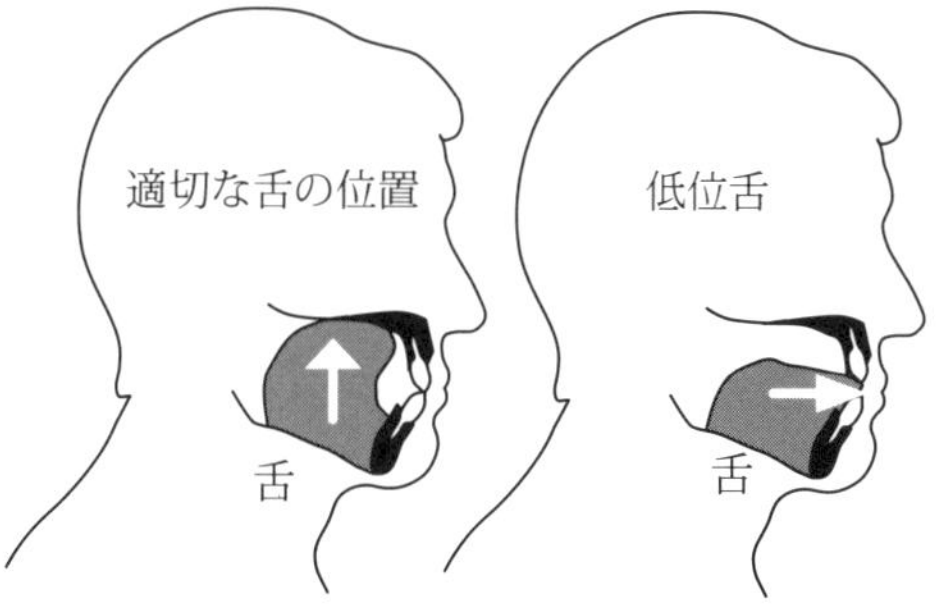

低位舌を改善するための「あいうべ体操・かいうべ体操」

口を大きくあけて、「あ～」「い～」「う～」「べ～」や「かっ」「い～」「う～」「べ～」とできるだけ大げさに動かします。1日最低30セット行うと、口呼吸を改善し鼻呼吸にするだけでなく、様々な不快症状を改善する可能性があります。顎関節症で口があけにくい人は、「い～」「う～」のみにしましょう。

矯正靴下での噛み合わせ実験

足のアーチをきちんとサポートすると、実際、噛み合わせがどのように変化するかを自分自身で試してみました。①市販の通常の靴下、②市販の5本指靴下、③矯正靴下を履いて、歯接触分析装置（株式会社ＧＣ）で左右の咬合接触面積を測定してみました。

この機械は、ブルーシリコンで採得した上の歯と下の歯との噛み合せの位置関係の記録（バイト）を撮影し、咬合接触部位の厚みに応じて14段階の色分けで噛み合わせの状態を見ることができます。本書は1色のため咬合接触面積と接触点数の推移を見ていただくとわかりやすいかと思います。上が上顎の咬合状態、下が下顎の咬合状態です。Area が咬合接触面積、Point が接触している数です。Tがトータル、Lが左、Rが右をあらわしています。

私は、もともと左噛みのため市販のソックスを履いたときは、噛み合わせはLの方がだいぶあたり、ＬとＲの差が Area の数値上でもかなりあることがわかると思います。

それに比べ矯正靴下で足指を伸ばし足元を補正すれば、猫背ゆえの体のゆがみも元に戻りＬとＲの Area 差が近似してきているのがわかると思います。ランクも上がっています。

矯正靴下を履くと、重心が変化し姿勢や噛み合わせにまで影響が出ることがわかります。

靴下と姿勢、噛み合わせの状態

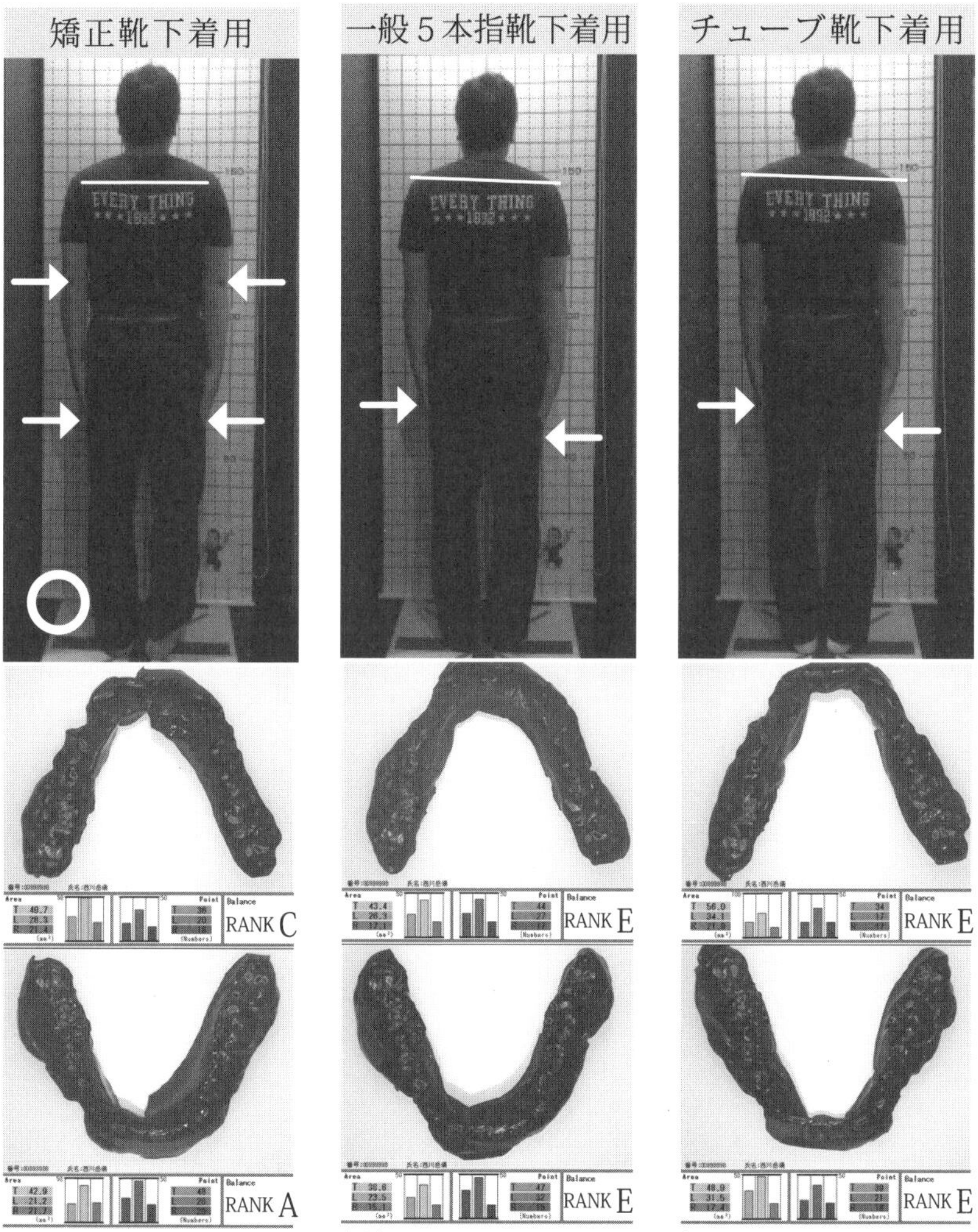

矯正靴下着用	一般5本指靴下着用	チューブ靴下着用
上顎　Area T49.7/L28.3/R21.4 Point T36/L20/R16	上顎　Area T43.4/L26.3 R17.1 Point T44/L27/R17	上顎　Area T56.0/L34.1/R21.9 Point T34/L17/ R14
下顎　Area T42.9/L21.2/R21.7 Point T48/L28/R20	下顎　Area T38.6/L23.5/R15.1 Point T47/L32/R15	下顎　Area T48.9/L31.5/R17.4 Point T39/L21/R18

矯正靴下を履くと、肩の位置が平行になり、肘や指の先の位置が同じになっていることがわかる。

グラインディング咀嚼のススメ

現代の食生活は、食事を食べやすい大きさに小さく切って料理をしたり、食事と一緒に食卓にお茶や水を出したりするため、食べ物を噛まずに飲み込んでしまうことが多くなっています。そのため食べ物を噛む回数は減少傾向にあり、数回歯を上下するだけの噛み方(チョッピング咀嚼)になっています。

縄文人の歯と比べると、現代人の歯は、顎の大きさがあまり変わっていないにもかかわらず、傾斜角度が舌側方向に倒れ歯列幅が狭くなってしまっています。

この原因は臼歯本来のすり潰しながら水平に噛む運動「グラインディング咀嚼」が極めて少なくなっているためと報告されています(日本大学松戸歯学部・葛西教授による分析)。それに加えて舌が口蓋に接地していないことが原因と私は考えます。

グラインディング咀嚼をする典型的な動物は山羊ですが、山羊は、草を口に入れるときは下を向いていますが、咀嚼する際には頭を起こし頭位を安定させて食べています。

人間も、グラインディング咀嚼をするには、頭位を安定させ、まず正しい姿勢をとることが重要です。そのためには、足裏・足指を接地しなければなりません。

食事の際には、足裏・足指をきちんと接地させて、坐骨で座る正しい姿勢をとり口を閉じて噛む習慣をつけましょう。グラインディング咀嚼をすると、上顎の骨は左右に、下顎の骨は奥に向かって発達するため、歯が永久歯に生え変わるときに、乳歯よりも本数が増える歯を受け入れるスペースができ、歯並びが整うといわれています。また、顎や首の筋肉も使うので頭をしっかり支えて、正しい姿勢ばかりでなく、唾液やホルモンの分泌を促進し、脳への血流を促進することにつながります。

縄文人の歯と現代人の歯

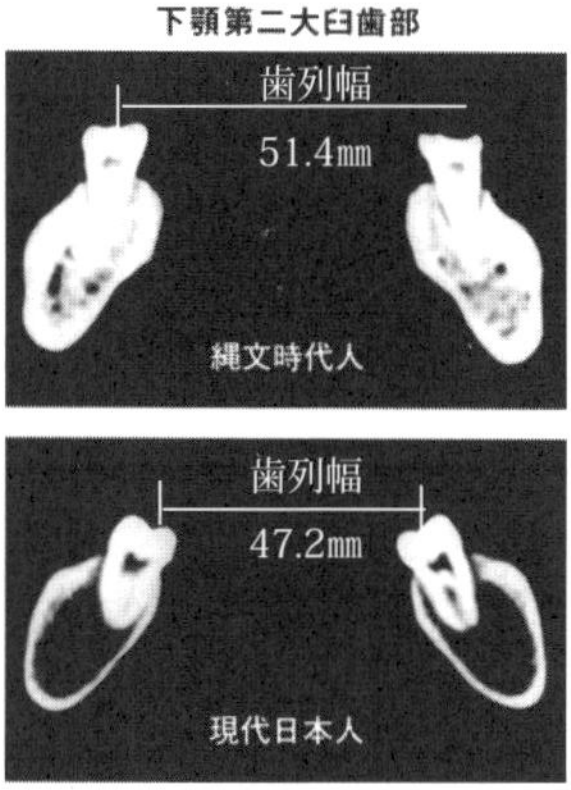

［縄文時代人の歯］
垂直に生えている。

［現代日本人の歯］
下顎の骨自体の大きさには大きな変化がない。しかし、歯列幅だけが小さくなっている。大きく舌側に倒れ内側に寝ているため歯列幅が狭くなっている。（葛西一貴教授のご厚意により掲載）

グラインディング咀嚼のポイント

◆正しい姿勢　◆坐骨で座る
◆足の接地による頭位の安定　◆口を閉じて噛む

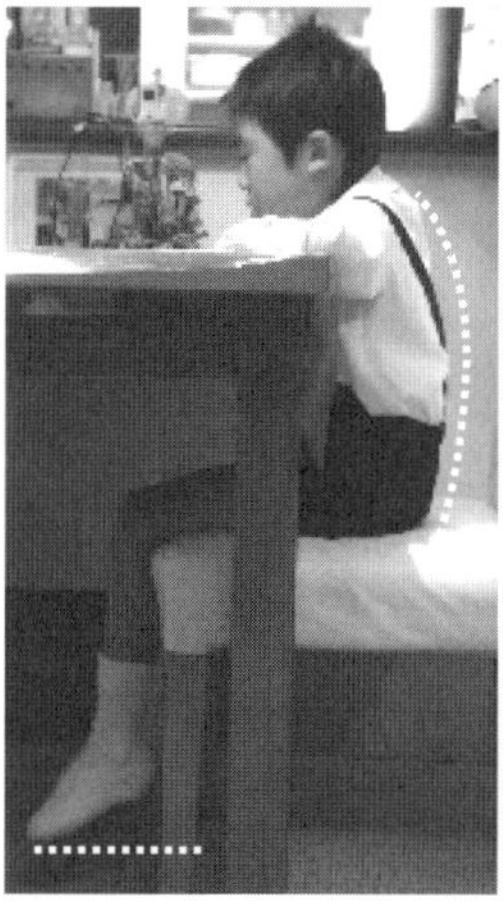
接地なし

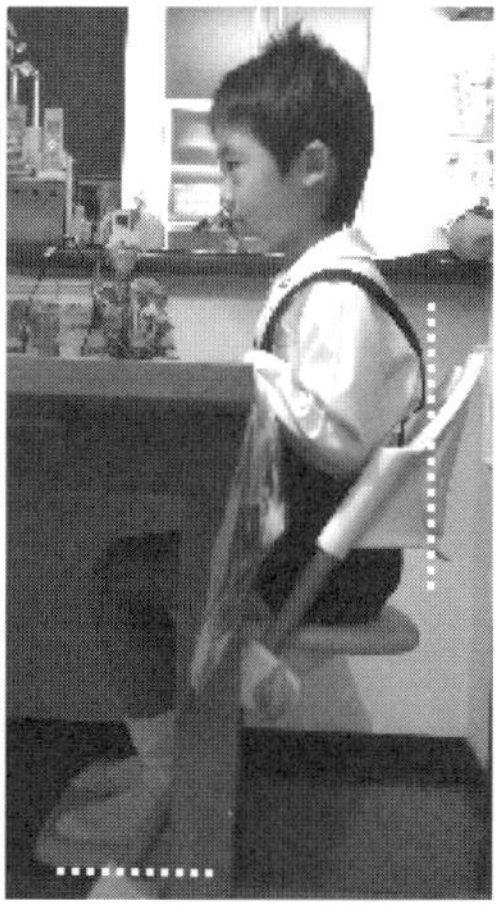
接地あり（坐骨で座る）

坐骨座りの健康効果

最も体にいい座り方は、坐骨で座ることです。坐骨はお尻にある骨で、イスに座る際に、お尻の下に手を当てて触ると、ぼこっとした感触がある部分です。

イスの座面に坐骨をしっかりと接するように意識し腰かけると、自然と骨盤が立ち、背中を丸めずイスに座れます。また、坐骨で座るには、足の裏や足指がしっかり地面についていないと座れないため、仙骨が前傾し、尾てい骨から環椎、軸椎、歯突起まで背筋がきちんとS字状の湾曲となる正しい姿勢をとれます。そのため坐骨座りは、仙骨から頭蓋まで流れる脳脊髄液の循環をよくする働きにつながり、さらに深い呼吸ができるので酸素を効率よく取り込め集中力アップにつながります。

一方、猫背で顎を突き出し首を前のめりにし仙骨で座る姿勢は、脳脊髄液の循環を悪くするばかりでなく、副交感神経は仙骨（仙腸関節）の仙骨孔から出ているため、仙骨が圧迫されると副交感神経を鈍らせリラックスできず、立っているときよりも負担がかかります。

坐骨座りは、副交感神経に負担をかけないので交感神経とのバランスを整えることにもつながり、その結果、免疫力向上にも影響力を及ぼします。

座り方の比較

坐骨座り

背中がS状になる。
坐骨で座るには、
足裏と足指を
接地しなければ
座れない。

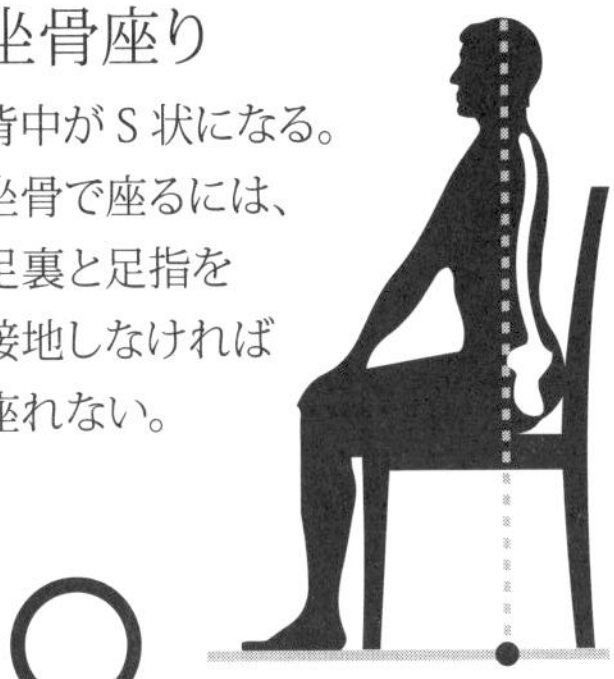

仙骨座り

背中がC状になる。
骨盤は後方に回転し腰が落ち込み、いわば崩れかけた状態。
副交感神経を鈍らせる。

上半身の重心線は、坐骨よりも後ろにあり骨盤を倒れないようにするため頭は前方に倒れやすくなる。

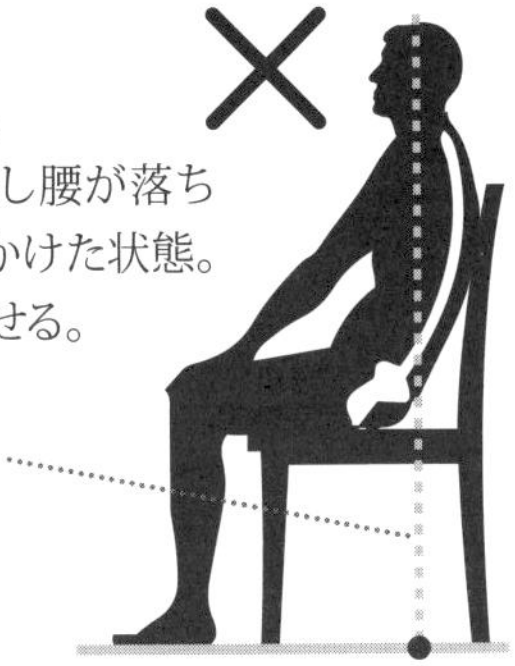

現代人に増えている「テキスト・ネック」

テキストネックは、スマートフォンや携帯電話などのモバイル機器を使いテキストデータのやりとりなどを前方に頭を傾け背中を丸めた状態で行うため起きている首や肩、体全体の不調のこと（肩こり・首の痛み、椎間板症、頸椎症、手のしびれ、慢性頭痛、めまい、吐き気、自律神経失調症、うつ、冷え性、慢性疲労、関節炎など）。
頭を傾けるほど首への荷重が増え、首は過緊張状態となる。猫背や巻き肩になり、肩甲骨の角度は変化する。舌骨は引かれ口がぽかんと開く。首のカーブがフラットになり、頸椎・神経・椎間板を圧迫する。背骨に負荷を与えるため姿勢、ひいては体の成長にダメージを与える。そのためモバイル機器は目線の高さに近い状態で時間を決めて使用するのがよい。

［頭の角度と首への過重］

耳と肩が一直線に並んだ（角度0度）ときには、頭の重さ約5Kgが首にかかる。前方に傾けた頭の角度が増すに連れて首への荷重が増える。

（米国のニューヨーク市の脊椎専門医ケネス ハンスラージ氏（Dr.Kenneth Hansraj）の研究報告）

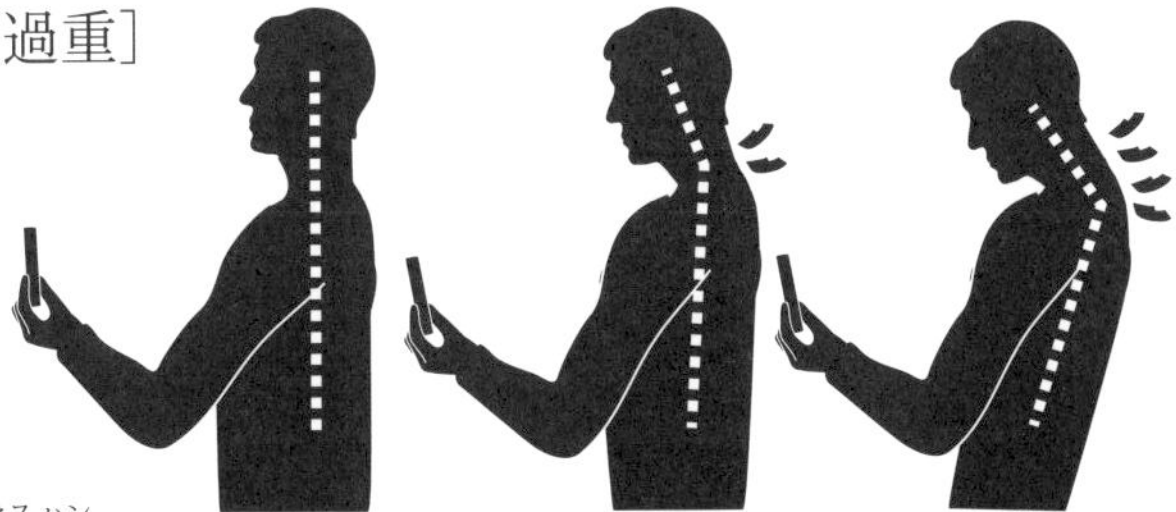

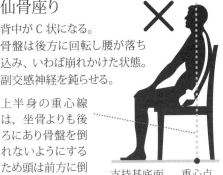

高齢者の転倒予防の鍵は歯と足

年配者や高齢者が転倒をした際、その後どうなるかはあまり知られていませんが、実は約4割の方は入院が必要になっています。

転倒によって年々増えているのは、大腿骨《だいたいこつ》頸部の骨折です。特に高齢者、閉経した女性は骨粗鬆症《こつそしょうしょう》にかかっている場合が多く、布団の上で転倒しただけでも骨折してしまいます。

大腿骨は太ももの骨のことで、上半身を支え、かつ歩行するのに使う重要な部位です。大腿骨の上端である骨頭は骨盤のくぼみにはまり込み、股関節を形成しています。大腿骨頸部とは、丸い骨頭の下の部分のことです。この頸部は骨頭への血流が悪い部分なので、骨折すると、治りは悪く、手術で骨を接合しても骨がつかない「偽関節」や骨頭が死んでしまう「大腿骨頭壊死」を引き起こす可能性があるため、長期間の治療やリハビリなどのトレーニングが

骨盤と大腿骨

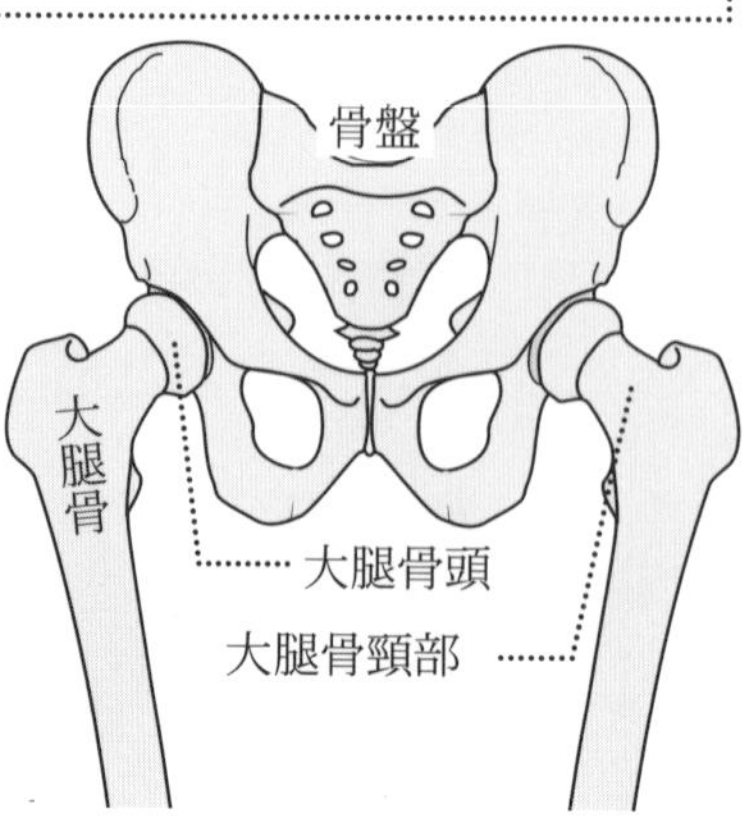

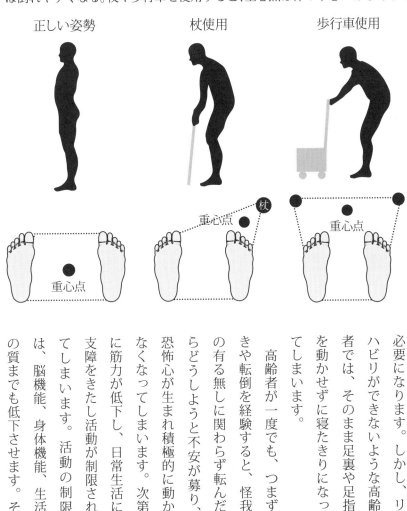

第 2 章

足が及ぼす体への影響

支持基底面

支持基底面は、体を支える基礎となる体の底の面のこと。重心点が体の中心（真下）にあるほど体は安定し、重心点が体の内側に入っていないときほど、体は倒れやすくなる。杖や歩行車を使用すると、重心点は体の中心にはなくなる。

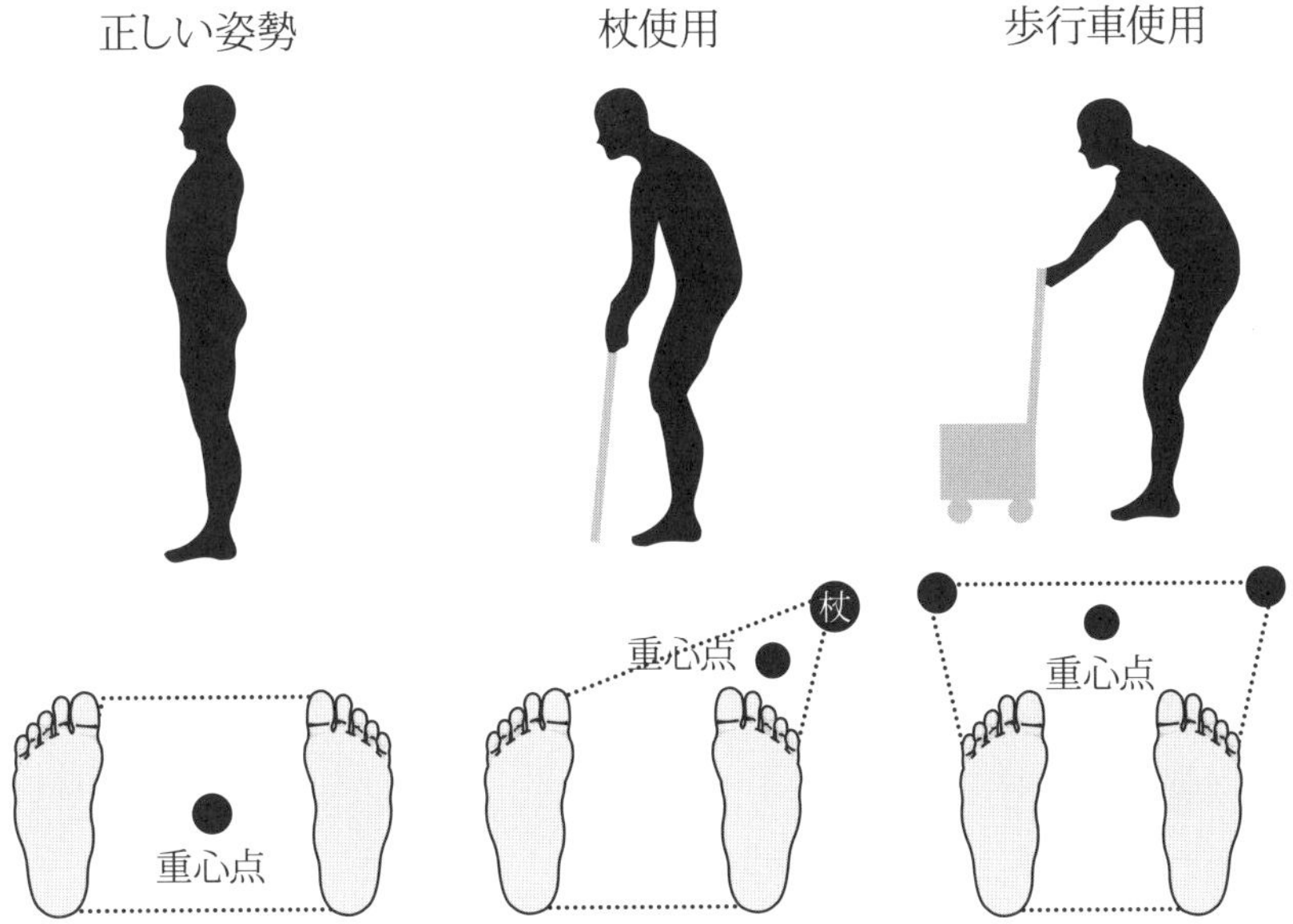

必要になります。しかし、リハビリができないような高齢者では、そのまま足裏や足指を動かせずに寝たきりになってしまいます。

高齢者が一度でも、つまずきや転倒を経験すると、怪我の有る無しに関わらず転んだらどうしようと不安が募り、恐怖心が生まれ積極的に動かなくなってしまいます。次第に筋力が低下し、日常生活に支障をきたし活動が制限されてしまいます。活動の制限は、脳機能、身体機能、生活の質までも低下させます。その結果、要介護状態となり、寝たきりや肺炎、認知症の原因となる人が多いのです。

つまり、転倒が人生の終末を迎えるきっかけにもなり得るのです。

転倒しないようにと、高齢者は杖や歩行器・歩行車を買い求めますが、杖や歩行器・歩行車の使用は、重心を逸脱させてしまっています。本来、人の重心は、骨盤内の仙骨（第2仙椎）のやや前方にあり、両足で囲まれた支持基底面の中の重心の真下に、重心点があります。

杖や歩行車を使用すると、重心が逸脱し、姿勢が悪くなった状態で筋肉がついてきます。しかもこうした補助用具は、外出する際のみに使用し、室内では使用しません。体が逸脱した状態の重心で家の中を歩くので、今度は、家の中で転倒しやすくなってしまいます。

様々な研究では、高齢者が転倒を発生しやすい原因は、注意力の低下に加えて、足のくるぶしの動きと足指の大地をつかむ力が低下することにあると報告されています。この他にも、浮き指が、足指把持筋力（足指でしっかり持つ筋力）を低下させ足指把持筋力がない人が転倒しやすいという研究、足指把持能力の強化により転倒の危険性を減少させることができるという研究など、転倒予防に向けた多くの研究が発表されています。

また、厚生省研究班による65歳以上の健常者１７６３人を対象にした３年間の追跡調査で、性・年齢・期間中の要介護認定や、うつの有無などにかかわらず、歯が19本以下で入れ歯を使用していない人は、歯が20本以上ある人に比べて転倒のリスクが2・5倍高くなることが報告されています（２０１２年８月）。

これは、歯を失い入れ歯を使用しなければ、下顎の位置が不安定になり、頭部を含めた体の重心が不安定となり、結果としてバランスの低下を招いてしまい転倒する可能性があることを示しています。さらに、歯が19本以下でも入れ歯を入れることで、転倒のリスクを約半分に抑制できる可能性が示されています。

入れ歯は、自分の歯の代わりをするものですから、きちんとあった入れ歯をつくりましょう。ただし、入れ歯の人工歯はプラスチックのようなものでできているので咀嚼しているうちに、すり減り、形が変わると噛み合わせも変わってしまいます。

あわない入れ歯を入れていると、食べ物は噛みにくく、発音がしにくく、噛み合わせのずれも生じ、それを体が補正しようとするため、首・肩周辺の筋肉に負担がかかり、頭痛や肩こりなどを引き起こしてしまいます。そのため定期的なメンテナンスを行いましょう。

ぴったりあった入れ歯は、唾液も十分出て、自分の歯と同じように咀嚼ができ、顎や筋肉、血流がよくなり全身の健康維持に役立ちます。

歯の健康は、歯のためだけのものではなく、足の健康は足のためだけのものではありません。食事の後の歯磨き、出かける前と帰った後の足指ストレッチを習慣化し、転ばぬ先の杖にしましょう。

歯が丈夫な人は脳と足が若々しい

最近の研究では、歯と脳と足の機能には深い関係があることがわかっています。カギを担っているのが、歯根膜です。歯根膜は、歯の根っこにある薄い膜で、歯を守るクッションの役割をするとともに、歯にかかる力を精密に感知するセンサーです。

歯根膜の神経は、脳神経の中でも最も太い三叉神経《さんさしんけい》（顔面や口腔の感覚を脳に伝える神経）につながっています。

歯で噛むことによって「歯ごたえ」や「歯ざわり」などの情報が脳に伝わり、食べ物の硬さに応じて、脳は、咬む力の加減や、顎の動かし方をコントロールしています。その刺激は、脳の中枢に送られ、創造・記憶・コミュニケーション・自制力・意欲など、人間が社会生活を営む上で不可欠な働きを担っている前頭前野や、新しい記憶を形成する海馬などの脳の様々な領域を活性化することが明らかになっています。

また、脳の血流が増えて脳の神経活動を活発にするため、認知機能にもいい影響が及び認知症予防につながると考えられています。

その反対に、歯を失ってしまうと、噛み合わせがずれてしまい不安定な状態となります。

第 2 章

足が及ぼす体への影響

歯の構造

歯は、骨に直接くっ付いているのではなく、歯根表面と骨の間の隙間をコラーゲンの繊維が繋いでいる。歯根の表面を覆っているコラーゲンの繊維の膜が歯根膜。その役割は、クッションのように噛む力を吸収、分散している。また刺激を脳に伝達する。

健康な歯には歯根膜はあるが、歯周病になるとなくなる。しかし、歯周病は、毎日自分で行うセルフケアと定期的に歯科医院で行うプロフェッショナルケアで予防ができる。

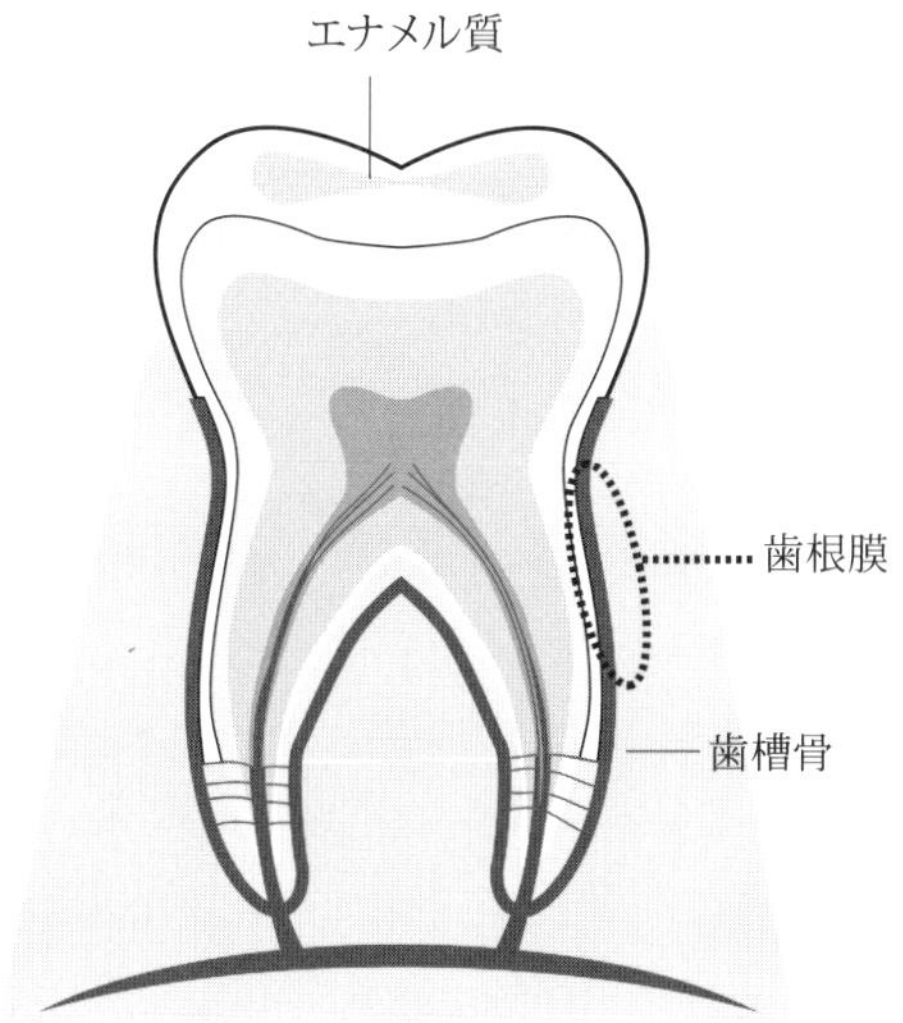

すると、体のバランスが崩れやすくなるので、その結果、歩く速度が遅くなるばかりでなく、歩くこと自体が減り、足の筋肉量までが次第に減少していきます。

失ってしまった歯の状態をそのままにせず、自分にあった入れ歯やインプラントを入れると口の中の状態が良好に保て、咀嚼回数が増え、唾液がたくさん分泌できます。

よく噛むことによって、唾液に含まれる消化酵素が十分働き、体内での消化吸収がよくなり胃腸の負担が減ります。特に高齢者ほど、よく噛むことにより脳の前頭前野と海馬の領域が顕著に活性化することが判明しています。歯が脳にも足にもつながっていて全身の健康維持にかかわっていることを忘れないようにしましょう。

片足立ちでわかる認知症

認知症は、年齢を経るにつれて増え、85歳以上の高齢者では、約4人に1人がかかるといわれています。京都大学の研究によって病院での詳細な検査を受ける前に、家庭でも簡単に測定できる認知症の検査方法が発表されました。

それが、「片足立ち」です。脳に病気がある可能性を確認するには、目をあけたままどのくらいの時間、片足立ちで立っていられるかを測定してみてください。

片足立ちでバランスをとる能力は、脳の健康状態を確認することができ、脳疾患の極々初期の状態を見つけ、詳細な検査をするべきかどうかを決める簡便な方法になると報告されています。

研究では、片足立ちで最低20秒以上バランスをとることができない人は、すでに脳内で微小な脳卒中や出血が生じている可能性や、思考力や記憶力などの精神機能が低下している可能性があります。

60歳を過ぎると、片足立ちのできる時間は明らかに短くなりますが、ご家庭で試していただいて、できなかった場合は、病院での詳細な検査を受けましょう。

第 2 章

足が及ぼす体への影響

片足立ちと脳の小血管疾患の研究

（京都大学付属ゲノム医学センター田原康玄准教授らのグループによる）

［対象］　平均年齢 67 歳（男性 546 人、女性 841 人）

［方法］　目をあけたまま片足で立っていられる時間を2度計測。長くできたほうの時間を分析に使用。同時に脳の小血管疾患の MRI（脳磁気共鳴画像）検査も実施。ちなみに片足立ちの最長時間は 60 秒で実施。

［結果］　20 秒以上続けて片足立ちのできない人は、自覚症状の有無にかかわらず、脳の深い所にある細い血管が詰まる無症候性ラクナ梗塞やごく小さな脳血管病変を発症している可能性が高いことが明らかとなった。同時に行った認知機能検査でも片足立ちでバランスがとれない人ほど、認知症を含む脳疾患発症リスクが高いことが判明している。

脳の小血管疾患と片足立ちで 20 秒以上バランスがとれなかった人の割合

2 つ以上のラクナ梗塞病変がある人（軽度の脳卒中）	34.5%
ラクナ梗塞病変が1つある人	16%
2 つ以上の微小出血ある人	30%
微小出血が1つある人	15.3%

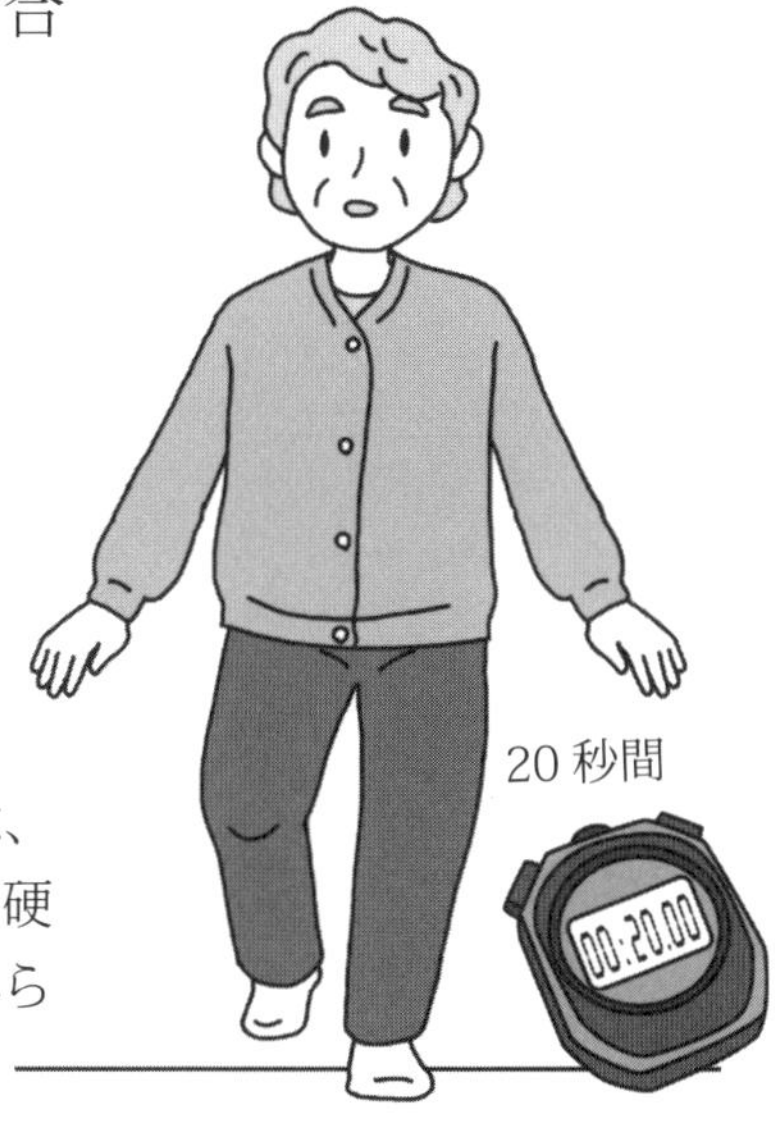

脳血管に障害の認められた人の傾向は、高齢、高血圧、頸動脈の肥厚（動脈硬化によって血管の壁が厚くなる）がみられた。

脳を進化させた足の役割

重力のある地球で暮らす人間が、重力の影響を最も受けやすい部分は、体の中でいちばん高い所にある頭です。心臓から頭へ血液を送り出すにも重力に逆らわなければなりません。心臓は血液を全身に循環させて酸素や栄養を運び、老廃物を回収するポンプの役割を果たしています。しかし、低い位置にある足から血液を上に引き上げるには心臓の力だけでは足りません。

この役割を補うために、人間は約650種類ある全身の筋肉の3分の2を腰から下の脚に集中させ、体の末梢にある筋肉を心臓に血液を送り返すためのポンプとして働かせています。足を動かすことで血管周辺の筋肉を乳搾りのように伸縮させて（ミルキング・アクション）、効率よく血液を心臓に送り戻しています。

足が「第二の心臓」と呼ばれているのは、このように血液の循環に関して重要な働きを担っているためです。

ですから足をよく使うことは、足の筋肉を効率的に使い下半身に滞りがちな血液の循環を活発にし、脳にも新鮮な酸素をたくさん送り込んで活性化させることにつながります。

第 2 章

足が及ぼす体への影響

足と心臓、血液の関係

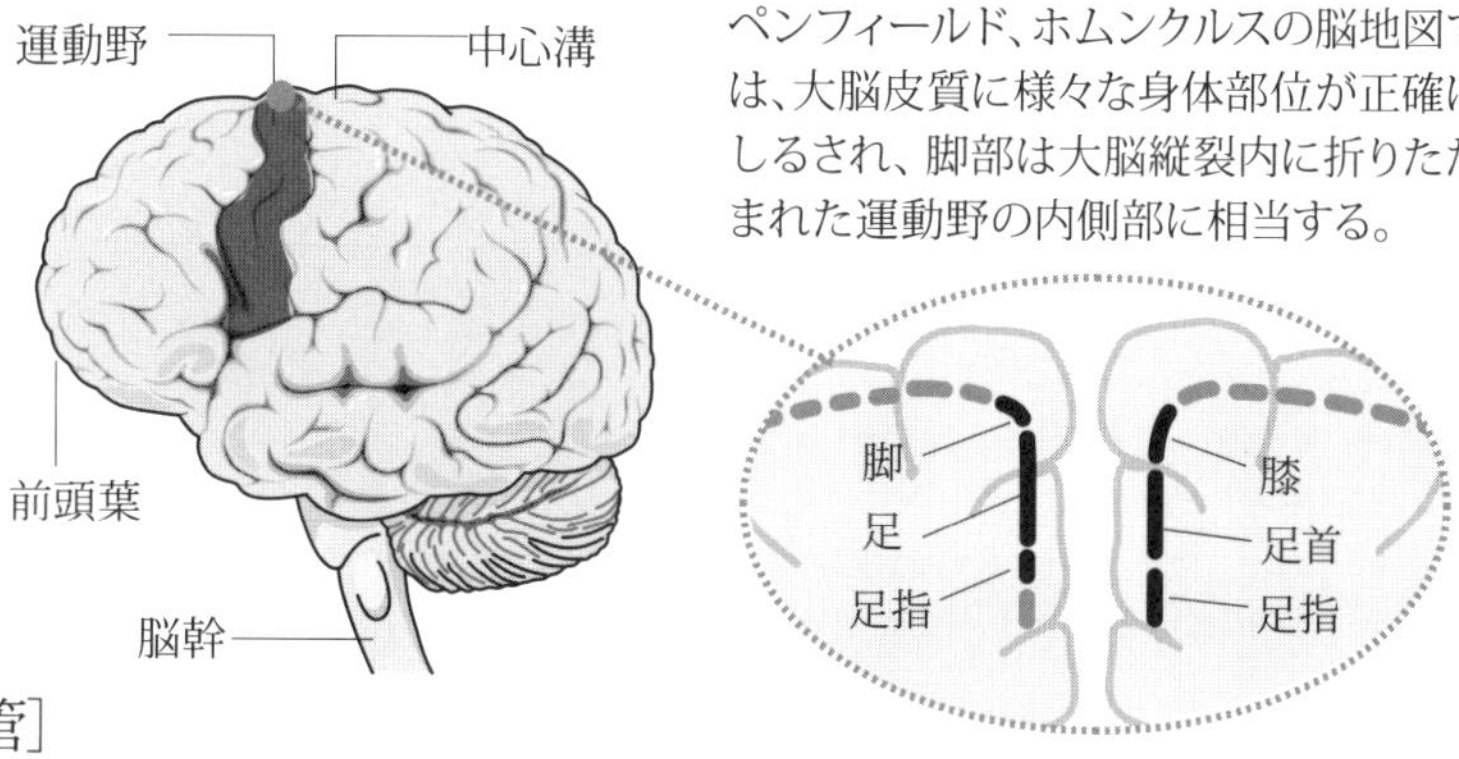

ペンフィールド、ホムンクルスの脳地図では、大脳皮質に様々な身体部位が正確にしるされ、脚部は大脳縦裂内に折りたたまれた運動野の内側部に相当する。

［血管］

成人の血管の長さは、体のすみずみまで行き渡る毛細血管を含めるとおよそ約10万km、地球2回り半もある。血管には、酸素と栄養を運ぶ動脈と二酸化炭素と老廃物を回収する静脈がある。動脈は皮膚の深い所にあり表面からは見えないが、静脈は皮膚の表面近くに見える。

［血液］

心臓が1回脈を打つたびに、約1/10 ℓの血液が心臓から動脈に押し出される。このときの圧力は130〜150 ㎜ Hg。毛細血管では10㎜ Hg程度に低下する。再度、血液が心臓に戻るためには、静脈は筋肉の力を借りなくては圧力が足りず戻れない。静脈周囲の筋肉が収縮して血液を心臓に戻している 。

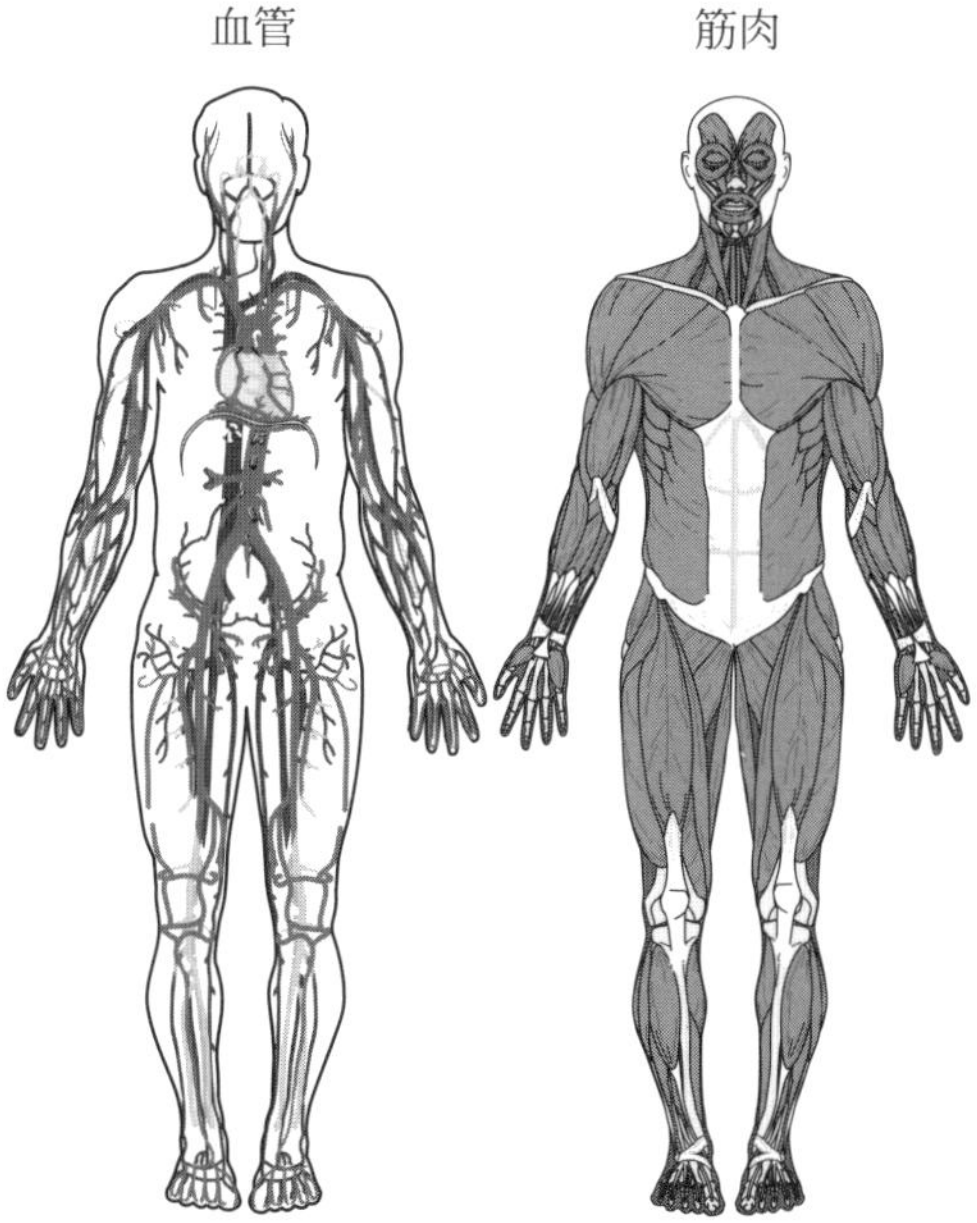

ミルキング･アクション

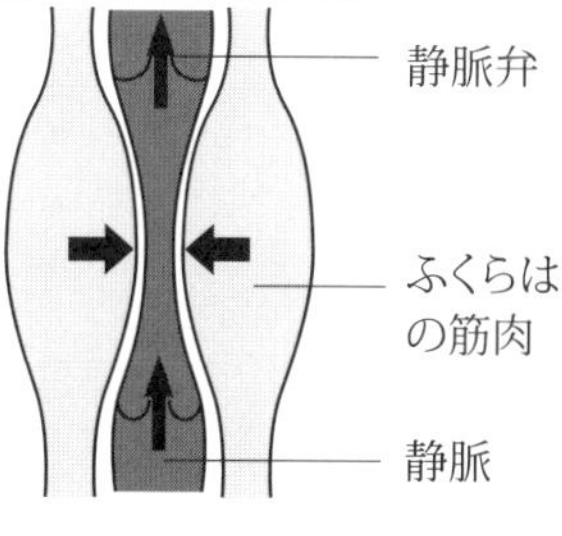

脳の中で体の動きを司っているのは、運動野と呼ばれる領域です。運動野は、頭頂から耳のほうへ帯状に広がっています（ペンフィールド、ホムンクルスの脳地図）。中でも足を動かす機能は、大脳縦裂内に折りたたまれた内側部、頭頂部に近い領域にあります。そのため足をよく動かす運動をすると、血液が脳の高い頭頂部まで汲み上げられて運動野の足の領域が刺激されます。さらに頭頂部に至る途中の血流までも、すべてよくなるので脳全体の血流がよくなり、思考系は活発になります。

脳の運動野にある神経細胞は、これまで年齢とともに減少し、脳は萎縮すると考えられてきました。ところが最近の研究では、歩いたり走ったりして足を動かすと、脳への血流が増え、脳細胞が保護、修復され、神経細胞が増加することがわかってきました。

これは、足の筋肉が脳細胞ときわめて密接な関係があるからです。

足の筋肉である骨格筋は、大きく速筋（相性筋）と遅筋（緊張筋）にわけられます。

速筋は、手や足の筋肉のように脳からの指令を受けて動作を起こす筋肉です。表層にある大きな筋肉で、関節の動きそのものを生み出しています。収縮速度が速く瞬発力やすばやい動きに使われる白筋で、トレーニングをすると肥大します。

一方、遅筋は、別名「抗重力筋」、重力の働きに対して体の姿勢を支えバランスを保つための関節の周囲などの深層にある小さな筋肉で、背筋、腹筋のように運動の最中、主に関節を

第 2 章

足が及ぼす体への影響

足と心臓、血液の関係

速筋＝白筋

瞬発力に特化した筋肉。鍛えると筋肉ムキムキでゴツゴツの体になる。
8秒以内に、高い負荷をかけた運動を低回数で行うと効果的。

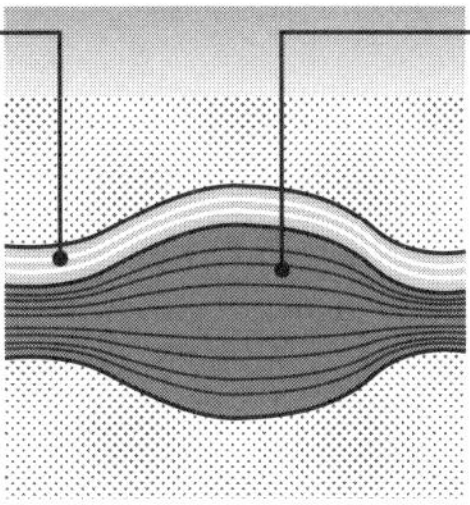

遅筋＝赤筋

持続力に特化した筋肉。鍛えると、スリムで、しなやかな体になる。有酸素運動で、低負荷をかけての長い継続した運動が効果的。週3日ほどがよい。

安定させる働きをしています。ゆっくり動くときや持続力を伴う運動、有酸素運動に使われる赤筋で体温調節にも関係しています。

遅筋は、脳から指令を受けるのではなく、反射的に動き筋肉の働きの信号を常に脳へ送り続けています。脳へ信号を送るので遅筋を多く動かすことが脳をより活性化させることができます。また、遅筋は、速筋よりも老化による衰えが早いので減らさないためにも積極的に使うことです。

誰もが脳を刺激し活性化できる方法は、ウォーキングです。人間は歩くときに、前に足を出す動作で速筋を、出した足を支える動作で遅筋を使い、速筋と遅筋を上手に組み合わせて、バランスをとっています。歩くことはシンプルな行動ですが、認知症などの予防のための健康の要です。歩かないことは万病のもとです。

人間の体の構造は、足の筋肉に全身の3分の2、足の骨に全身の4分の1を集めて、二足歩行をすることで脳への血流、全身への血液の循環を促しています。人間は、歯と足なくしては成り立たない体の仕組みをつくりあげてきたといえるでしょう。

コラム2　足指矯正具

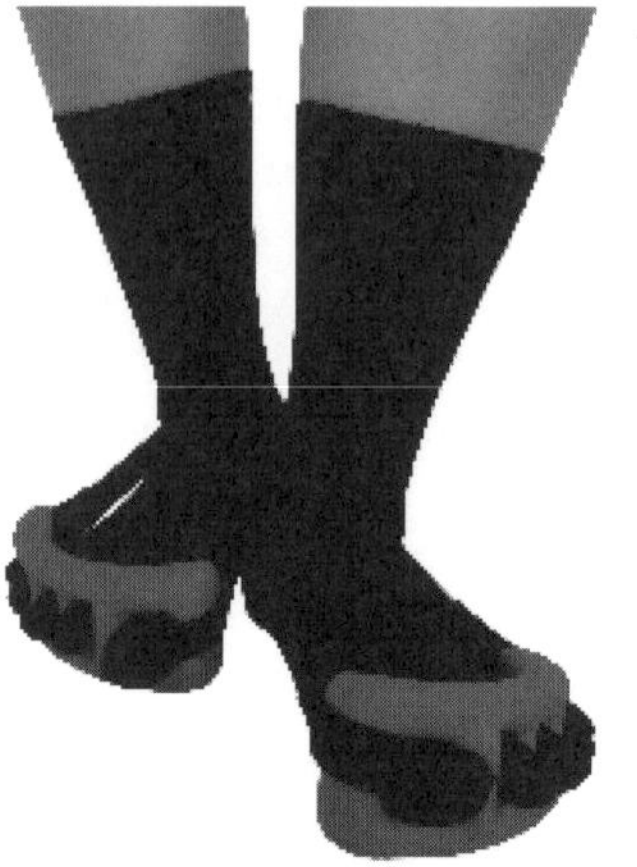

足指を広げるためにいろいろな種類の足指矯正具が販売されています。取扱説明書などには、素足のまま足指を挟むように書かれています。しかし、それでは足指の曲がった状態のまま広げることになります。

矯正靴下を履いて指をまっすぐにした状態で使用することが最も効果的な方法です。矯正器具をつけた後は、かかとを上げて、足指に体重をかけて部屋の中を歩き回りましょう。

初めは装着するのが大変だった人は、まず5分間、そして10分間と徐々に慣らして、継続することが足指を元気にしてくれます。

足指が使えていない人、外反母趾や開帳足、内反小趾、浮き指などの人は、ソフトタイプから足指を元に戻すトレーニングをし、ハードタイプに移行し数カ月も続けていくと、足指の形に変化がでてきます。

お風呂に入って体を温めたあとは足指が柔らかくなっているので実践しやすいでしょう。

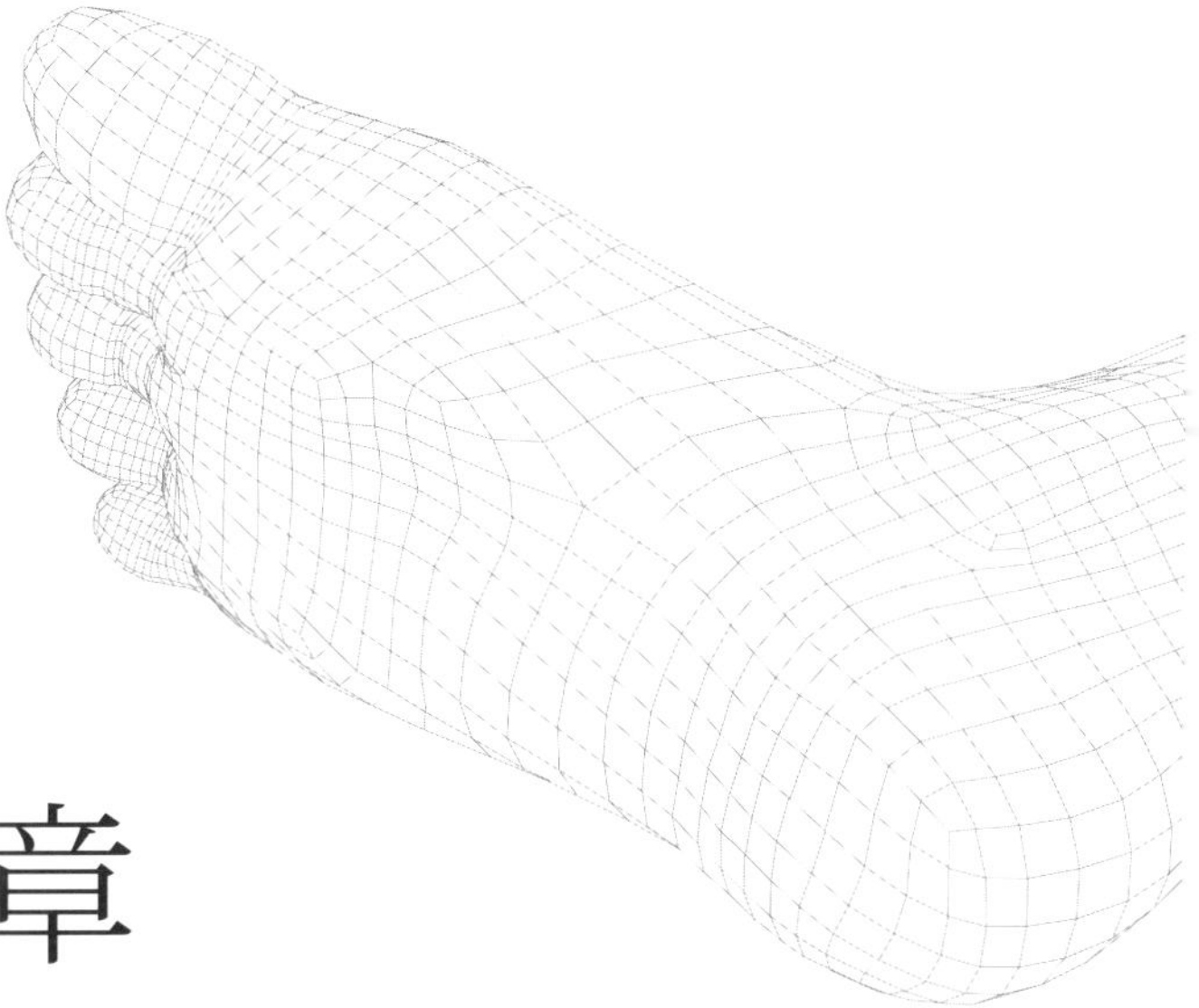

第３章
足と足指からの学び

３万人以上もの足のトラブルを解決してきた
ファイブコンフォート代表
松藤文男氏と松藤克也氏の
協力による章です。

足を見れば「すべて」がわかる

松藤文男

人の足ばかり見ていると、足や歩き方を見ただけで、その人の性格から健康状態までわかるようになりました。ときには、企業の社長から社員の採用の場に呼ばれ、会場の隅でだまって足をみていてアドバイスをすることもあります。不思議に思われるかもしれませんが、足や歩き方には、その人の体の状態も性格もすべてあらわれています。

まずは、足の気持ちになって考えてみれば、すぐに私のいっていることがわかります。

たとえば、靴が窮屈だと、足指をギュッと曲げて靴を履いて歩かなければなりません。足指は、いつも痛さをこらえて体重を支えることになります。イタイ、キツイと悲鳴を上げ何とかしてほしいと叫んでいます。やがて足指の緊張は知らない間につながっている筋肉を緊張させ体全体まで緊張させていきます。その緊張は心にまで及び、小さなことにもイライラしていきます。その結果、人間関係のトラブルをも招きやすくなってしまいます。

足は、足指のつくる横アーチ、内側のアーチと外側のアーチで体重を支えています。3つのアーチで安定を保っている体は、アーチが崩れ始めると、支えが揺らぎます。これはカメ

第３章

足と足指からの学び

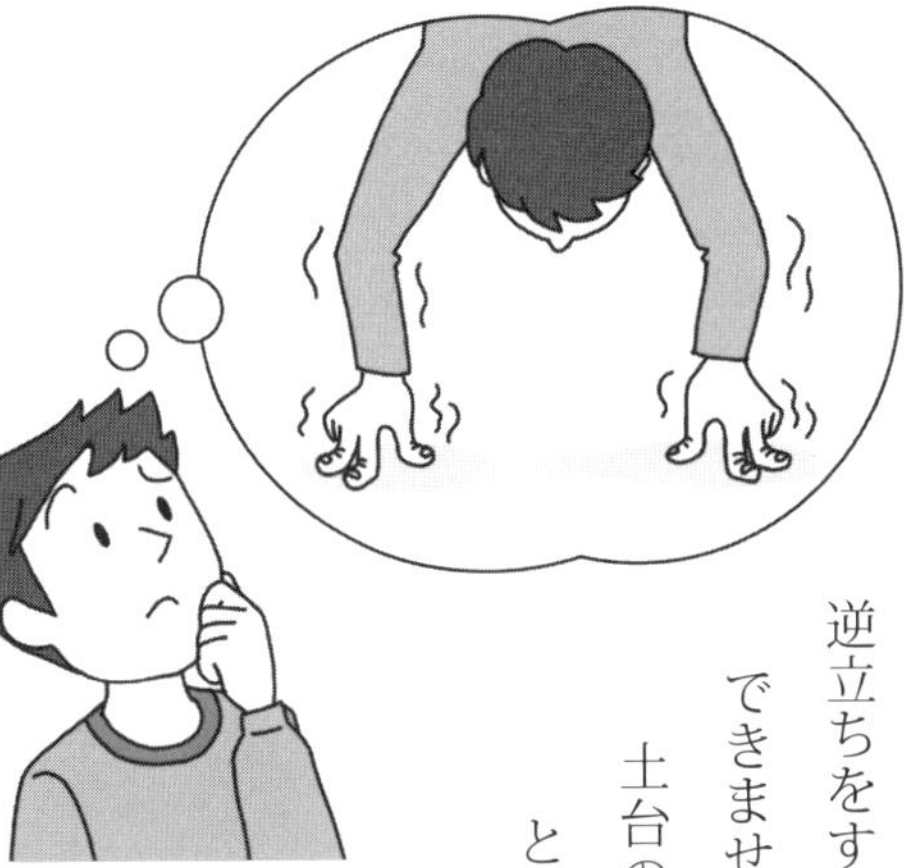

ラを支えている三脚と同じです。１脚でも曲がってしまうと、不安定になってしまいます。

足指が使えていない人や扁平足の人の歩き方は、ベタベタと音がします。５本の足指をきちんと使っている人は、体重が均等にかかります。しかし、浮き指が２本あると、体重を支えるのは３本の足指だけになりますから、足指への過重は単純に考えると、１・７倍も大きくなります。

屈み指になると、うまく働かせることができないためさらに負担は大きくなります。

足の気持ちを考えられないという人は、手と足を入れ換えて考えてみてください。

逆立ちをするときに、３本の指や、屈み指では、体をうまく支えることはできません。５本指がしっかり地面について初めて、逆立ちができます。

土台のゆがみがあると、体はもちろん人の性格まで変えてしまうことがわかっていただけると思います。

健康な足の人に出会うことはとても珍しいのですが、どこを触っても痛みがない健康な足の人を群馬県前橋の歯科医院で見つけました。60歳代の女性ですが、足にまったくトラブルがなく、どんな靴を履いても大丈夫な人です。しかも、性格がとても穏やかです。その仕事ぶりも拝見しましたが、働き者で誰からも慕われていました。足にトラブルがないので働いていても、ご本人にはストレスがありません。久方ぶりに見つけた健康そのものの足です。ぜひ、自分の足と比べてください。

3つに分類される足のタイプと問題点

ギリシャ型　エジプト型　スクエア型

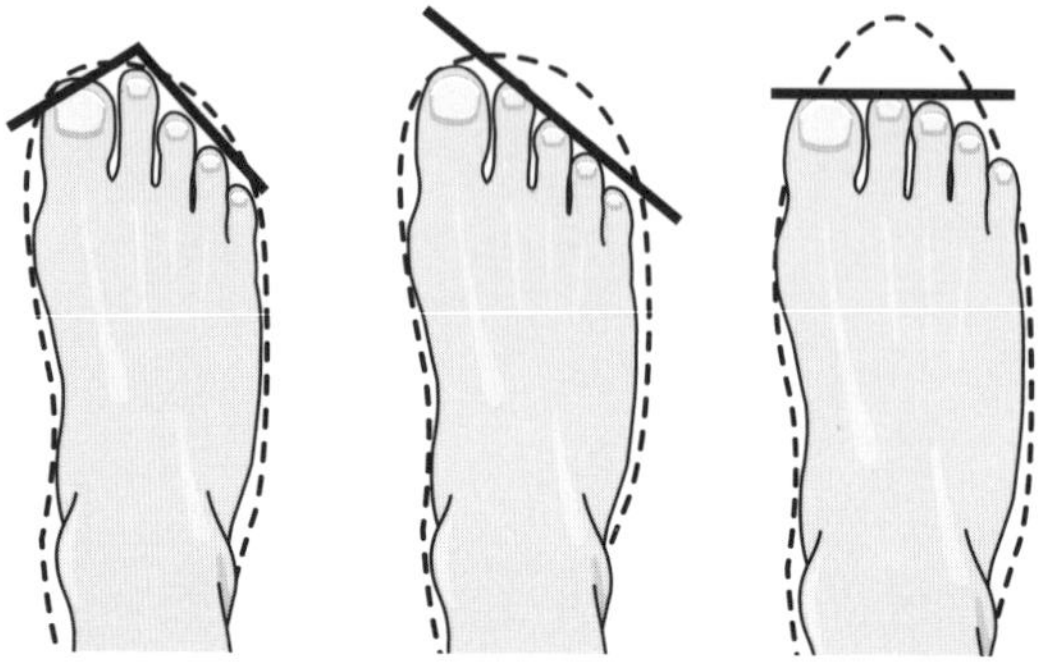

ギリシャ型：親指より人差し指の方が長いタイプ。目の疲れやすい人、悪い人が多い

エジプト型：5本の指のうち、親指がいちばん長く、人差し指から中指、薬指、小指と順に短くなっていくタイプ。鼻にトラブルのある人が多い。

スクエア型：5本の指の長さがほぼ同じというタイプ。靴にあたる指によって鼻、気管支、腸などトラブルは異なる。

スペインの整形外科医
アントニオ・ヴィラドットが提唱した分類法

型の名前は、ギリシャ・ローマ時代と古代エジプト時代の彫刻における足指を調べた結果に由来。靴を履いて歩いたり、運動したりしている間に、靴の内部で長い指に圧力が生じ、指と深いつながりのある体の部分に影響が出る。日本人の足指は、エジプト型とギリシャ型がほぼ半々といわれているが、膨大な日本人の足を見てきた私は、エジプト型がやや多いように感じている。

第 3 章

足と足指からの学び

健康な人の足

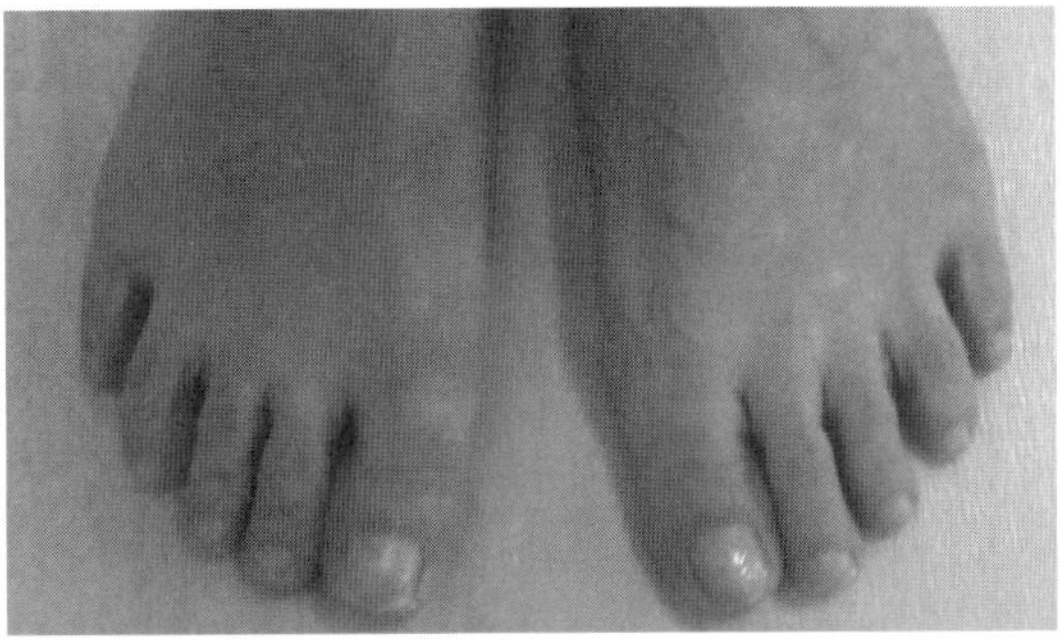

真上から
すべての指がまっすぐに伸びて、指がきちんと広がっている。指に余計なシワが入らず、指が寝ていない、屈んでいない。すべての指の爪が上から見え、極端に小さな爪や巻き爪がない。

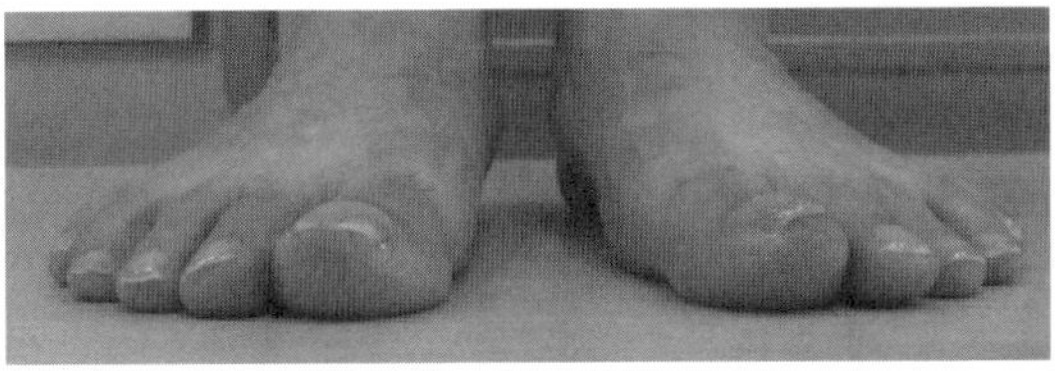

真横から
上に反りあがっている指や浮き指がなく親指が発達し、５本の足指がしっかりと接地している。

（写真提供：群馬県前橋市あすなろ歯科）

足や足指のチェックポイント

● 立ったまままっすぐ上から見る

足指がまっすぐに伸びているかどうか。
足指がきちんと均等に広がっているかどうか。
指に余計なシワが入って緊張していないかどうか。
すべての指の爪が見えるか、特に小さな爪はないか、巻き爪になっていないか。
指が寝ていないか、何かをつかむように屈んでいないか。

● 目線を下げて真横から水平に見る

足指のアーチはきちんとできているか。
指が上に反りあがっていないか、指が浮いていないか。

● 足の裏

タコやウオノメがあるかどうか。

足のこりや痛さは体の声

松藤文男

足指や足の裏には、全身のツボや反射区が集まっています。

マッサージや整体、温熱療法や若石《じゃくせき》式足もみなどを受けるのが趣味の私は、たくさんの人の足を見る経験を積みながら、足裏や足指と体の関係を自分なりに学びました。

足の裏は、体に何らかの不調があると、対応するツボが何となく痛みを感じたりゴリゴリと固くなります。夜、お風呂の中で足裏をゴシゴシと洗ったりマッサージしたりすると、少し痛い刺激が内臓に働きかけて、体全体の血流がよくなりポカポカし、むくみもとれてスッキリとし調子がよくなるように思えます。

また、それぞれの足指は、体のいろいろな部位と密接に関係しています。

たとえば親指は首や気管支、鼻、そして人差し指は目、中指や薬指は胃や腸、小指は耳や子宮、前立腺などとつながっています。それぞれの足指がゆがんでいたり変形していたり、隣り同士の足指が接触していたり、重なりあっていたりしたら、何らかのトラブルが体に生じていると考えていいでしょう。それは、足にはツボや反射区が集まっていて、体全体に影響を及ぼすからです。

足裏にできるタコやウオノメもたくさんの情報を提供し体の状態を教えてくれます。

タコは、長時間に及ぶ摩擦や衝撃がかかり、防御反応として皮膚の角質層が分厚く硬くなったものです。医学用語で「胼胝《べんち》」と呼ばれています。

タコは指先や親指、小指の外側にもできますが、足裏の親指と人差し指の付け根にタコができる人は、特に親指が浮き指になって、足の裏に負担をかけて歩いたり、合わない靴で不自然な歩き方をしていたりする人です。足の裏の外側寄りにタコができる人は外側に体重がかかるO脚ぎみの人で、タコが内側寄りにできる人はX脚ぎみの人です。また、人差し指や中指のつけ根にできる人は前方横アーチが崩れて開帳足になっている人です。小指や親指にできる人は、靴に問題のある人です。このタコが大きく深くなって「根」を持ったものがウオノメです。放置しておくと激痛を伴い病院に行くことになってしまいます。

矯正靴下は指の形を矯正するので、正しい歩き方をする助けになり、O脚やX脚の人でも約半数ほどが矯正靴下を履くと正しい脚の形に戻ります。個人差はありますが、矯正靴下を履いて約1カ月でその効果があらわれるようです。タコやウオノメも、足の指をまっすぐにすれば少しずつ改善し始めます。早く元の状態に戻したい人には、足裏を刺激して健康づくりをサポートする若石療法（ドイツでは保険適用）との併用をおすすめしています。

足裏のツボ

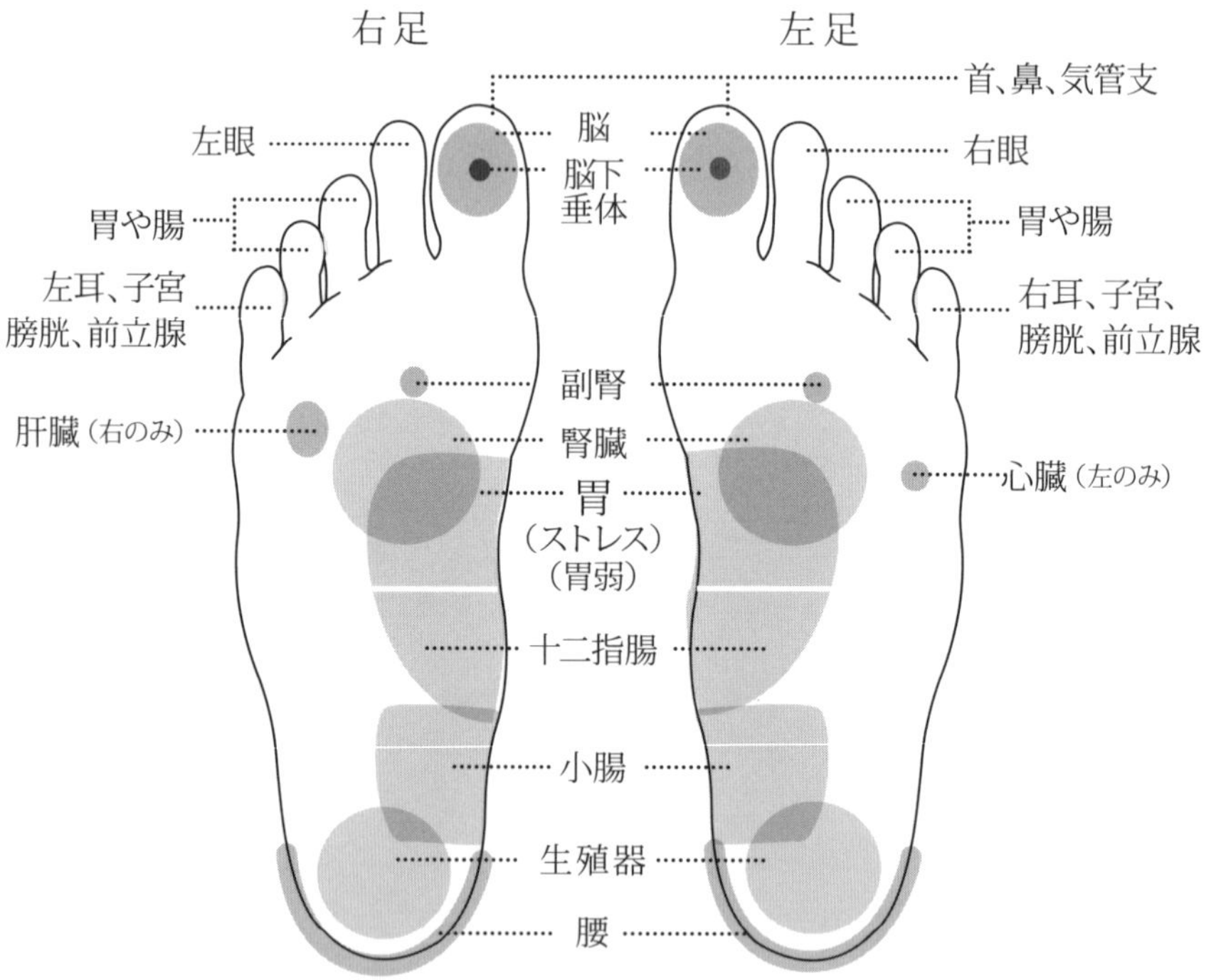

胃（土踏まず）

土踏まずの上半分が硬い人はストレスによる胃のダメージ。下半分が硬い人はもともと胃の弱い体質。土踏まずに痛みやしこりを感じる人は、消化機能が低下し消化不良の可能性がある。

肝臓（右足中指と薬指の間を指でかかとに向かってなぞったへこみ）

硬い人は、老廃物の解毒がうまくいかず体内に蓄積している。

脳（親指）

親指の腹が硬い人は、脳が疲れている。睡眠不足、ストレス、考え事や悩み事が多い。PCやスマホをよく使う人、大音量で音楽を聴く習慣の人。

心臓（左足小指骨下くぼみ）

硬い人は心臓に負担をかけている可能性がある。

生殖器（かかと）

ホルモンの分泌と関係していて、婦人病や生理不順のある女性は固い。冷えのある人は、カサカサである。

第 3 章

足と足指からの学び

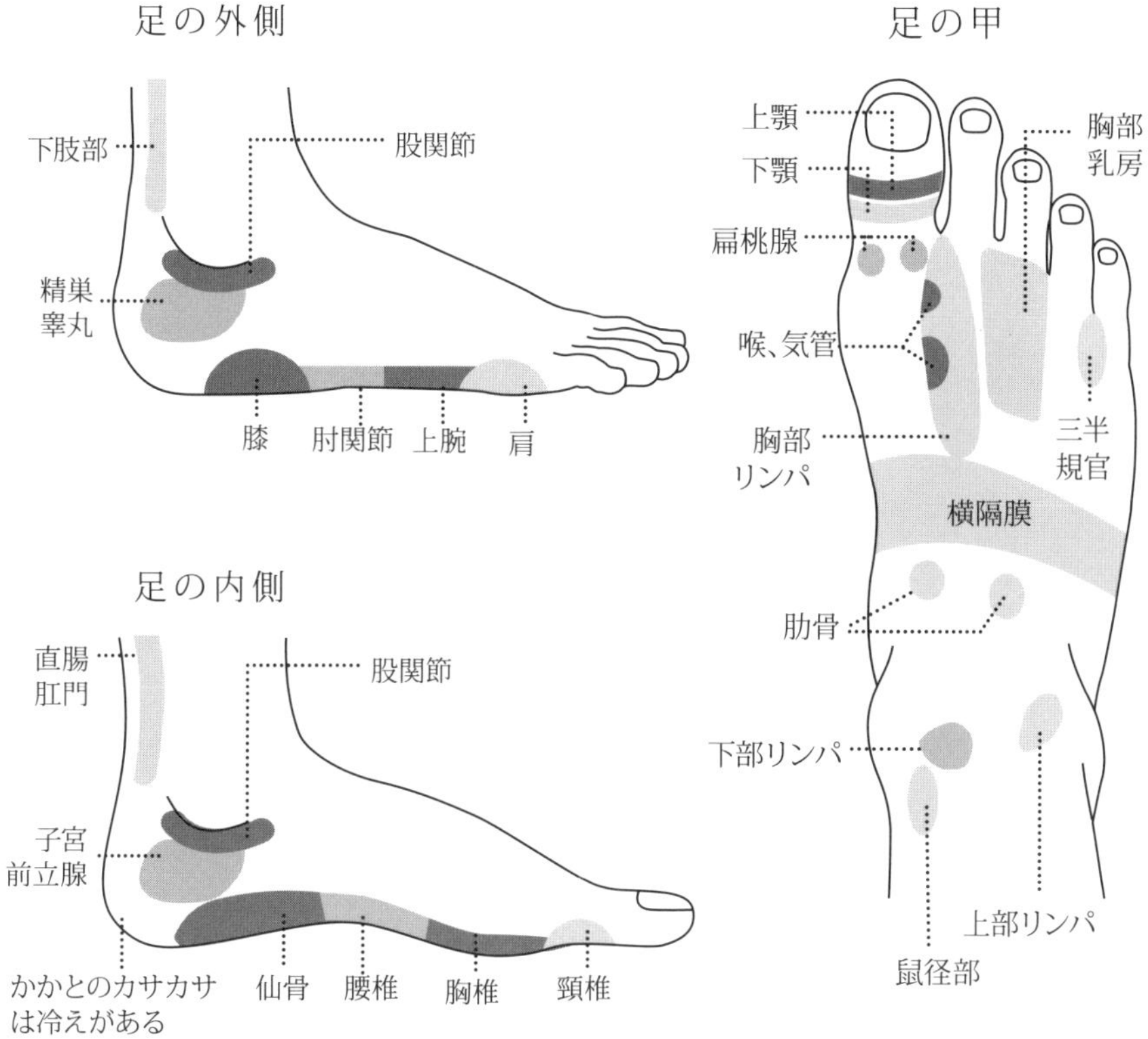

足のツボと対応する臓器は、左側にあるものは左足に、右側にあるものは右足、基本的に同じ側にある。左にある心臓のツボは左足にだけ、右にある肝臓のツボは右足にだけある。ただし、耳や目に効くツボだけは例外で左右逆。右足の人差し指は左目に、左足の人差し指は右目に対応している。耳や目は左右両方のツボを刺激するとよくなる。心臓のツボがある左足から始めると体内循環がよくなる。基本は、マッサージクリームをつけて指先からかかとに向かってやさしくリラックスするように押してもむようにマッサージをする。毎日マッサージができなくても週に2～3回、10 分でも継続することで血液やリンパの巡りがよくなる。

足のトラブルは靴から始まる

松藤文男

日本に靴の文化が広まったのは江戸末期から明治維新にかけてです。「文明開化」と「富国強兵」が掲げられ、靴が知られるようになっていきましたが、初めて西洋靴（軍靴）がつくられ始めたのは１８７０年でした。当時、一般庶民の履物は、草鞋と草履、麻裡（麻裏草履）、雪駄、下駄というもので、靴は舶来もので庶民には手が届かない高値の花でした。

以来、わずか１４０年あまり、日本の靴の歴史は、欧米と比べるとまだまだ浅いものです。日本人は靴を脱いで生活をしているため、生活様式こそ欧米化してきていますが、靴に対しての考え方は、欧米とはまったく異なっています。

欧米人は、ベッドに入る以外は1日中靴を履いています。靴は、自分の足そのものですから、靴選びはとても慎重で、1足の靴を決めるのに十数足の靴を並べて2～3時間かけるのも珍しいことではありません。長時間履いて生活するのですから足に悪い靴を選ぶことなど考えられません。

一方、日本人は、あまりにも時間をかけない靴の買い方をしています。靴屋さんにいって

第３章

足と足指からの学び

足のサイズの簡単な測り方

立ったままで足型をとる。足の下に紙を敷いて、足に力を入れ、しっかりと輪郭をとる（２人でやるとやりやすい）。

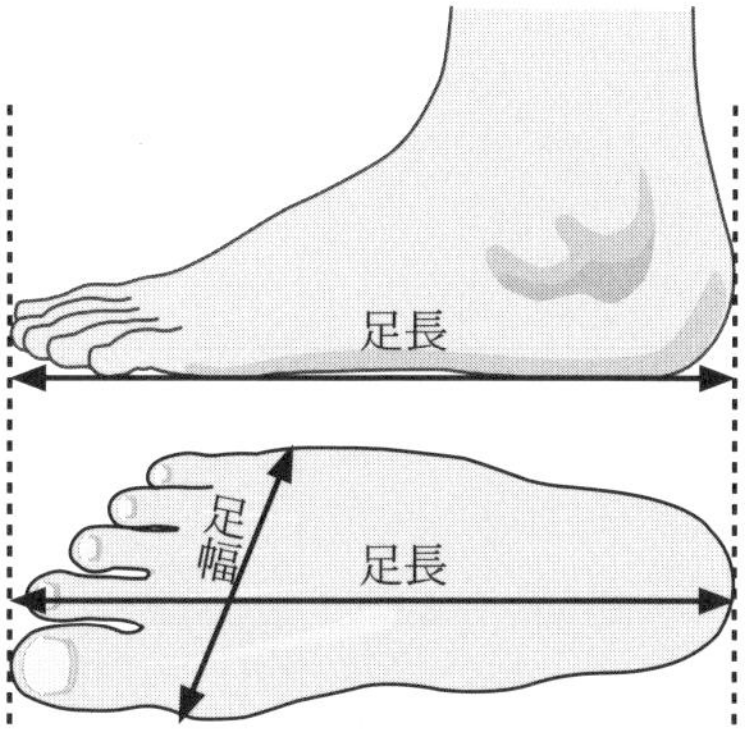

足長

つま先とかかとにラインを引き、いちばん長いところに定規でラインを引く。その長さが実際の足のサイズになる。
（親指が長いとは限らない）

足幅

親指の付け根のいちばん幅がある部分と小指の付け根の部分を斜めに測定する。

足のサイズも測らず、しばらく履いて歩くこともせず、あっというまに決めてしまいます。

こうした靴の買い方を見ても、日本人にとっての靴は、足を汚さないためのもの、洋服にあわせて選ぶファッションであり、安価ゆえに買い替えればいいと、履き捨て感覚で選んでいるのでしょう。

これでは、足や足指のトラブルが増えるばかりです。足にあわない小さい靴を履いていると、足指の関節がまっすぐ伸びない、幅が少し窮屈で足指が広がらない、つま先に余裕がなく足指が動かせないので足指でうまく地面をとらえたり蹴ったりしづらく、足裏の筋肉が衰えてしまいます。外反母趾、偏平足になりやすく、膝痛や腰痛を起こすことになりかねません。

反対に大きめの靴を履いていると、靴の中で足がすべりやすくなり無意識に足指にギュッと力が入り緊張状態で歩くためどうしても不自然な歩き方になり、アキレス腱や股関節、姿勢のゆがみを招いていきます。

足にあっていない靴を履き続けると、ついには足指が変形して様々な病気を引き起こしていきます。足のトラブルをなくす、体全体の健康のためには、何よりも靴選びを慎重にしなければなりません。

それには、自分の両足のサイズをきちんと測定してから靴を選ぶことです。足は、左右同じ長さや同じ幅の人の方が珍しく、左右違っている人の方が多いのです。また、太ったり痩せたりする体重の増減でも変化します。まずは、自分の両足のサイズをきちんと測定してから靴を選ぶべきです。足を測定する場合は、座っている場合（座位）と立っている場合（立位）では、足のサイズは座位の方が通常2～3㎜小さくなるので必ず立って測りましょう。

革靴でもスニーカーでも、いつも履いている靴をみると、その人の履き癖、歩き癖がわかります。履いている人の癖が、必ず靴にはあらわれています。

靴裏のかかとの減り具合や、甲の前方部分にできている横のシワ、甲についているベロを見ると、履き癖がわかります。

自分の靴にでている癖をみると新たな発見があります。癖をとらえて歩き方に気をつけると、体のゆがみも少なくなっていきます。一度自分の靴を見てみてください。

第 3 章

足と足指からの学び

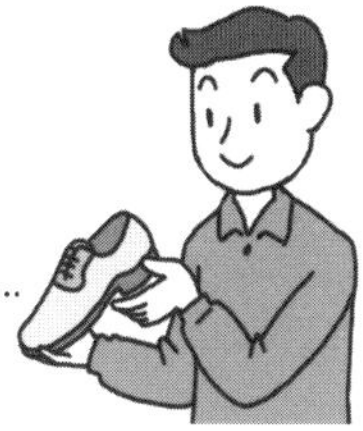

靴の見方

●靴裏

靴底は、着地の際、最初に地面に当たる部分から減っていくので、地面を踏むときに重心がかかとの内側にかかり内側がすり減っていれば内股、外側にかかり外側がすり減っていれば外股。

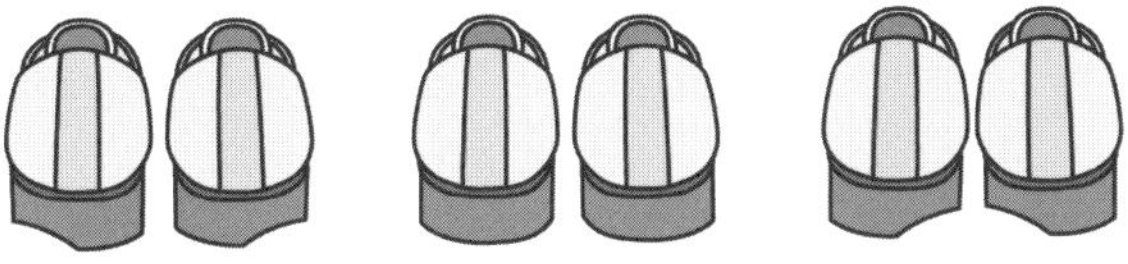

外股ぎみ　正しい歩き方　内股ぎみ

●靴の甲の前方部分の横ジワ

このシワは、歩いて、かかとで着地した後、重心が足の外側アーチ、前方横アーチ、そして親指の内側アーチに移り地面を蹴って前進することで生じる。シワが横にまっすぐできているなら正しい歩き方、親指側から小指側に斜め外側に下がるシワがついている場合は内股、外側から内側の斜めシワは外股。

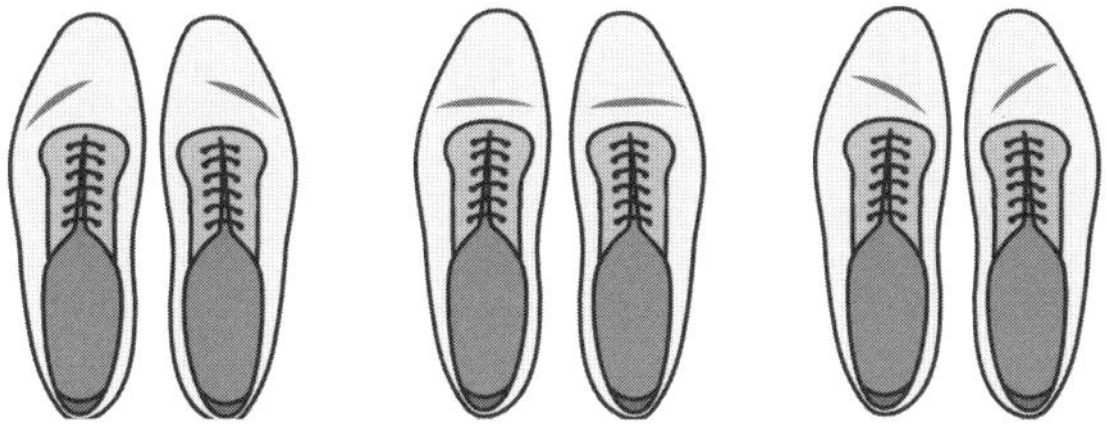

外股ぎみ　正しい歩き方　内股ぎみ

●ひも靴の履き口、甲についているベロ

ベロが外側に曲がっている場合は、外股でO脚の傾向、内側に曲がっている場合は内股でX脚の傾向。こういう人は、脛骨(スネの骨)が靴に対してまっすぐに入らず、ゆがみ傾いている。

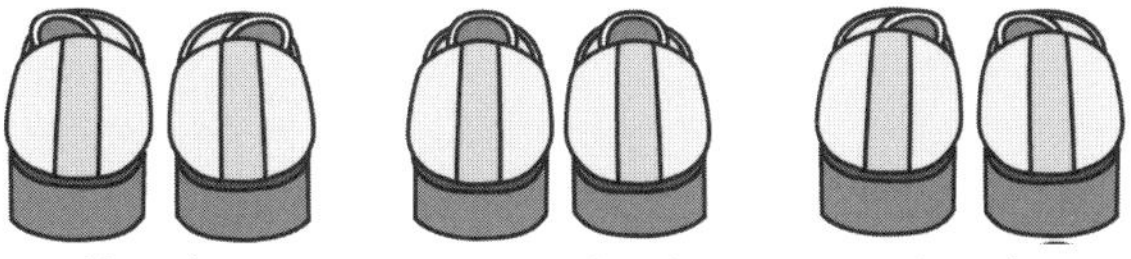

外股ぎみ　正しい歩き方　内股ぎみ

自分にあった最適な靴の選び方

松藤文男

自分の足のサイズにぴったりあったオーダーメードの靴を、常に体形の変化や靴下の厚さにあわせてつくりかえて履くことは、費用との兼ね合いもありなかなか難しいものです。一般的に販売されている靴は、左右のサイズは同じ長さ、同じ幅です。ところが左右まったく同じ足の人は、ほとんどいません。靴を購入する場合は、大きいほうの足の長さや幅を基準に選びます。

選ぶときには、靴の中敷きを取り出し、中敷きの上に指が伸びた状態で足をのせてみて、すべての指がおさまる靴を選びます。これは、靴の中で5本の足指がしっかり伸びて動くためのゆとりです。

靴を選ぶ際には、いつも履いている靴より大きいサイズの靴、いつものサイズの靴、小さいサイズの靴と3サイズの靴を試し履きしてみましょう。

靴のつま先に足の指先が詰まっていないか、かかとがしっかり固定されているか歩いてみましょう。かかとがフィットしていないと、靴の中で足がすべります。靴の中で親指と小指があたっていないか。小指からかかとにかけての外側が窮屈ではないか。少し歩き回って、全体の履き心地を確認します。

さまざまな靴がありますが、私がおすすめしている靴にはいくつかの条件があります。

❶靴の鳩目（靴のひもを通す小穴）が片方に5個以上あるひも靴（大人）

ひもで結ぶタイプの靴は、５㎜ほどのサイズの差ならひもで調節できます。足の長さだけでなく、甲の高さ、幅の広さまでもひもでしっかり結べて、靴の中で足がすべらないようにするためにも最適です。ひもを止める鳩目は片方に5個以上ある靴を選ぶと足を固定しやすくなります。また、足のサイズは、朝・昼・晩で違っていますので、きつく感じたら緩め、緩くなったら締めることも可能です。

しかし、ひも靴の中でもおすすめできない靴があります。ひもが単に飾りになっていて、折り返しのないマジックテープやファスナーで止めるタイプの靴は、避けたほうがいいでしょう。マジックテープやファスナーで止める靴は、履きやすさ、脱ぎやすさを中心に考えられた靴で、ひも靴ほど自在性がなく、緩んでくると足がすべりやすく指が曲がってきます。なお、子供用の靴はひもタイプは少ないので、マジックテープ仕様を選ぶときは折り返しのタイプを選べば、固定ができます（鳩目をつくり、ひもを通して安定させることも可能）。

靴は、メガネやコンタクトレンズが自分の目の代わりをするように、自分の足の代わりとなるものです。履きやすく脱ぎやすい靴では、足との一体感がなく、土台としての役割をきちんと果たすことはできません。

❷何よりもかかとがしっかりしている靴。

ここのところ、テレビの通信販売の番組などで「柔らかい靴は足にフィットし履き心地がいい」とすすめられていますが、それは大きな間違いです。靴を両手にもって雑巾のようにねじれたり絞れたりできる靴は、足の安定性がないため、歩くたびに足のアーチが崩れ、足がねじれて体全体がゆがんでいきます。反対にかかとがしっかりした硬い靴は安定性が高く、足首を包んで守ってくれます。

❸日本人の足にあった靴

靴はたくさんの部品を使用し様々な工程を経てつくられていきますが、どうしても縫製が必要な部分があり、人件費削減のために海外で製造されることが多くなっています。しかし、縫製技術は、日本の技術がいちばんで、使用する接着剤や水、様々な条件で比較すると、体にいい靴はやっぱり日本のものです。イタリア製の革靴にはとてもいい靴がありますが、日本人の足にあっているものは、あまり多くはありません。

スニーカーの場合は、アメリカ製の靴を選ぶと、比較的体格のいい米国人のために頑丈なつくりをしているので、かかとが頑丈で足首までをホールドし、型くずれせず長く使用できます。

第 3 章

足と足指からの学び

私は、靴の型（ラスト）がまっすぐで矯正しやすい靴、日本人の足にあった靴を選んで提供していますが、本当に足のためにいい靴は非常に少なく、残念ながらバリエーションが限られているのが実情です。

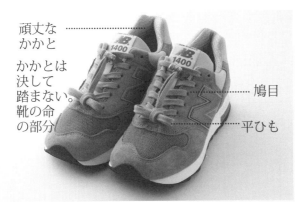

［靴の正しい履き方&脱ぎ方］

1.立った状態で靴を履く。

足への体重のかかり方は、座っているときと立っているときでは違い、座ったままの状態は体重がかからず足の甲が高くなっている。その状態で靴ひもを結ぶと、立った状態では甲が低くなり紐が緩んでしまう。座った状態で履いた靴は、足と靴が密着していないため、何だか重く感じられる。かかとを地面に軽くトントンとさせ、かかとをあわせてから履くと、さらにぴったり足が靴に密着する。この状態で靴ひもを結ぶとしっかりと足が固定される。

2.靴べらを使って履く。

靴を履くときの必需品が、靴べら。指で履いたり、かかとを踏みつけたりして履くと、足を守る役割を持つかかとの機能がまったくだめになってしまう。足を大事に思うなら、携帯用の靴べらを常に持ち歩くように心がけよう。

3.靴を脱ぐときは、座って靴ひもを緩める。

靴ひもを緩めてから、かかとの部分を持ってそっと脱ぐようにし、ていねいに扱うと長持ちする。

子どもの靴の注意点

松藤克也

成長期にある子どもは、靴が健康を左右するのでとりわけ慎重に選びましょう。
①ねじれない靴　足のかかと部を保護する半月形のカウンターが入っていて、硬さがあるもの。
②ひも靴　丸ひもではなく平ひも。面積が広いため平ひもは、甲を無理に圧迫しません。化学繊維の素材は、ひもがほどけやすくゴムのように伸びやすいため、綿素材のものがいいでしょう。靴ひもは1～2カ月以内に1回交換しましょう。
③ひもを通す穴は片方4つ以上ある靴、もしくは、マジックテープで止める靴は、折返しがあり、2本以上マジックテープがついている靴。
④中敷きがはずせるもの　靴から中敷きをとり出し、足をのせると足がすべて収まる、指を伸ばした状態で人差し指から前に6～10㎜ほどの余裕をもちましょう。
⑤靴を履いて姿勢がよくなる靴（指が曲がる靴は姿勢が悪くなる）
⑥靴を履いてつまづかない靴　靴ひもやマジックテープが、緩い状態では履き口が広くなり足

第３章

足と足指からの学び

子ども靴の加工

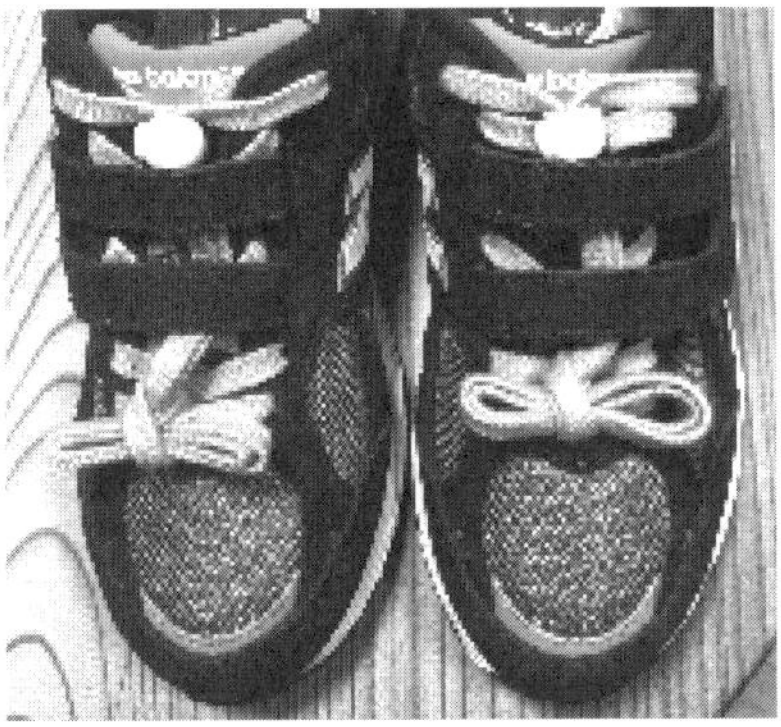

子どもの靴はマジックテープの靴が多いので、穴を開けて鳩目をつくり靴ひもを通すと、しっかりとした靴に加工できます。靴ひもの上にマジックテープを使用してもいいですし、マジックテープを切り取ってもいいでしょう。
なお、靴ひもは、平ひもを使いましょう。おすすめの子ども靴は、ニューバランス、アシックスなどです。

首がねじれやすく指が曲がってしまうため、つまずきやすくなり転びやすく運動能力の低下につながります。
子どもの足は、１年間の中でも成長の早いのが春夏です。春夏の時期は１カ月に１度は足を計測し靴がきつくなっていないかをチェックしましょう。成長の遅い秋冬は２〜３カ月以内に１度チェックするといいでしょう。靴べらを使ってかかとのカウンターを潰さないように注意しましょう。ある程度履き続けると、インソールのクッション（かかとや指の部分）が薄くなり、膝や腰に突き上げがくる上にタコやウオノメになる可能性があります。新しいインソールと交換しましょう。靴を履くと、足は１日にコップ１〜２杯の汗をかくので、家に帰ったらインソールを取り出して靴と別々に日陰に干しましょう。一度履いた靴が乾くまでに１日ほどかかるので、靴を傷めないためにも２〜３足をローテーションで履くのがいいでしょう。

足指の爪でわかる健康状態

松藤克也

足の指ばかりでなく、足の爪も体の健康に重要です。

爪は毎日成長していて、一カ月でおよそ1～1・5㎜伸びています。そもそも爪は、指先に集中している神経を保護し、物をつかんだり細かい作業をしたりしやすいように指腹に加える力を支えています。爪があるからこそ、手では物をつかむことが可能で、足では地面をつかんで立ったり歩いたり安定して支え、爪先に力を入れて踏ん張ることができるのです。

そのため爪を切り過ぎて深爪にすると足指本来の機能がうまく働きません。

深爪の状態では、足指に必要な圧力がかからなくなり、足指がしっかりと支えられなくなります。そして足と地面の間に隙間ができて浮き指になりやすく、骨格がゆがみ、膝や腰に痛みが生じていきます。また深爪で歩き続けると、指先に圧力がかからないので爪が丸まり巻き爪になることもあります。

足の爪を切るときは、指先の肉が約1㎜見えるように爪先の白くなっている部分を少し（1㎜程度）残し、四角く切って角を丸めたほうが、足指を支えしっかりと大地を踏みしめて立

第3章

足と足指からの学び

足の爪

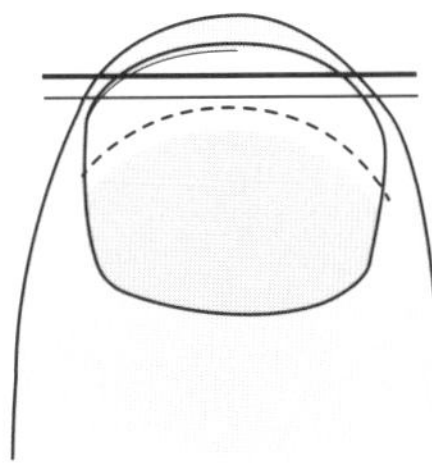

皮膚が約1㎜爪より前に出ないと爪が変形する恐れがある。爪の主成分は、ケラチンという繊維タンパク質。アミノ酸の一種シスチンを多く含んだ硬ケラチン。

つことができます。爪が長すぎる場合はニッパーで、それほど長くない場合は爪専用やすりで1～2週間に1回爪を削ると角がなくなり形が綺麗に仕上がります。

また、爪には、健康状態が現れます。健康な足指の爪は、毛細血管が透けて見えているので薄いピンク色をしていて表面にツヤがあります。たとえば糖尿を患っている人の爪は白っぽくなることが多く、赤みがかっていたり、黒ずんでいたりする爪は、何らかの病気がある可能性があります。爪の表面に数本の縦線が入ることがありますが、これは加齢によるもので心配はありません。横線が入っていたり横に波打っている爪は体の不調を、表面がボロボロになっている爪は、血流が滞っていることを示しています。足の爪は、体全体を支え靴を履いて歩いたり走ったりしているので過酷なストレスを受けています。中には足の薬指や小指の爪がとても小さい人もいます。爪の伸びのピークは10代から20代で、年齢と共に厚みを増して伸びる速度が遅くなるといわれています。ですが、矯正靴下を履いていると、血液やリンパの流れがよくなるせいか、爪の伸びが速くなり、小さ過ぎる爪は変化し、爪を切る機会は多くなっていきます。

パワーテストで体に確認

松藤克也

矯正靴下による重心の安定性は、パワーテストで確認できます。体は正直に、結果を教えてくれます。

このテストは、自分に靴のサイズがあっているかどうか、テストをすることも可能です。まず、パワーテストは2人で行います。パワーテストを受ける人は、普通の靴下をはいたままで足を踏ん張って立ちます（靴を履いても可）。そのままの姿勢で、おへその前で、両手の平を上に向けて5本の指を組みます。その組んだ両手のひらに、パワーテストをする人がこぶしを乗せ、下に強く押しますが、受ける人は、倒れないようにしっかり踏ん張ります。ほとんどの人は、前のめりになりバランスを崩して悪いほうの足を踏み出します。

筋肉のある男性の場合は、体の前の部分では確かめにくいので、両腕を背中側にまわし、お尻の後ろで手のひらを上にして、5本の指を組みます。同様にパワーテストをする人が手のひらの上にこぶしを乗せて下に強く押します。そうすると、後ろに傾いてバランスを崩し悪い方の足が後ろに出ます。手を前で組んだときと同じ足がでます。

第 3 章

足と足指からの学び

パワーテストの方法

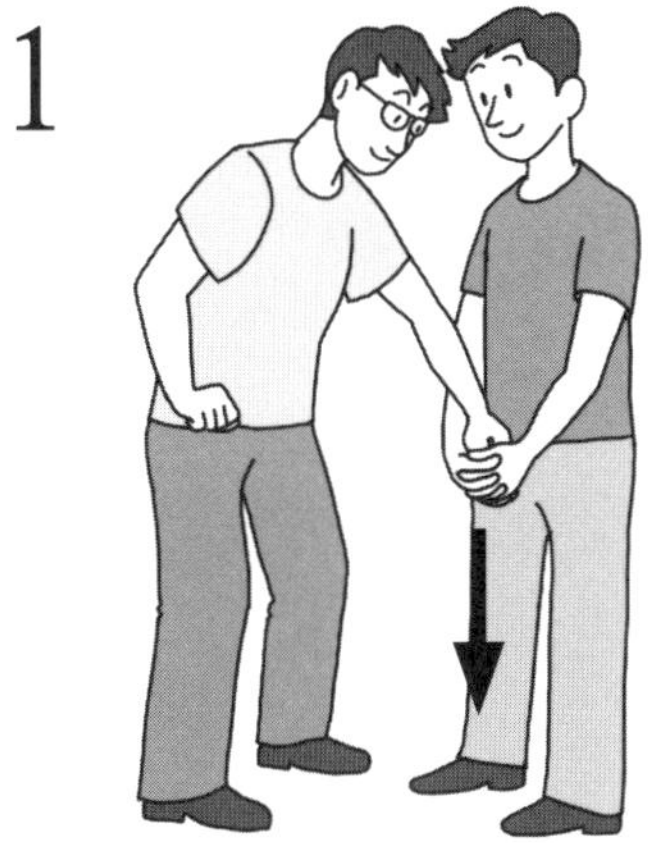

足を肩幅に広げ、背筋を伸ばして立つ。腕を下方に伸ばしへその前で手のひらを上に向けて両手を組む。もう1人は、その両手のひらの上にこぶしを乗せて体重をかけながら垂直に押しながらおろす。

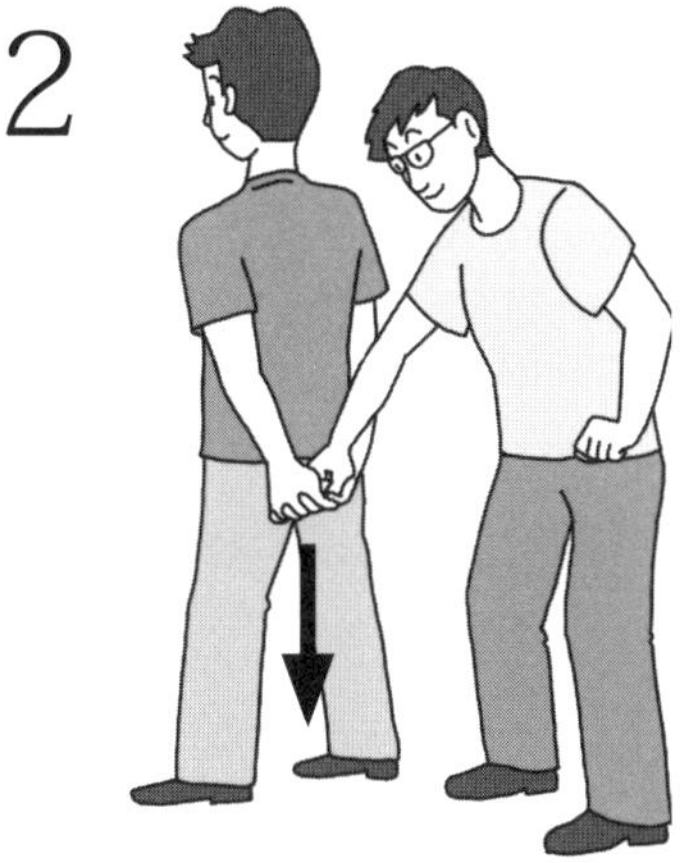

同じ姿勢で、腕を背中(後ろ)にまわし、お尻の後ろで手のひらを上に向けて両手を組む。もう1人は両手のひらの上にこぶしを乗せて体重をかけながら垂直におろす。足元が不安定だと、体がよろけて悪い方の足がでる。

次に矯正靴下に履きかえ、こぶしで押す力を変えず同様にパワーテストを行います。今度は、足元はビクとも動きません。まったく同じことをしても前のめりにならない、後ろに傾かないのは、矯正靴下を履いて足の指が伸びてアーチが元に戻り踏ん張る力が強化されたのです。

講演会などで、来場者に矯正靴下を履いてもらうと驚くようなことが起こります。華奢な女性が巨漢の男性を両手に乗せて支えたり、杖をついていた高齢者が杖無しで歩けたり、重い荷物を軽々と持ち上げたり、前屈をすると柔軟になり手が地面につくようになったりします。

靴ひもは重要なサポーター

松藤克也

靴ひも（シューレース）は靴において、足と靴を一体化させるサポーターの役割をしてくれる重要なものです。どのような靴ひもを選ぶかで足と靴との一体感は大きく変わってきます。

靴ひもを形でわけると、丸ひもと平ひもがあります。

切り口が丸いのが丸ひもで、平らに織ってあるのが平ひもです。

丸ひもは点で甲の部分を支えるため、接地面が少なく結び目が緩みやすく、圧力がかかり、ひもを通す鳩目（穴）に食い込んで靴を傷める原因になります。

一方、平ひもは面で甲の部分を押さえて絞めるため、絞めた部分の面積が多い分、丸ひもよりも安定します。形で選ぶなら平ひもがいいでしょう。

ひもの素材には、化学繊維（アクリル、ナイロン）ゴム素材、綿などいろいろあります。おすすめするのは、化学繊維よりも綿です。化学繊維のひもは、伸縮性があり甲をサポートできず、滑りやすいので結んでもほどけやすく伸びやすいのが難点です。

綿100％製のひもは伸縮性があまりなく、摩擦があるので滑りにくく固定する力が持続

靴ひもの種類

丸ひも

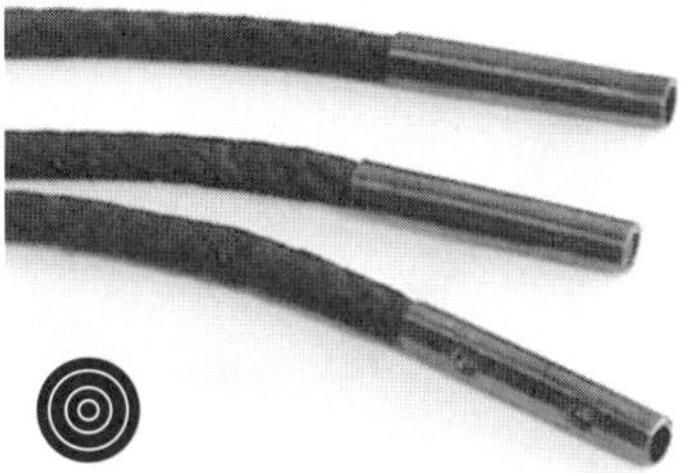

平ひも

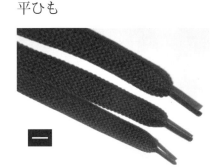

日本製の靴ひもを平ひも製造メーカーに特注し、22 種類の平ひもを矯正靴に使用している。

し緩みにくいため耐久性に優れています。

総合的に見ると、体に負担をかけず、足と靴を一体化させる靴ひもには、綿の平ひもがいちばんです。

靴ひもは、いってみれば骨と骨をつなぐ靭帯のようなものです。長い間使い続けてひもが伸びてくると、しっかり足が固定できなくなり靴の中で足が滑り足指が変形してしまう原因になります。毎日同じ靴を履き続けている人の場合は、少なくとも2~3カ月おきに靴ひもを交換することをおすすめします。

たかが靴ひも、交換しなくても大丈夫と思われるかもしれませんが、特に腰や膝が悪い人、姿勢が悪い人は、靴ひもを変えただけで体の調子が変わってきます。不調の原因は、意外にも伸びた靴ひもにあることを覚えておいてください。

私見ですが、どんなによい靴を選び、どんなによいインソールを入れても、靴ひもがゆるゆるだったり、ほどけやすかったり、結び直しをしないで履く靴には、あまり意味がないと思っています。

靴ひもが緩んでくると靴は早く傷みます。靴が傷むと、体にもいろいろな症状が起きてきます。靴ひもの結び直しが面倒な場合は、ひもを結ぶ必要のないストッパーなどを利用するとよいでしょう。

靴ひもを足にあわせてきちっと結ぶと姿勢が変化したり歩き方が変化したりします。そうすると膝や腰、首などの負担が変わります。

体重の増減で足の大きさは変わります。むくみ具合でも足の大きさは変わります。微調整でしたらひもを調整することで対応できます。しかし、あまりにも足が変わると靴を見直さなければなりません。細かくいうと足はちょっとしたことで変わります。立位、座位で足の大きさが違い、立って歩くのでひもは必ず立って結ぶ必要があるので、お店などで結んでもらう必要があるのです。靴ひもの交換は自分の体のメンテナンスと同じです。

実際、使い続けた靴ひもと、新しい靴ひもでは、甲に接地する面積がまったく違うので足の安定感や甲の圧迫感も変わります。靴を長持ちさせるにも靴ひも交換は大事なことです。

第 3 章

足と足指からの学び

靴ひもの結び方

靴と足を一体化させるオーバーラップ結び

オーバーラップ結びは、甲の部分がしっかり固定されるため、上の部分のひもが多少緩んでも足が靴の中で動くことはありません。基本的には、この靴ひもの結び方がいちばんいいでしょう。

1. 靴ひもをつま先の方の外側から内側に上から鳩目を通してぎゅっと締める。ひもの長さが左右均等になっているか確認する。

2. ひもを交差させながら順番に外側から内側に、1回1回ぎゅっと締めながら上から通していく。通したひもにシワが寄らないよう捻れないように注意する。

3. ベロのずれを防ぐために、真ん中にあるベロのスリットに通し、さらに上まで通す。

4. いちばん上の最後の鳩目だけ内側から外側にひもを通す。

5. 左右のひもの長さを確認する。(同じ長さでなければ締め方に間違いがあるか、力のかけ方が均等でないことを示している)

6. 最後はひもを交差させて2回通して結ぶ。
片方のひもで輪をつくり、もう片方のひもを輪の上から下にかける。かけたひもの輪をもう1度上から下にかけて押し込み両方の輪を持って引っ張る(リボン結び)。

1

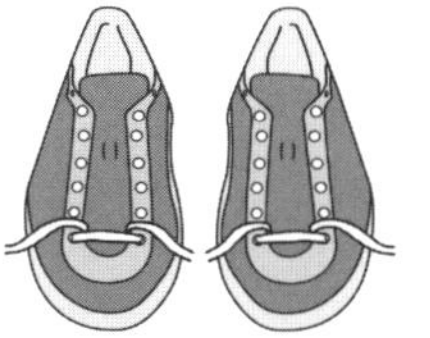

2

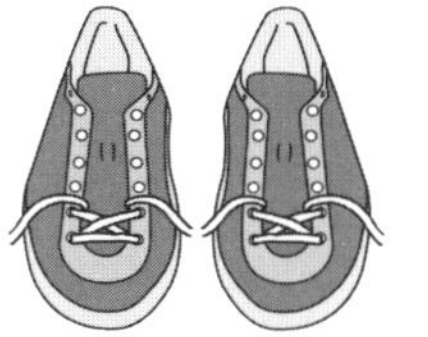

3

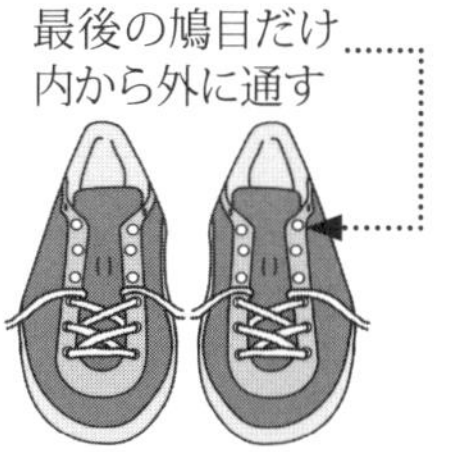

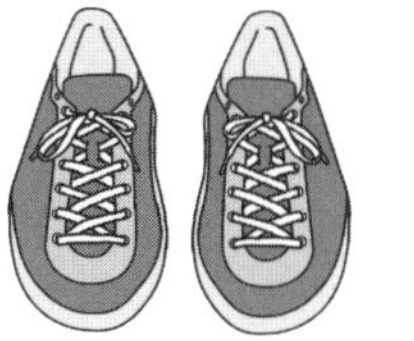

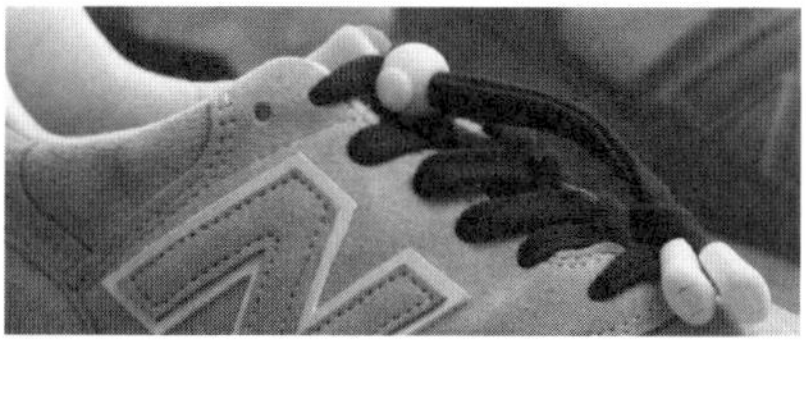

結んだ靴ひもが緩まないようにストッパーを使用し、靴ひもを緩めて着脱しやすいようにする方法もある。

矯正靴下で足指やアーチを元に

松藤文男

私は、若い頃から腰痛、ぎっくり腰に悩み、子どもたちに剣道を教えていたときには、アキレス腱を切ってしまいました。何とか治したいと、病院や整体、鍼灸にも通い、いろいろ治療を試しましたが、不調は治らず、「原因は自分にあるのだから」といわれました。

日頃から体の不調は足に原因があると考えている私は、自分の体は自分で治すしかない、と決意し、体を元に戻すために、足を矯正する靴下を考えました。会社に勤めながら毎月多額の費用を開発につぎこみ、納得できる靴下の商品化までには5年ほど要しました。当時は、靴下の製造は、メーカーライセンスの費用が高いため、いい機械を使うほど単価を下げるためにできるだけ安い原料の糸を使うのが基本でした。この考え方を変えて、いい原料を使い、いい機械で本物をつくることにし、できあがったのが、足を元に戻す機能を持つ5本指の靴下でした。改良を重ねてできあがった矯正靴下を陸上選手に提供すると、競技タイムが縮まる成果を出しました。これなら、十分だと、会社を辞めて矯正靴下の販売に踏み出したというわけです。

第３章

足と足指からの学び

今でこそ５本指の靴下が健康にいいことは、皆さんもご存知のことだと思います。ですが、具体的にどういいのかを理解できている人は、それほど多くはいないでしょう。

一般的な靴下は、先が丸型、袋状でかかとがあります。チューブソックスにいたっては、かかとの位置が決まらず、男女問わずサイズフリーで履くことができ、しかも応急時の物品の収容・搬送にも利用できるので軍足として軍隊で使われていました。

どの靴下も履くと足の指がくっついたままの状態になり、特に靴を履いているときは指先が圧迫され、外反母趾や内反小趾の原因になります。また足指をうまく使えないので、しっかりと足指で地面や床が踏ん張れません。

５本指靴下は、足の指が１本１本離れているので指間の汗を吸収しムレにくく、水虫予防になります。袋状の靴下から５本指靴下に変えるだけで足が踏ん張れます。

ですが、私は、５本指靴下の効果を体感した上で、足に悩んでいるたくさんの人を助けるためには、通常の５本指靴下以上のもっと強力な矯正力のある新しい５本指靴下が必要であると考え、新しい５本指の矯正靴下をつくりました。

新しい５本指靴下は、矯正力があり、靴下と足指が一体化しているので筋力がつきます。足指が動くので鍛えられふくらはぎの筋肉もついてきます。血流がよくなるので足先が冷えにくくなります。足指をしっかり使って歩くため、体のバランスがとれ、肩に力が入らないので肩こりになりにくいばかりでなく、外反母趾や内反小趾、扁平足の予防になります。

主な特長は、3つあります。

❶足裏の3つのアーチをサポート

矯正靴下は表糸に上質の天然の綿100%を使用し、裏糸には切れにくいサポート糸を使用し、特殊な編み方で仕上げています。土踏まずを中心とする内側縦アーチ、外側縦アーチ、指の付け根よりの膨らんだ部分の横のアーチ、足の裏3つのアーチ構造を強力サポートします。地面に足をつけたとき、アーチの形が崩れていないと重心のかかり方に偏りがなくなります。

❷かかとの中心線(ゴアライン)で安定感を増強

中心先をしっかり編むことでかかとが安定し、着用中のずり下がりを防ぐことができます。このゴアラインをつくるためには回転している編機の回転を半回転変えて編む必要があり、生産性が落ちますが、生産性よりも履き心地を重視しています。

❸足の指の付け根をしっかり締め付ける

足の指の付け根付近(中足骨)の締め付けを強くすることで足の指が自然と広がり伸びるので、足裏で地面をつかむような感覚が得られしっかりと踏ん張れます。きちんと履いて歩くと、足指の股も刺激され血液やリンパの流れがよくなります。足の色、ツヤがよくなり冷えも感じなくなり、爪の伸びも早くなり水虫なども快方に向かいます。足指が矯正され縮んでいた筋肉や変形していた足指も戻り始め変化が始まります（時間に個人差がある）。結果的に、矯正靴下を履くと、足首とかかとが安定し筋力がついてくるので転倒しにくくなり、姿勢がよくなり、腰痛、膝痛、O脚も解消され全身の安定につながります。

この靴下は、足と足指のために強力なサポート力を持つ織り方になっているので、足指を使っていない人や足指がまっすぐ伸びていない人には、とても履きづらい靴下です。足指にトラブルのある人や手の指の力が弱ってきている高齢者は、履く時間に3〜10分を要し苦労されると思います。初めは、履きづらくても毎日、履き続けていくことで、足指のケアや体のリハビリになるので、がんばって履いてください。

矯正靴下の履き方

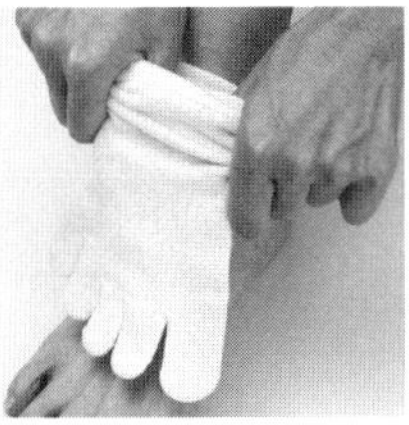
履く前に少し靴下を伸ばして履きやすくする。

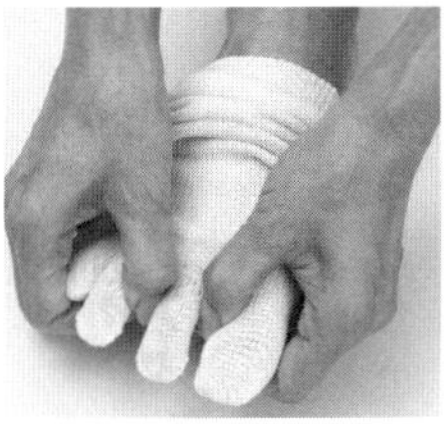
５本指の靴下の先が余らないように、各足指をきちっと先まで入れると、指を伸ばす矯正効果がアップする。

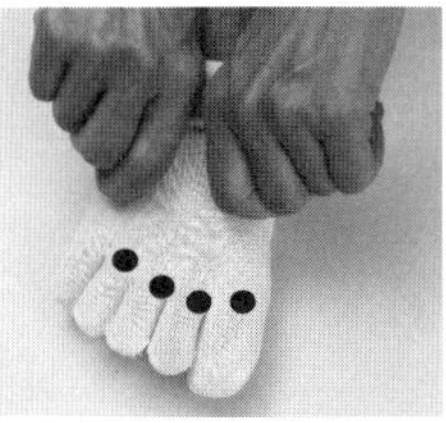
足指に履いたら靴下をしっかりと引っぱり上げる。指の股を刺激する。

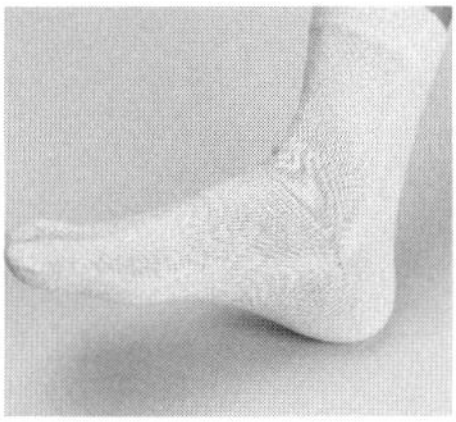
かかとのゴアラインをしっかりと引っぱり上げて履く。

靴下や靴による矯正過程

松藤克也

矯正靴下の種類は、糸の種類、編み方、色やサイズなどで100種類以上もあります。インターネットが発達しているので、ネットで矯正靴下を購入される人が増えています。

しかし、足の形や足指の状態は、人によってまったく違っています。足指の温度の低い人が強制力の強い靴下を履くと冷えが強くなり、足指の曲がっている人が矯正力の弱い靴下を履くと、矯正効果が得られず思うように元には戻りません。静脈瘤のある人が、矯正力の強い靴下を履くと、むくみや痛みが生じる場合もありトラブルの原因になります。

足や足指にトラブルのある人の靴下は、特別なケースが多いため、アドバイザーのいるショップではインターネットで販売していない矯正靴下を置いています。

矯正靴下の種類は、季節や足の状態、足指の温度によって組み合わせが違います。履いていくうちに足も足指も徐々に変わっていくので、選ぶ矯正靴下の種類も変わっていきます。アドバイザーに足を見せて相談することが、元に戻す近道です。自分の足にあった靴下を選べ、自身が歩き方の特長などの足の癖にも気づき、意識して治すことに取り組めます。

第 3 章

足と足指からの学び

クロウトゥ（鉤爪《かぎつめ》）の変化

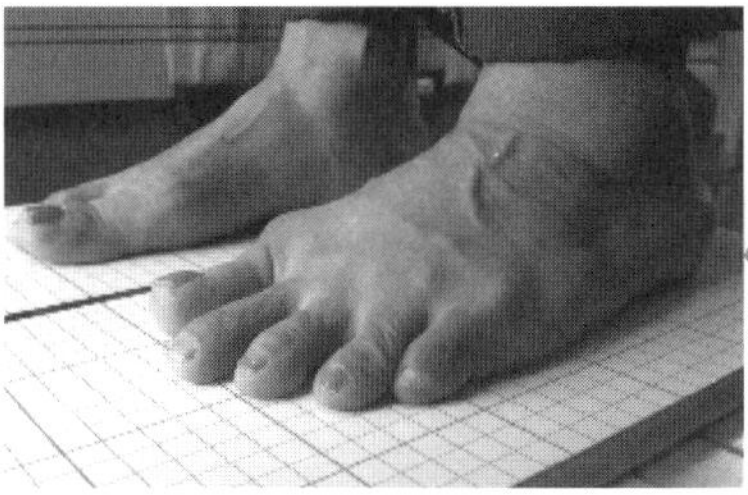

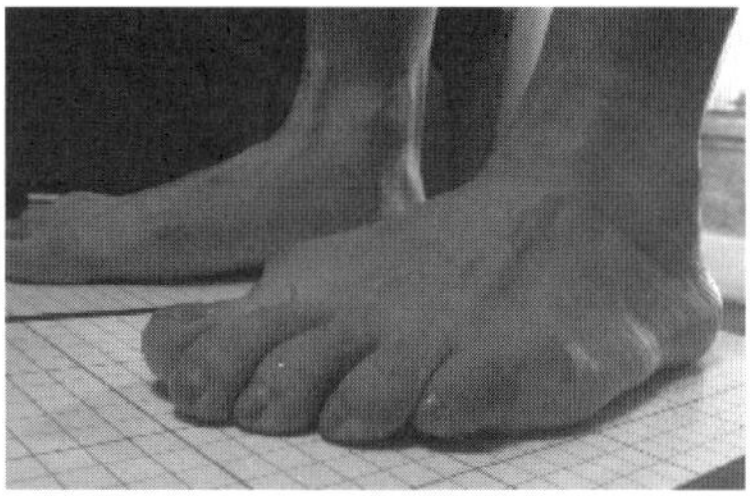

左足首の歩行時の痛み、クロウトゥ、外反母趾、浮き指。矯正ソックス２枚の重ね履きから始め、現在は1枚になる。歩行困難だったが足指がきれいに伸び痛みがなくなった。現在、外反母趾対策中。

経緯経過

運動が好きでバトミントン歴３０年、ウォーキング歴５年の 61 才女性。運動中に左の足首を痛め、一時は足が地につけないほどの歩行困難になるほどの痛みがあった状況。パンパンに腫れ、じっとしていてもうずく状態になる。かばい歩きによりさらに悪化。病院や整骨院に1年通い、湿布、電気、鍼治療などをしても一向に痛みがおさまらず、痛めてから1年半後の 2015 年１月、来院。足の指が伸びていないため、ふくらはぎが張って怪我をしやすく、過度な負担がかかる状態になっていた。根本的に足指を正して土台をしっかりつくり、歩行を安定させせないといけないことを説明し、矯正靴下を履くことを提案。体をねじってテレビを見る癖があり体がゆがんでいたため、整体で整え、全体の重心バランスをとる治療を行う。だんだん腫れが引き、うずきもたまに起こる程度になり、以前ほど痛みはなくなってくる。３カ月ほどで日常生活は普通に過ごせるようになり、痛みはほとんど気にならなくなった。さらに、首のハリがなくなり、腰にかかる負担が激減し、残った足首の圧痛と歩行時の少しの痛みは矯正靴＋インソールにより解消。６カ月目からウォーキングと水泳を本格開始。現在、痛みがなく気にしなくていい毎日が送れると喜ばれ、運動できないストレスから解放されている。

ゆとり健康整体院院長　山見龍彦

松藤式インソールと矯正靴

松藤文男

私は足と靴にかかわって30年以上経ちます。４００足以上の靴を履き１００枚以上のインソールを試しましたが、なかなかいいものはありません。

靴の先進国、ドイツには、優秀な靴職人が多く、健康重視した医療用の靴やインソールが数多くあります。現状の足を維持し外反母趾の人にも屈み指の人のようなゆがんだ足の人にも、ぴったりとあった履き心地のよい靴をつくっています。しかしスポーツには向きません。足病医（ポダイアトリスト、Podiatrist）が活躍するアメリカでつくっているインソールは、自然な運動状態で下肢の安定を増すことを優先する機能的なものです。運動状況下で対応力がありすぐれていますが、安定性を高めると運動性能が落ち、運動しやすさを極めると安定性が失われます。

そして、どこの国に行っても、足の指をまっすぐ伸ばし元に戻して足を矯正するという考え方はありません。足の指が元に戻るということは、あり得ないと思っていたのでしょう。靴にしてもインソールにしても、指が変形したままの状態でつくっています。

第３章

足と足指からの学び

不自然な状態の足指のままつくるより指をまっすぐ元に戻してつくる方が、足にとってよい結果が出やすいことに気がついていません。

そこで足指をまっすぐに戻す、矯正するという独自の考え方に基づき、アメリカとドイツのインソール、その両方のよさだけをとりいれ開発したのが、オリジナルのインソールです。

一般的に医療用インソールは、種類が少ないのですが、膝やかかとの痛い人には痛みがとれるように、汗をかいたりむくみのあったりする人には蒸れないように、体型や体のトラブルにあわせて、用途に合わせてインソールを開発しました。

矯正靴下で足指をまっすぐ元に戻してからオリジナルのインソールをとりいれると、結果は、想像以上でした。

しかし、大事なのは、靴下も、インソールも、靴も、靴ひもも、トータルで行うことです。

私が取り組んでいることに関して、国内外で、ここまでするのですか、ここまではありえないと感動されています。インソールや、靴下、靴でトータルでケアをすると足のあちらこちら痛かったところが、痛みが消えて、本来の体に戻っていることがわかります。

大事なのは靴を履く人の考え方です。どんなにいい靴でも、いいインソールでも、メンテナンスは必要です。

一流の料理人は使った包丁、美容師さんはマイ鋏を使ったあとはきちんと手入れします。

質のよい高い器具を買い求め、メンテナンスをしながら大切に使っています。

インソールでも靴でも同じ、使い捨ては駄目です。靴というのは、靴ひも＝テーピングの役割をしていますから靴ひもを変えてメンテナンスしなければいけません。靴を履いたら1日の終わりには、インソールを取り出し乾燥させる、靴の中に木型を入れてケアをする、靴を大切にしていくと靴のゆがみもひどくならないので体の故障が減ります。

足は体のいちばんの土台で、構造に異常があると、足部そのものだけではなく、下腿部（すねとふくらはぎ）、ひざ、骨盤、背骨、頭部にも異常な動きが起こります。これによって、骨と骨が結びついている関節部分や、骨と骨を結びつける筋肉・靭帯に損傷が起こります。体のバランスが崩れて、姿勢の傾き、骨盤や背骨のゆがみ、下肢の変形、噛み合わせの異常も起こってしまいます。もちろん体の動きそのものも制約されます。

歩けないと、どれだけ困るか、体は取り替えることができないということをわかっていません。スキー靴のインソールにはお金をかけてぴったりあうものを履いても、ゴルフのクラブにお金をかけても、日常の靴には無関心で使い捨て状態、どんなにいい靴を買っても修理やメンテナンスをし大事に履かなければ、靴は足を助けてはくれません。

靴で助けられたら、靴を大切にすること。体や足のねじれは、自分にあった靴を履いて足をリセットして戻すことです。

第 3 章

足と足指からの学び

矯正靴を履くと姿勢が変わる

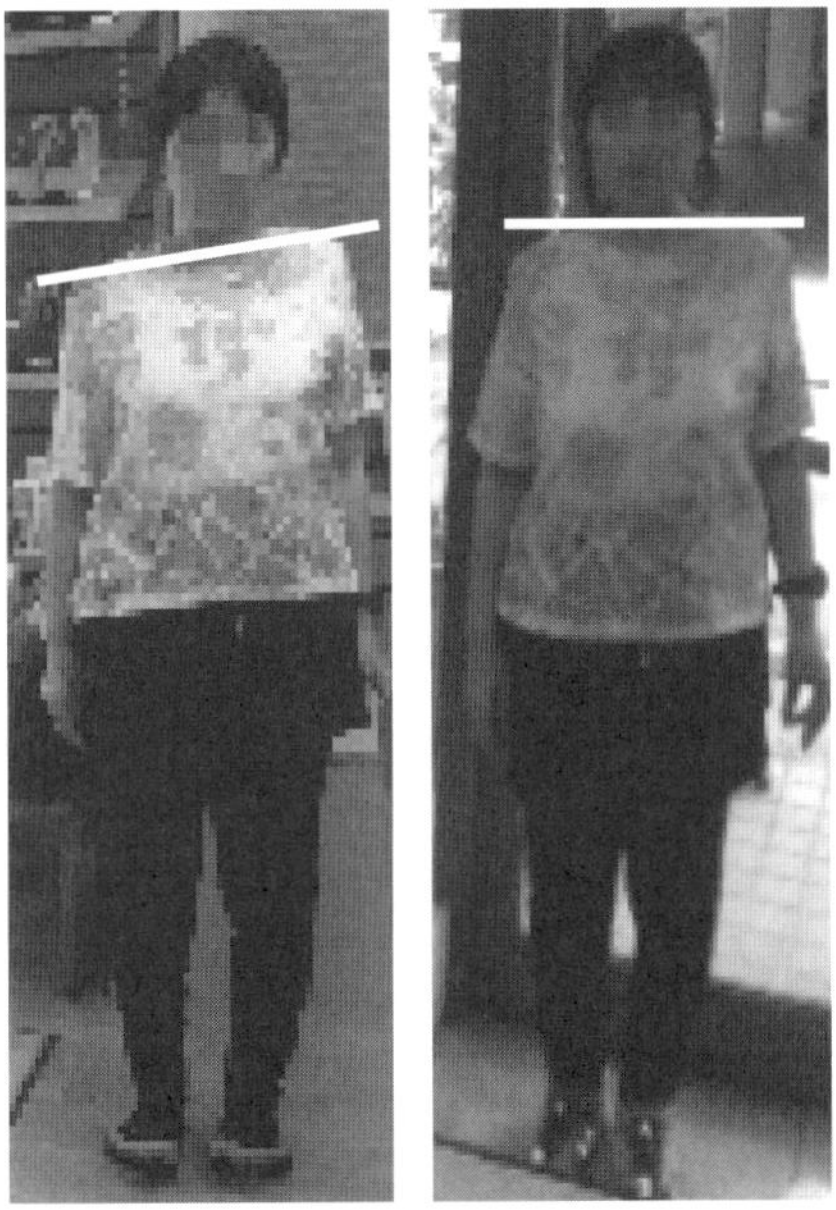

いつも右肩下がりの姿勢。足指を広げて伸ばす器具を付けた後、矯正靴下をはいて矯正靴を履くと、肩はまっすぐになっている。

（写真提供：足ゆび養生処、永野医院）

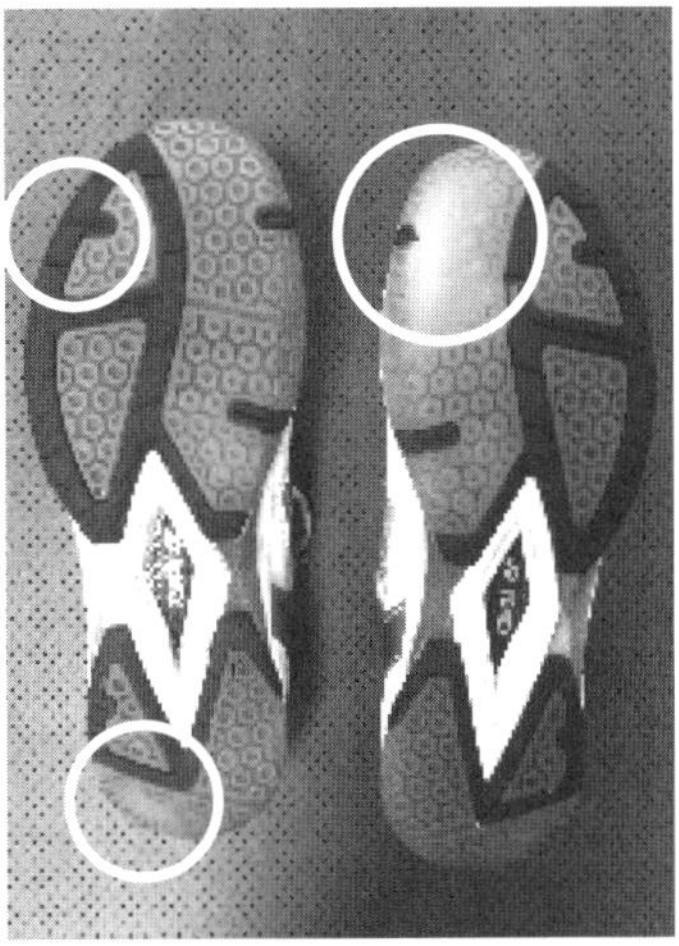

靴の足底は左の親指部分のすり減りがひどく、右は小指側と踵の外側の減りが激しい。このことから、左過重の歩き方、右は親指が使われず小指のある外側から着地をしていることがわかる。

こんな人に矯正靴は、おすすめ

外反母趾、内反小趾、浮き趾、ハンマートゥ（槌指）。歩行時に足の裏が痛む。タコ、ウオノメがある。足首の捻挫がよく起こる。偏平足、甲高の足。すねやふくらはぎが疲れやすい。膝の痛みや違和感がある。正座ができない。腰や股関節周辺に痛みやだるさがある。背中がだるい。首や肩がこりやすい。猫背。姿勢が悪い。靴の減り方に左右差がある。歩き方が不自然。立ち仕事が多いなど。

おすすめの矯正靴

ニューバランス1400
(made in USA) 男性・女性用

若い人や少し足の筋力がついてきた人向けの矯正に使用する。990よりも足首のホールドが強く安定感がある。足底は硬くて丈夫。カラーが豊富で楽しめる。

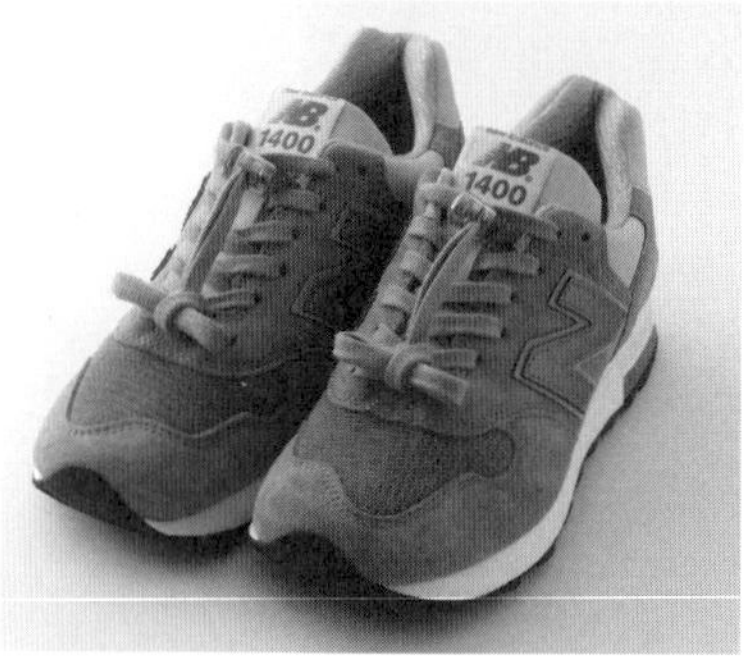

ニューバランス990
(made in USA) 男性・女性用

初めて矯正するために履くスニーカーは990がいちばん。高齢の人や膝や腰の悪い人におすすめ。かかとが頑丈で足首までのサポート力がしっかりしている。靴の裏も歩きやすいようグリップ力のあるゴムが使用されている。

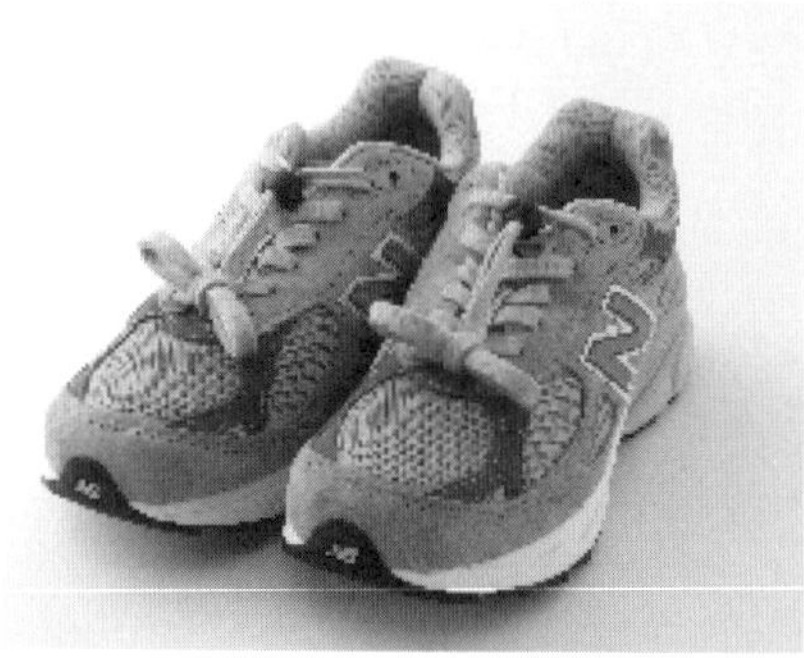

ニューバランス社
1906年、ボストンでアーチサポートインソールや扁平足などを治す矯正靴の製造メーカーとして誕生。社名は、履いた人に新しいバランス感覚をもたらすことに由来。上場することをせず、ジェームス・S・デービス取締役会長が、足の解剖学的な知識、整形外科や運動生理学への深い理解のもとに、よりよいフィット性を追求する靴づくりの伝統を継承している。

ワールドマーチ21C (made inJapan) 男性・女性用

日本が誇る21世紀のためのウォーキングシューズ。21の特長を持つ。靴底は車のタイヤ以上に硬く、牛皮と合成皮革を使いわけ、足首のホールド力にすぐれている。脳梗塞などで足のトラブルのある方や乱暴な歩き方をする方、足底がすぐに減ってしまう方、ウェイトのある人におすすめ。かかとがすり減っても1度だけソールをすべて取り替えることができ長く使用できる。足型は足指が十分使える広めの型。唯一の欠点は、蒸れやすいこと。冬は履いているだけで温かく冷え症の人には最適。雨や雪の日にも気兼ねなく履ける。

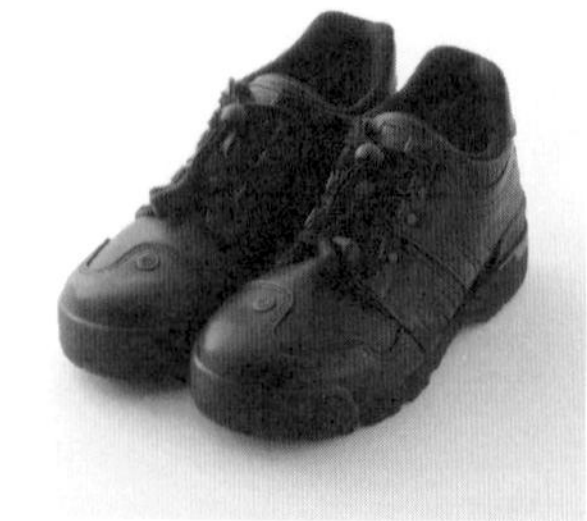

ムーンスター社は、かつてニューバランス社と提携し、1500 番の靴を日本でつくっていた経緯があり、矯正靴としては先駆的存在。

第 3 章

足と足指からの学び

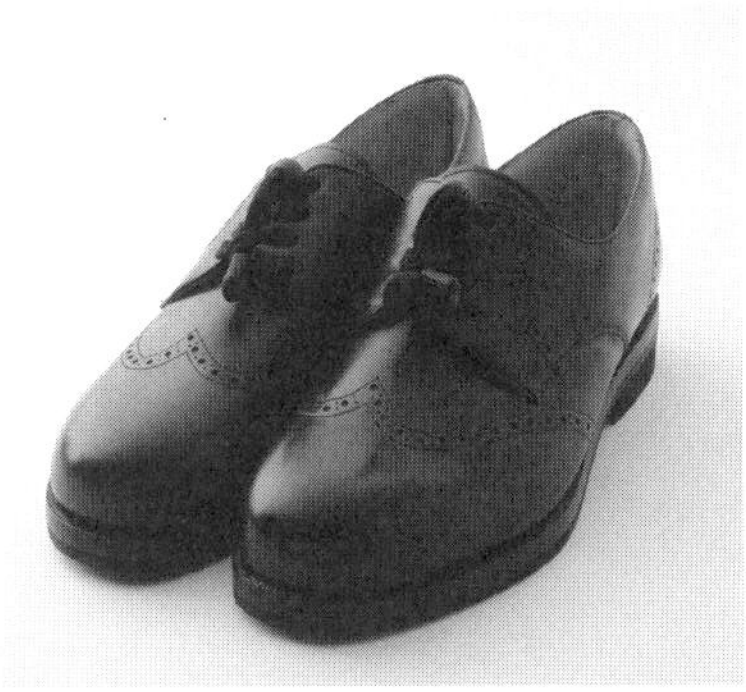

ビジネスシューズ(made in Italy) 男性用

日本人男性のために型を作った松藤文男仕様のオリジナルシューズ。革の感覚がこれまでにないほどすばらしく、その履き心地は比較するとよくわかる。

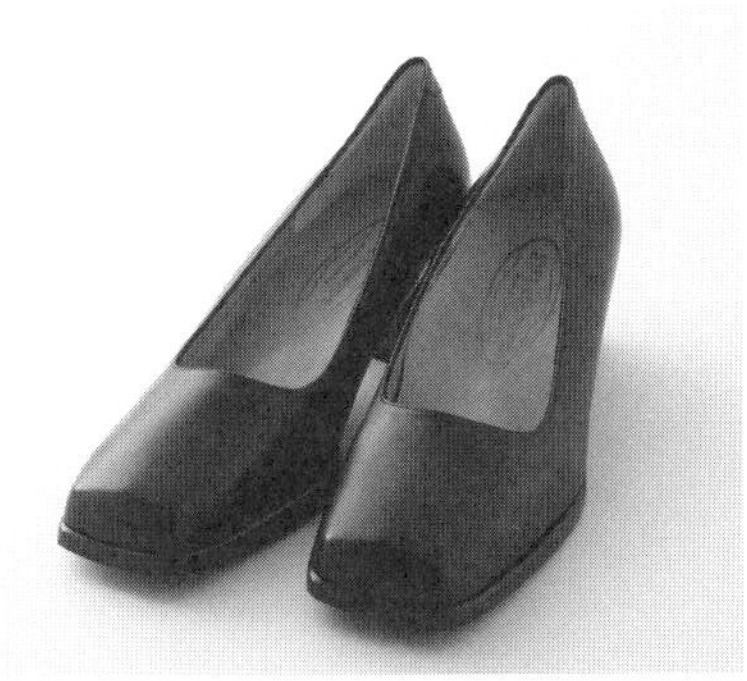

パンプス(made in Italy) 女性用

日本人女性のために型を作った松藤文男仕様のオリジナルシューズ。足の負担にならない4cmヒール。足と密着させるためのバンドを使用して履くことを推進している（フィットバンド付）。

DUNA (made in Italy) 女性用

足の血流が悪い糖尿病の人でも履ける肌にやさしい靴。革のなめしが違い、履くだけでこの靴のよさが伝わる。とても軽く、靴底は世界一のゴムメーカーのビブラム社製。足に吸い付くような履き心地は、この靴を履いた人をとりこにするほど。

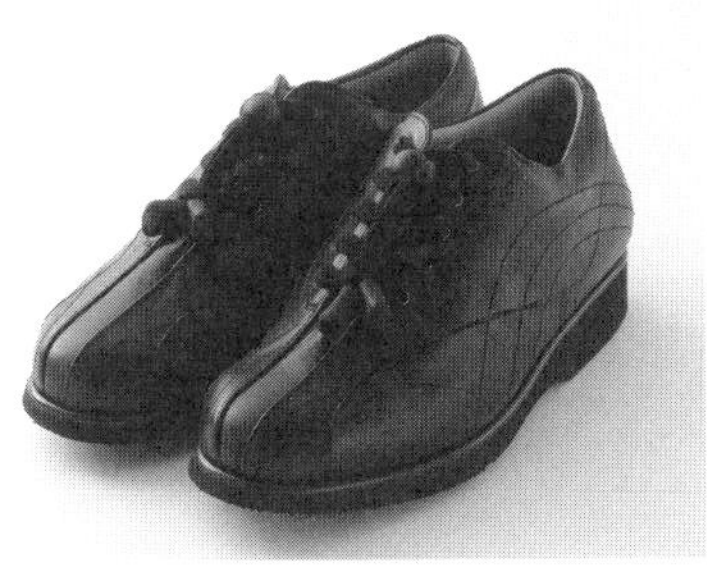

紹介している矯正靴はほんの一部。矯正靴下を履き、松藤式インソール、靴ひもとあわせて使用し、松藤文男自身が厳選したものである。靴だけでは販売をしていない。

アキレス腱が示す内旋、外旋

松藤文男

アキレス腱は、ふくらはぎの筋肉とかかとの骨を繋ぐ体の中でいちばん太い腱。ふくらはぎの筋肉の収縮をかかとに伝えて動作を可能にしています。アキレス腱自体は、収縮が小さくて弾力性はほとんどありません。450kgの力にも耐えられるといわれるほど丈夫なアキレス腱ですが、絶えず負荷がかかり切れてしまうと歩けなくなります。

アキレス腱は、足首の後ろに位置しているので自分ではなかなか見ることができませんが、アキレス腱を見ると、足の骨格の変形、ゆがみがわかります。

人に見てもらうほうが、わかりやすいので2人でお互いのアキレス腱を見あいましょう。見てもらう人は、裸足になり両足を拳1個分くらい開いて立ちます。見る人は、立っている人の背後に回り、ふくらはぎからかかとにかけてのアキレス腱のラインを見てください。

正常な足は、アキレス腱のラインがかかとに対してまっすぐで両足が平行に近くなっています。アキレス腱のラインが外側に傾いている場合は外股・O脚、内側に傾いている場合は内股・X脚です。必ずしも両足が変形しているわけではなく、どちらか片足が傾いている場

第 3 章

足と足指からの学び

アキレス腱

正常なアキレス腱

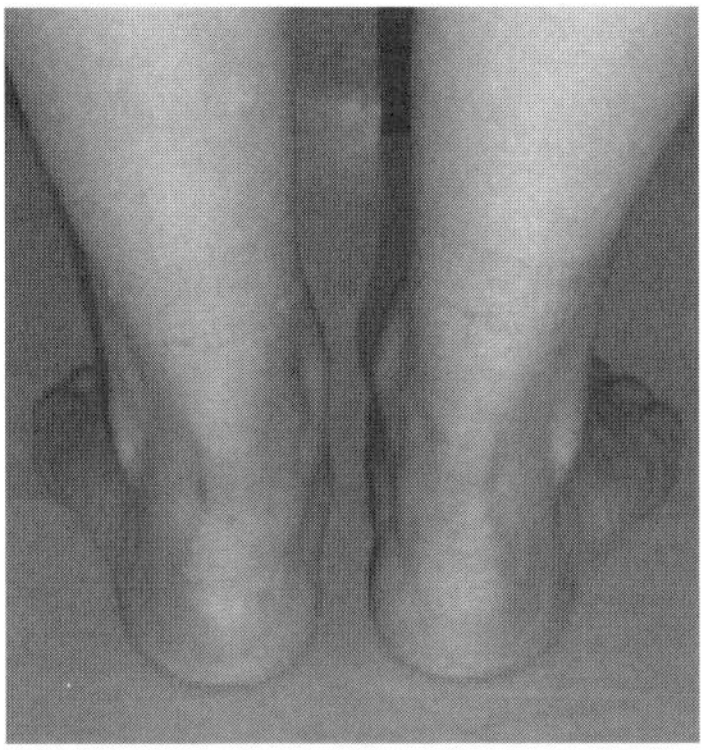

（写真提供：あすなろ歯科）

頸骨が内旋、大腿骨も内旋、骨盤がゆがむ。

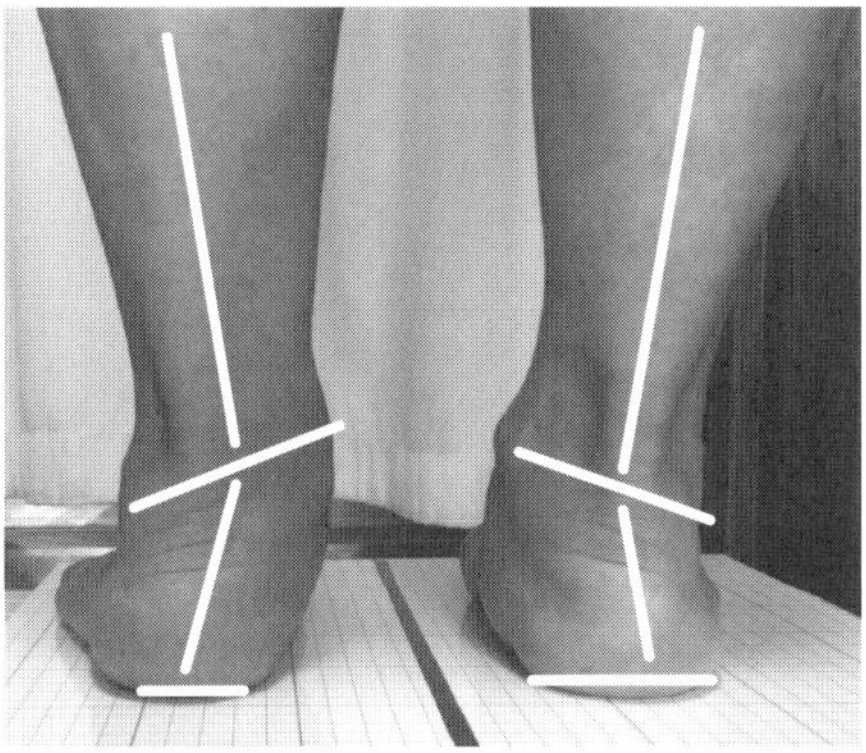

（写真提供：ゆとり健康整体院）

合があり、傾きが大きい足は本来の形が崩れています。

アキレス腱のかかと寄りの付け根を手の親指と人差し指でつまんで押して痛みを感じたり、親指側、内側のくるぶしの下（せつ状骨）あたり（すねの骨（脛骨）がかかとの骨につながり筋肉や腱に大きな圧力がかかる部分）を押して強い痛みを感じたりする人は、同じ側の足の膝にトラブルがある場合があります。また、かかと側の親指の根元に歩くときのクッションの役目をする丸く膨らんだ肉丘（親指の甲の骨、第1中足骨先端近く）のかかと寄りの側面を押して、右足の膨らみが痛ければ右側に、左足の膨らみが痛ければ左側に腰痛がある場合があります。

膝痛も腰痛も原因は、膝や腰に直接あるの

足癖

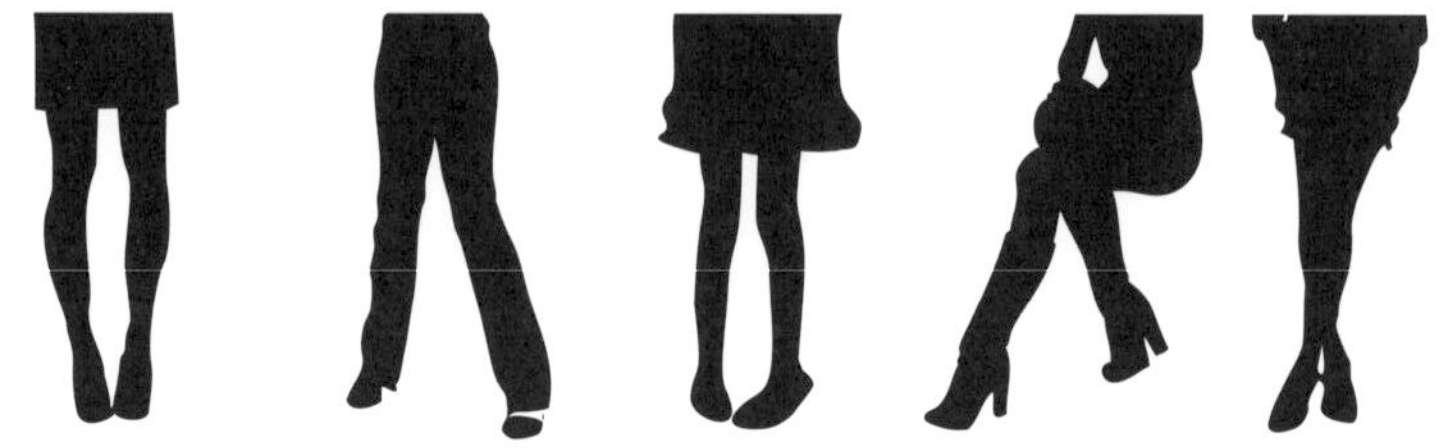

ではなく、その多くは足や足指にあります。足指のゆがみや変形によって土台である足が壊れて正常に機能しなくなり、余計な負担が足首、膝、腰にかかりトラブルを起こすのです。外股・O脚、内股・X脚も原因は同じで、足指のトラブルが足の変形につながり、足の角度をゆがめ、膝や腰に負担をかけています。

また、ゆがみや変形は、日常的な足の癖が原因で起こっている可能性があります。たとえば立っているときに無意識に片方の足に体重をかけたり、座ったときに足を組んだりする癖がある人に多くみられます。

足のゆがみは骨格に、そして、多くの内臓をおさめている胸腹部にも及び、結果として生理痛や神経痛、眼精疲労、偏頭痛、不眠やうつ病にまで体全体の健康に影響します。足のトラブルは万病の元に、足の健康は全身の健康につながります。

まず自分の足の形、歩き方をチェックしてみましょう。

第 3 章

足と足指からの学び

アキレス腱ばさみで不調を確認

足指がうまく機能せず、悪い歩き方をしていると、アキレス腱のダメージが体の不調につながる。アキレス腱をもむことで全身の健康ケアに役立つ。特にかかとの高い靴をいつも履いている人は、アキレス腱が縮み血流が悪くなっている。アキレス腱が縮むとふくらはぎの筋肉がうまく働かなくなり、転倒など怪我の原因にもなりやすい。

［方法］

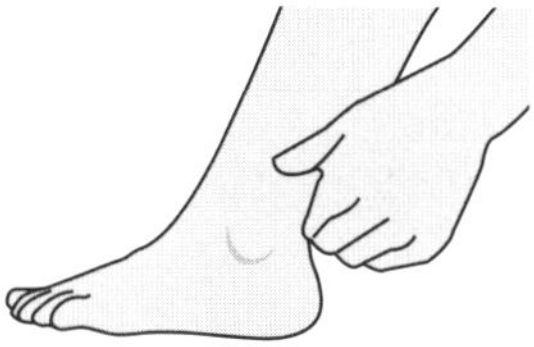

① 左足を右ひざの上に乗せて、右手の親指と人差し指でアキレス腱をつまむ。指の腹ではなく爪ではさむように、アキレス腱をもむのがポイント。

② かかとのあたりから大体 15㎝くらいの長さのアキレス腱を、場所をずらしながらもむ。アキレス腱ばさみは左のアキレス腱を中心に行う。右足との比率は、左足 7 割で右足が 3 割。

［効果］

人によってはかなり痛がり悲鳴をあげる人もいるが、10 分もしないうちに上半身の内臓や肩、脳に至るまで血流が行き届くのが実感できる。アキレス腱をもんだ後、特に血行が悪く冷えている場所や問題のある場所ほど、ポカポカ温まる。腰が悪い人は腰の部分が、気管支に問題がある人は胸の辺りが温かくなり、パソコンやスマホなどで目を酷使している人は、目がスッキリして視界がよくなる。

かかとの高い靴をいつも履いている人は、アキレス腱が縮んで血流が悪い！

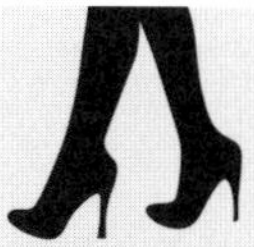

イギリスのマンチェスター首都大学による超音波で足をみた実験では、5 cm 以上の高いヒールを履く機会が多い女性の脚は、フラットな靴を履く女性と比べて、ふくらはぎの筋繊維が平均 13％短くてアキレス腱が厚くて硬いことがわかっている。原因は、アキレス腱が縮んでふくらはぎが硬くなり、長い間に可動範囲が減少し適切に動かなくなっているためである。アキレス腱の縮みは、転倒など怪我の原因にもなる。

足のために大切な6つの約束

松藤克也

どんなにいい靴下やいい靴、いいインソールを使っても、自分の足の悪しき癖をやめなければ、足がゆがみ、体が元には戻らなくなっていきます。足を守るために守ってほしい6つの約束があります。まとめてみました。

1 長時間スリッパを履かない

スリッパは日本人が欧米式の生活となり室内履き用に考えられた履きものです。脱ぎ履きしやすいように考えられているため、かかとを守れない上に、スリッパの中で足が脱げないように足指を緊張させるので足指の変形、アーチの崩れにつながります。

2 雑巾のように絞れる靴を履かない

軽くてクニャクニャ、折れ曲がる靴が履いていて足を動かしやすいといわれますが、こうした雑巾を絞るような靴は、歩いても走っても、足首やかかとに地面からの衝撃をまともに受けてしまいます。足を守ることはできません。

第３章

足と足指からの学び

3　お尻のポケットには何も入れない

お尻の片側のポケットに布、ハンカチやティッシュなどを入れると、座ったときに片側のお尻だけ持ち上げられ、バランスをとろうと骨盤や背骨周辺の筋肉に余計な緊張が持続され骨盤や体のゆがみを形成し、腰痛の原因になっていきます。

4　爪は切り過ぎない

足の爪を深く切り過ぎると、皮膚の露出している部分が多くなり、歩いたり走ったりするとき圧力が足指の皮膚にかかります。通常は爪で皮膚を抑えているのですが、爪がないので爪の周りの皮膚が爪より盛り上がり巻き爪となり痛みが出るようになります。

5　お下がりの靴はあげない、もらわない

どんなにいい靴でも自分が履いた靴を人にあげてはいけません、また、人の履いていた靴をもらってもいけません。靴についた足の癖が、履いた人に移ることがあります。O脚の人の靴は、その靴を履くとO脚になることもあります。

6　足は組んで座らない

日常的に足を組んで座ると、骨盤はひねられた状態になり重心がゆがみ、いつのまにか、非対称性をさらに強め姿勢や体に影響が及びます。立つときは両足に、座っているときは、両足を閉じて両坐骨に均等に体重がのるように心掛けて座りましょう。

コラム3　シューキーパー（木型）

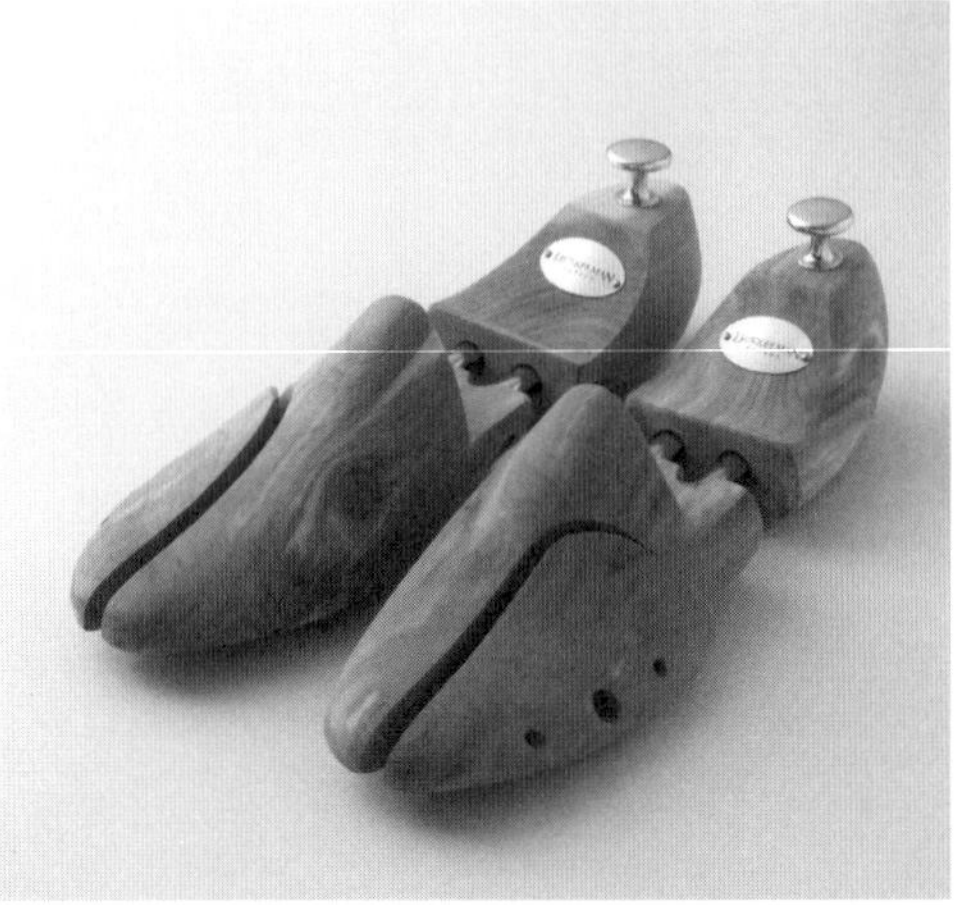

シューキーパー（またはシューツリー）は、靴の型くずれを防ぎ、靴を長持ちさせ、足の健康のためには必要なものです。
木型を1日履いた靴の内部に入れておくと、汗や臭い、履き癖のついた靴をもとの形にリセットします。
たとえ捻れた歩き癖があっても、木型を入れておくと、そのずれが大きくならないので体の故障が減ります。そのひと手間によって革、甲部分のシワや履き口のゆがみをつくりにくくします。縦と横に伸縮機能がついているものが、よりシワや靴のねじれをリセットしてくれるのでおすすめです。素材はいろいろありますが、木製のレッドシダーがいちばんです。木質が持つ除湿や消臭効果、含まれている抽出成分には、長期間害虫や微生物の繁殖を防ぐ効果があります。
ただ入れておくだけで、靴の底の反りや甲のシワやかかとの形崩れを復元してくれます。ニス塗りされていない吸湿性が高く、香りのよい天然木材のものを選びましょう。高価ですが、1つあると、一生使うことができます。靴を使い捨てにするのではなく、大事にメンテナンスをしながら使っていくための本物を選びましょう。

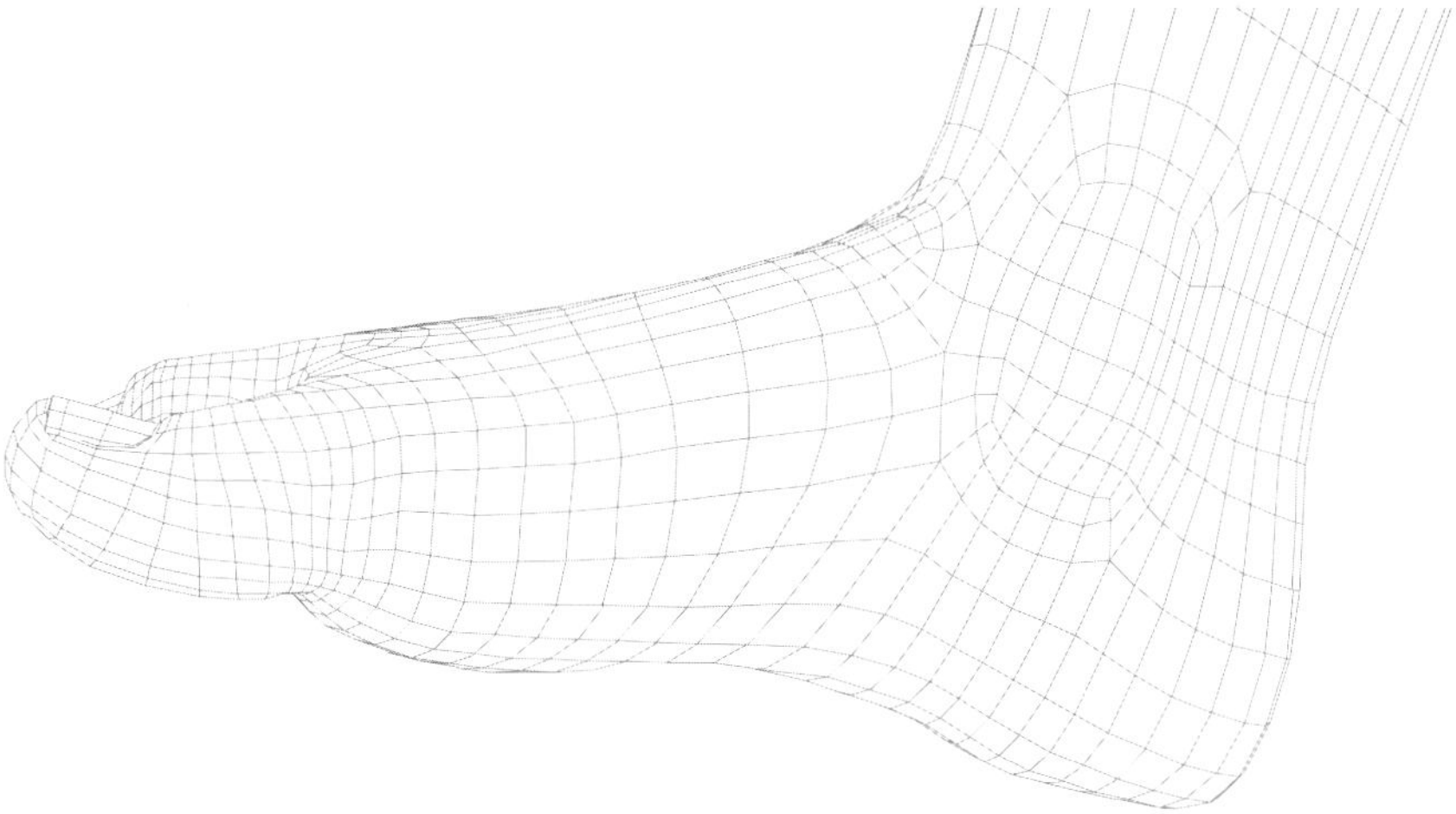

第4章
足指スローストレッチ

足指を広げて伸ばす実践法を
就寝前、起床時に行うだけで
つまずきや転倒予防、リンパを刺激し、
血流促進、姿勢の改善、脳や内臓の活性化など、
健康につながります。

足指スローストレッチの効果

ほとんどの足のトラブルは、足の指が動いてないことが原因です。足の親指が変形して小指の方に曲がり「くの字」になる外反母趾、足のアーチが崩れて疲れやすい扁平足、足のアーチが高くなりすぎる「ハイアーチ」、足の小指が内側に曲がる内反小趾、こうした「ゆがみのある足」のトラブルの原因の1つは足が動いていないこと、特に足指がまったく使えていないことにあります。しかし、足のトラブルのある人で足裏のアーチのゆがみに気づいている人は少ないのです。

足首から下の部分には、片足だけで26個もの骨があり、地面の凹凸に対応して細かく繊細な動きができる構造になっています。しかし、現代人は裸足になることが少なく、靴に閉じ込められた足は動かされずに固まっています。こっている筋肉、硬く収縮して固まっている筋肉をまずほぐしてケアをしましょう。

あわない靴を履き続けたり、長時間靴を履きっぱなしでいたりしていると、足指を含めて足全体をほとんど動かすことがありません。特にハイヒールでは、つま先立ちの形のままなので足全体、特に甲の側がこってしまいます。つま先立ちの形で足がこってしまうと、靴を脱いだ

第 4 章

足指スローストレッチ

効果

アーチの形成	外反母趾、内反小趾、 扁平足などのトラブル解消
血流促進	末梢器官の体温上昇、 冷えの解消、ガサガサ肌 からツルツル肌に
転倒 / つまづき防止	足指力、 踏ん張る力増強
姿勢の改善	前方頭位姿勢からの脱却、 重心位置の変化

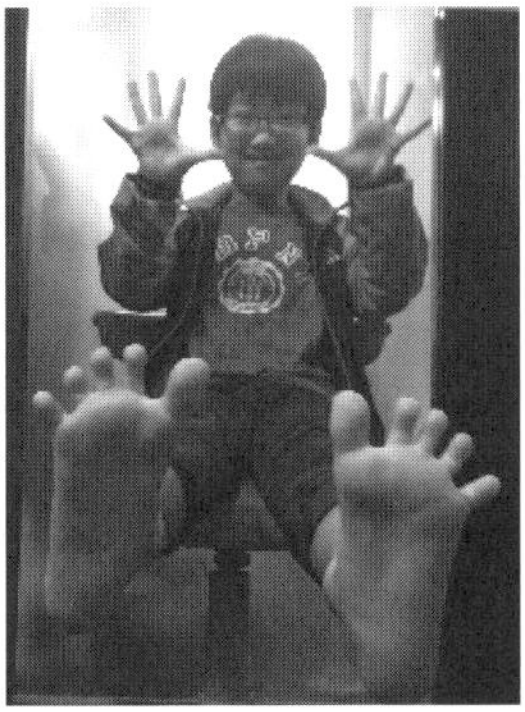

ときに、指が浮いた状態になり、本来は床に着かない足指以外の部分に過剰な負担がかかり、痛みが生じたり足裏にタコができてしまいます。

足指の周辺にある筋肉をトレーニングし、足指の第3関節までを柔軟にすると、横アーチをはじめとする正しいアーチが形作られます。その結果、外反母趾などの足指のトラブルや扁平足の治療やねんざの再発予防になります。これらの筋肉は脚にもつながっているので、足指を動かすと脚の筋肉も使うことになり、血行が改善されます。

足や脚の血流がよくなると、足裏のガサガサが解消し、脚の冷えやむくみも解消します。また、立つときの土台となる足が安定することで、バランスがよくなり、転倒予防につながり、体のゆがみの改善につながっていきます。

毎日の継続が、確かな土台をつくりあげていきます。

足指体操「グルんパ」

手を入れて回すだけで足指が広がり深い呼吸に

足指体操の歴史は古く、ヨガ教室でも数十年前から行っていたという声は、よく耳にします。足指体操は、「足趾体操」ともいい、松藤文男氏の著書の中では、「足握手」と紹介されていますが、いくつかの呼び名があるようです。どれも少しずつ方法が違うようですが、健康のためには欠かせないものです。

私たちのグループでは、つまずきや転倒が増えてきている子どもから、足が弱くなっている高齢者の人にまで、誰にでも覚えてもらいやすいように「グルんパ」という名前で呼んでいます（ファイブコンフォート松藤克也氏、あかり整体所森信一氏、鈴蘭台カイロプラクティック冨岡飛高氏と命名）。

方法はいたって簡単で、まず右手の手指を左の足指と足指の間の根元まで入れて握手をします。何も名前まで変える必要はないのではと思われるかもしれません。

足指体操を指導していくと、「足の指に手の指を入れ握手すると、足の小指は手の指で挟まれていないけど、これで本当に大丈夫なのかしら。このままでいいの」という質問を必ずといっていいほど受けます。

この足の小指に対する疑問を解消するために、私たちは「グルんパ」という名前をつけました。単なる足の握手ではなく、足の小指までも動くように足指すべてを意識してねじるようにグルグルと回すという意味を込めました。

足指の付け根、股の部分には「八風」というツボがあります。右手の手指を左の足指と足指の間の根元まで入れることで、足指をしっかりと広げて各足指の股にあるツボを刺激し、リンパや血液の流れをよくします。そして手の指で各足指をしっかりはさむことによって足指の側面までも刺激されていきます。この状態で左手で左甲をしっかり上から抱えて、足指を前に、後ろにと曲げるのをゆっくりと約10〜20回繰り返します。

次に甲を抱えたまま足の小指までも動くように意識し、足指をねじるように大きくゆっくり丁寧に前回しと後ろ回しをグルグルと約10〜20回、回します。握手をほどいた後は、足指はきれいにパッと広がっています。

「グルんパ」を行った後は、普段使われていない足指が刺激され血行がよくなり、ポカポカしてきます。そして鼻呼吸も楽になります。

朝起きて1日の活動前に歩くためのウォーミングアップ、家に帰って眠る前のクールダウンに「グルんパ」がおすすめです。

「グルんパ」の方法

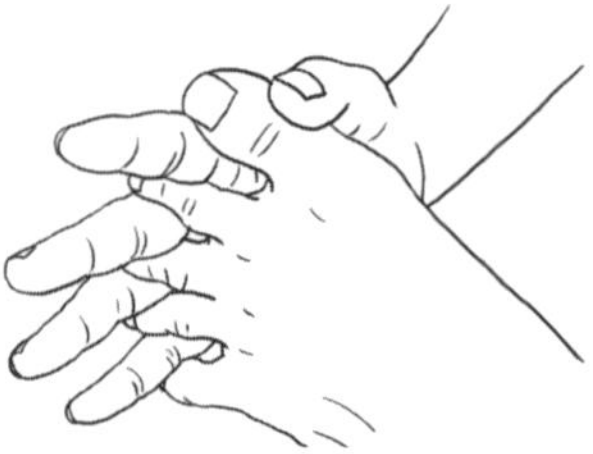

準備

まず左足の指を右手でゆっくりと広げる。いきなり手の指をはさみ込むよりもスムーズにできる。

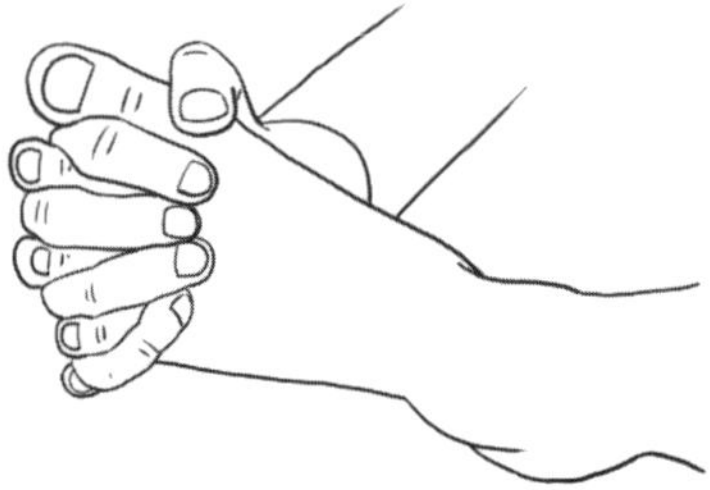

1 左の足指の間に右手の指をしっかりとはさみ込む。

2 左手で左足の甲を固定し、足指の底屈と背屈をゆっくりと 10 ～ 20 回行う。

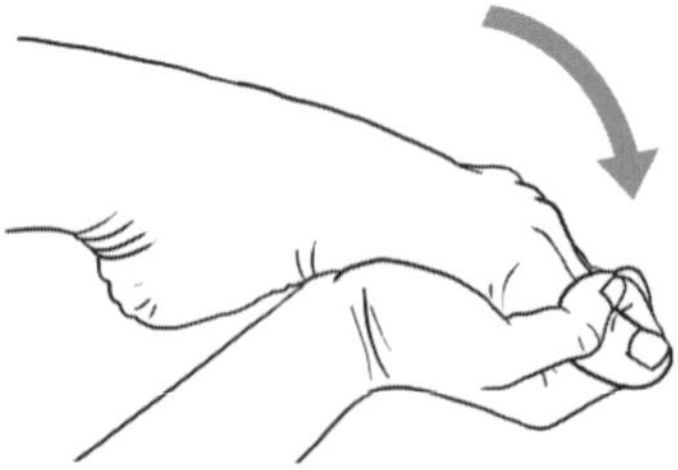

底屈

つま先を下へ下げて、足の裏の方向に曲げる運動。

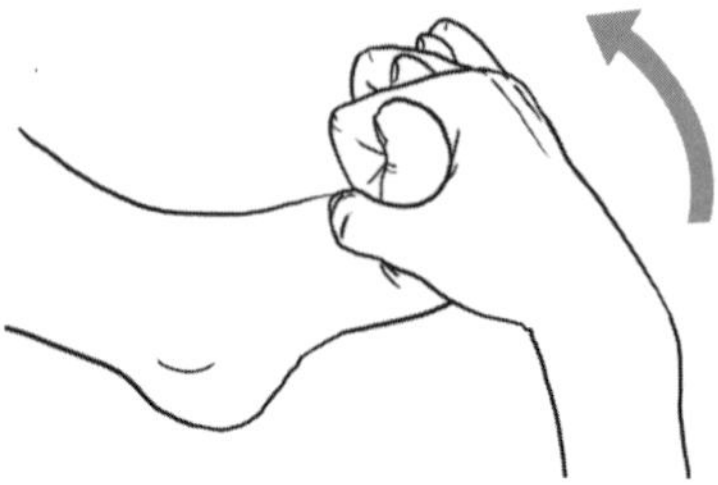

背屈

つま先を上に上げて、足の甲の方向へ曲げる運動。

3 甲をつかんで、足指を大きく回すように、右に約 20 回、左に約 20 回グルグル回す。

4 今度は、足首をつかんで、足首を大きく回すように右に約 20 回、左に約 20 回グルグル回す。同じように回す。

5 1から4を右足も同じように行う。

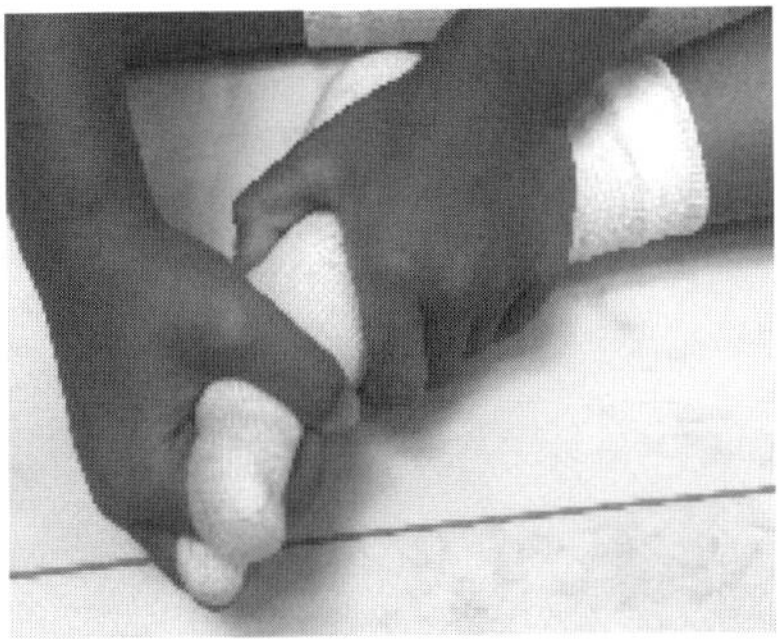

持つのは甲でも、足首でも、くるぶしでも構いません。足首や足指を回しやすいようにしましょう。

ポイント

足の小指を手にしっかりひっかけるようにする。足指や足首を大きく回すことにより血液循環をよくし、むくみがとれ足の動きがよくなる。

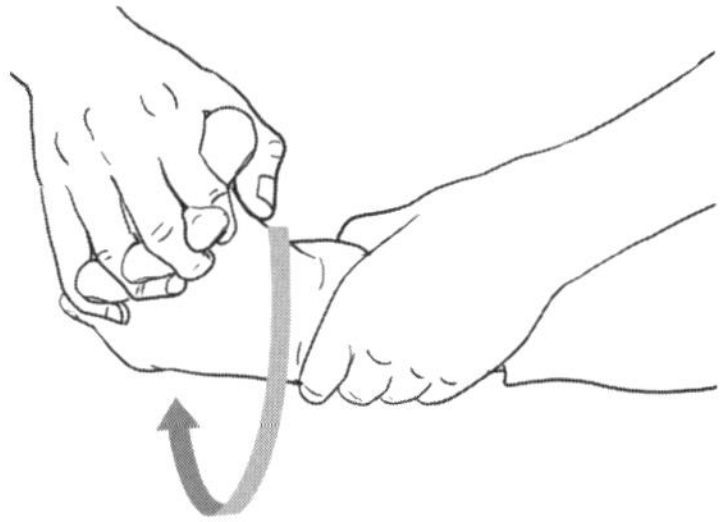

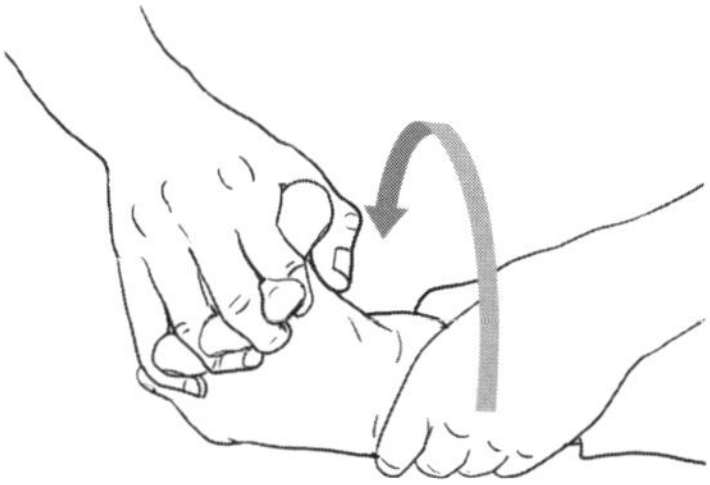

フットプリントでの確認

グルんパを行う前は、浮き指で足の指がついていなかったが、グルンパをした後は、明らかに改善している。（5才男子）

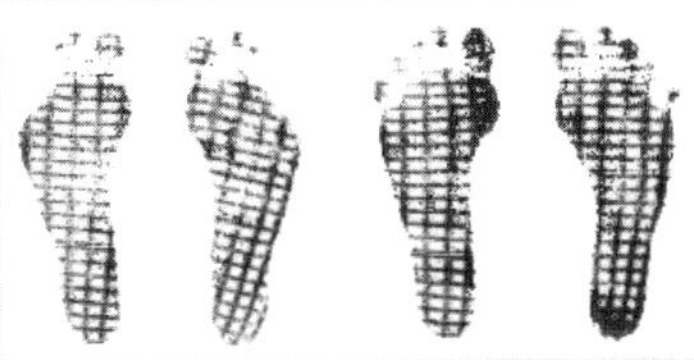

実施前　実施後

足指じゃんけん「グーチョキパー」

自律神経やホルモンバランスを整えて、しなやかな体に

足指じゃんけんは、手で行うじゃんけんと同じように、足を投げ出して楽な姿勢になって足指を使ってじゃんけんを行います。

足指の関節をすべて握ってグーを、そして親指と残りの4本の指を交互に前後に動かしてチョキ（2種類）を、足の5本指を開いてパーをつくる足指の体操です。足指の可動域を広げるためにできるだけ大きくていねいに動かしましょう。足指を日頃使ってない人、扁平足や開張足、外反母趾や浮き指などの人は、なかなか難しいですが、手を使っても構いません。

足指じゃんけんを続けていくと、足の血行が促進され、足の親指が正常な位置に戻り始め、靭帯や腱、足底筋群が鍛えられて、足のアーチが元の状態のように形成されていき、足裏のバランスが改善します。体の土台が安定して姿勢がよくなり、肩こり、頭痛、腰痛、膝痛、股関節痛などの不調の改善も期待できるでしょう。足指の先は脳や内臓の働き、足指の付け根はホルモンバランスの働きと関係しています。それらのツボを刺激するため、脳を活性化し、自律神経やホルモンのバランスが整っていきます。

第 4 章

足指スローストレッチ

グー

５本の足指を付け根の部分から足の裏に曲げる。ギューッと丸めて握るように意識する。しっかり曲げる。

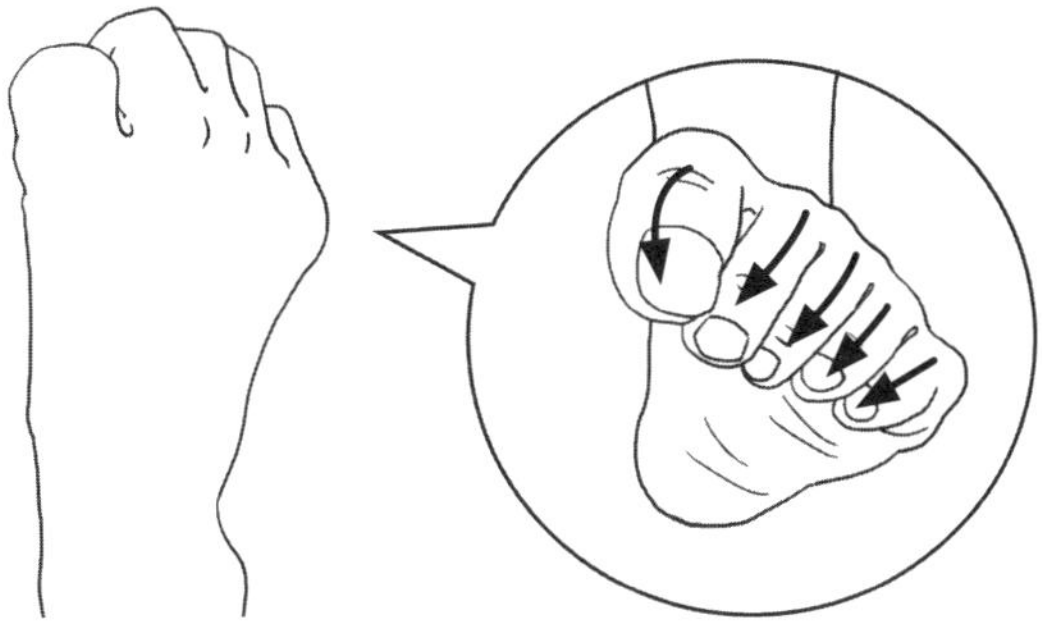

チョキ

親指を手前に反らし、他の指はグーの時と同じように丸めて握る。

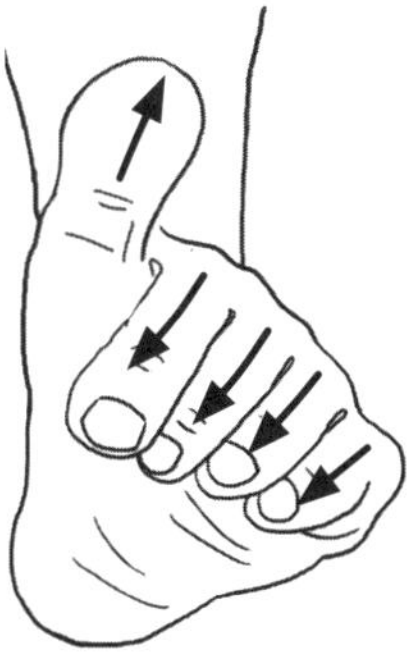

逆チョキ

親指を折り曲げたまま、４本の足指を反らせる。

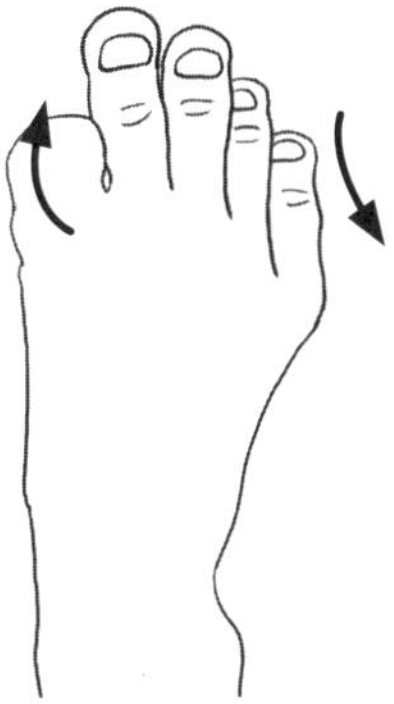

パー

５本の足指を上に、左右一杯に指の間に隙間をつくるように開く。足裏全体と指先をできるだけ広げる。理想は 5㎜以上。

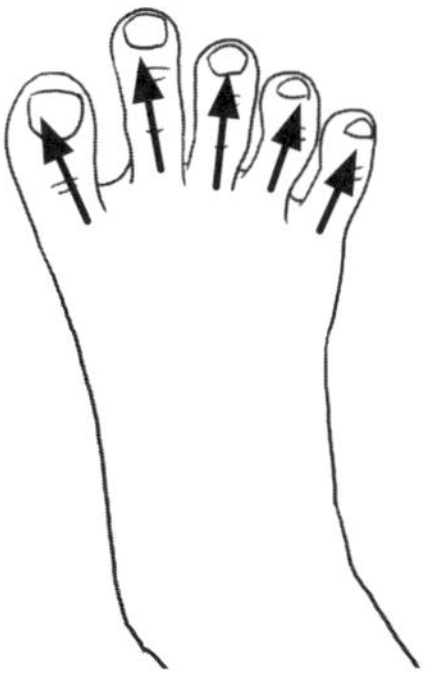

足指でのグー、チョキ、パーを左右別々に 10 回ずつ、両足いっしょに 10 回。慣れたら、左右バラバラに、ゆっくり行う。

アキレス腱伸ばし

足首、ふくらはぎ、アキレス腱を伸ばしてこりを解消

体の中の腱の中でいちばん太く頑丈なアキレス腱は、ふくらはぎの筋肉（腓腹筋）とかかとの骨をくっつける役割をしています。アキレス腱が縮んで硬くなると、腓腹筋《ひふくきん》（ふくらはぎの筋肉）の動きも悪くなり疲れやすく、むくみ、冷え性、外反母趾、O脚などトラブルが多くなります。

東洋医学では、かかとからふくらはぎ、ひざ裏までのゾーンは、後頭部から首、背中につながる末梢神経が集中している反射区です。アキレス腱伸ばしで、背中から首、後頭部が刺激されて筋肉が伸びて緩み、血圧が下がり、首こりや肩こり、腰痛の改善が期待できます。ただし、アキレス腱は、両足同じ状態にあるとは限りません。床に座って両足を前に伸ばし、足の甲から足先の部分を手前に向けてゆっくりと曲げてみると、状態がわかります。曲がりの悪い方が、アキレス腱のほぐれの悪い足です。曲がりの悪い方のアキレス腱は、片方よりも少しだけ丁寧に伸ばしてください。痛い人は、息を吐きながら行うと、伸ばしやすくなります。わずか1分ほどの時間ですから毎日の習慣にするといいでしょう。

第 4 章

足指スローストレッチ

アキレス腱伸ばし

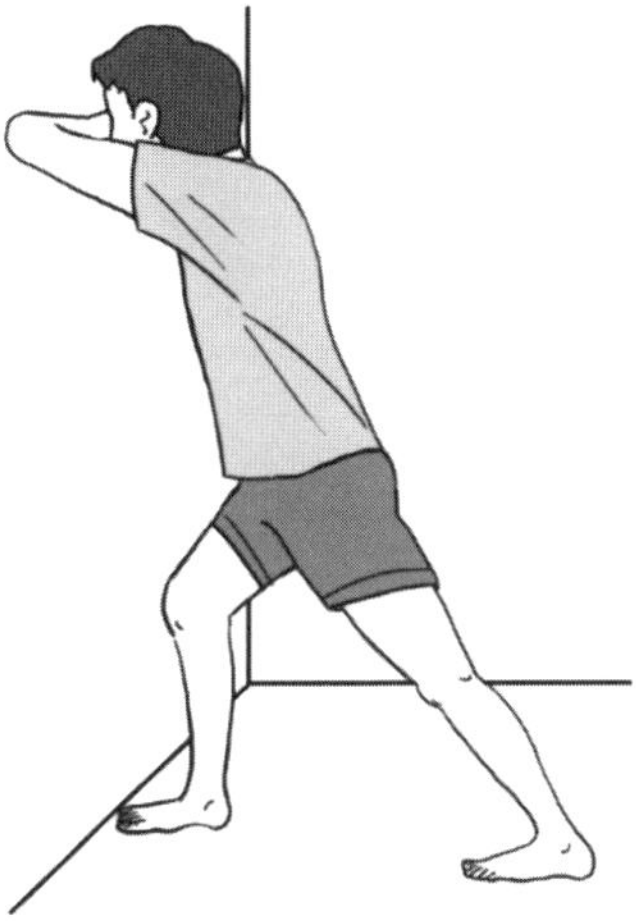

壁に頭を近づけ、足を交互に開く。アキレス腱を伸ばすほうの足が後ろ。かかとをしっかりと地面につけ両足のつま先をまっすぐ正面に向ける。ゆっくりと体を前に倒していき、反動をつけないで痛心地いい感じで 30 秒間伸ばす。

悪い例

伸ばす足のつま先は、絶対に外に向けない。

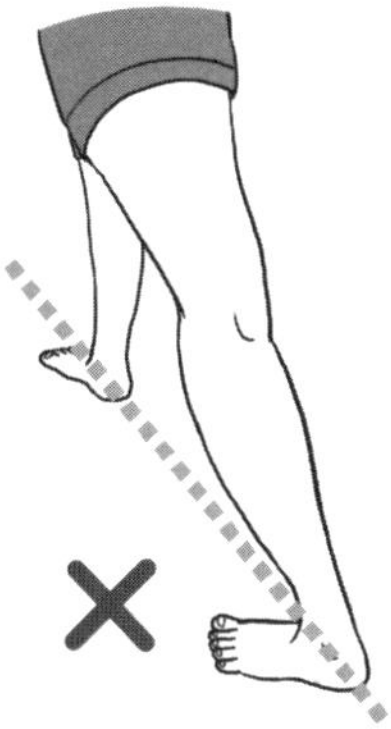

良い例

つま先は、必ず正面に向ける。

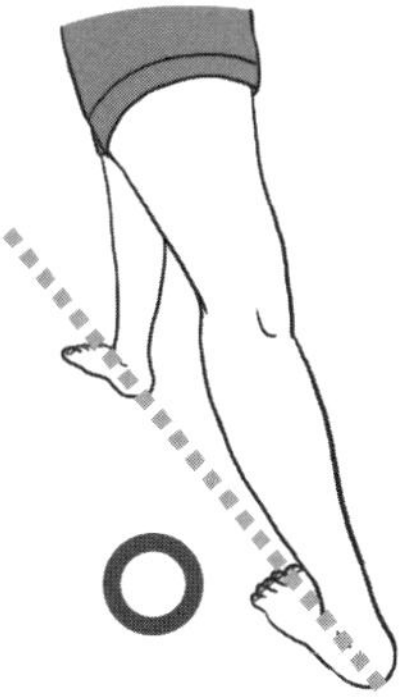

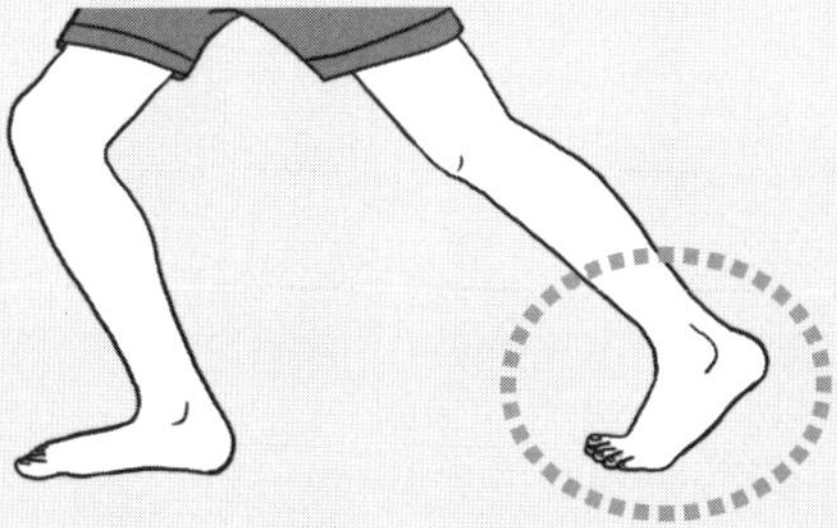

足指伸ばし

かかとを地面から離すと、足指を伸ばすストレッチにもなる。

足指、かかとの上げ下げ体操

足の血行をよくしてむくみを解消、転倒防止にも一役

1日中立ち仕事をしていたり、長い時間同じ姿勢で過ごしていたりすると、足のむくみの原因になります。運動不足や血行不良によるむくみは、この体操で解消しやすくなります。テレビを見ながら、休憩しながら、自宅やオフィスで簡単にできます。

初めはイスに腰かけて、足を床にしっかりと着地させ、足指の上げ下げ、かかとの上げ下げをゆっくり繰り返します。まずは、両足同時に上げ下げし、慣れてきたら足を交互にリズミカルに繰り返します。できるようになったら立ったまま行っても、回数を増やしてもいいでしょう。

足指を上げるときには、ふくらはぎの筋肉を伸ばすように、かかとを上げるときには、膝と甲を伸ばすように、動かすポイントや時間を意識すると、より効果的に筋肉を伸び縮みさせることができます。かかとを上げ下げしていると、足の指先がポカポカし始め、冷え性にもよく、ふくらはぎの筋肉がついて太ももの内側まで引き締まってきます。意外にもヒップアップ効果まで期待できます。

第 4 章

足指スロースストレッチ

足指上げ下げ

かかとは地面に固定した状態で動かさず、足指を軽く上に持ち上げる。ふくらはぎの筋肉を意識して伸ばす。足指をあげたまま5秒間保持して10回繰り返す。

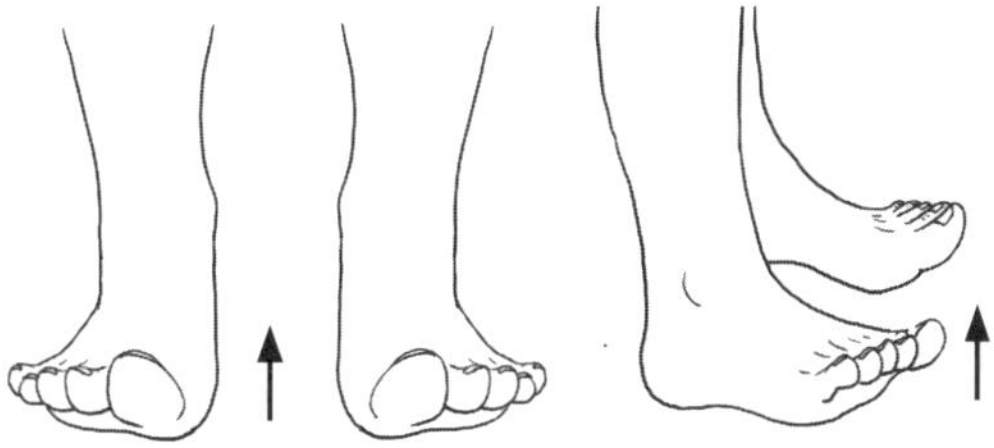

正面　　側面

かかと上げ下げ

足指を地面から離さないで、かかとのみを浮かせる。膝の前側と足の甲が伸びるようにゆっくり行う。かかとを浮かせたまま5秒間保持して10回繰り返す。

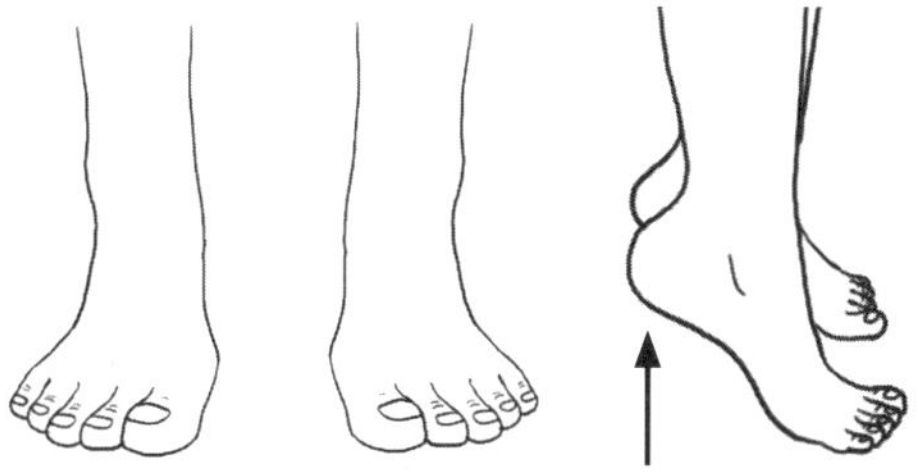

正面　　側面

応用編　膝を伸ばして足指上げ下げ

イスに座って膝を伸ばしたままでゆっくりと足首を前後に動かす。足指を手前側に引く、外に向かって押し出す動作を交互に行う。10 回繰り返す。

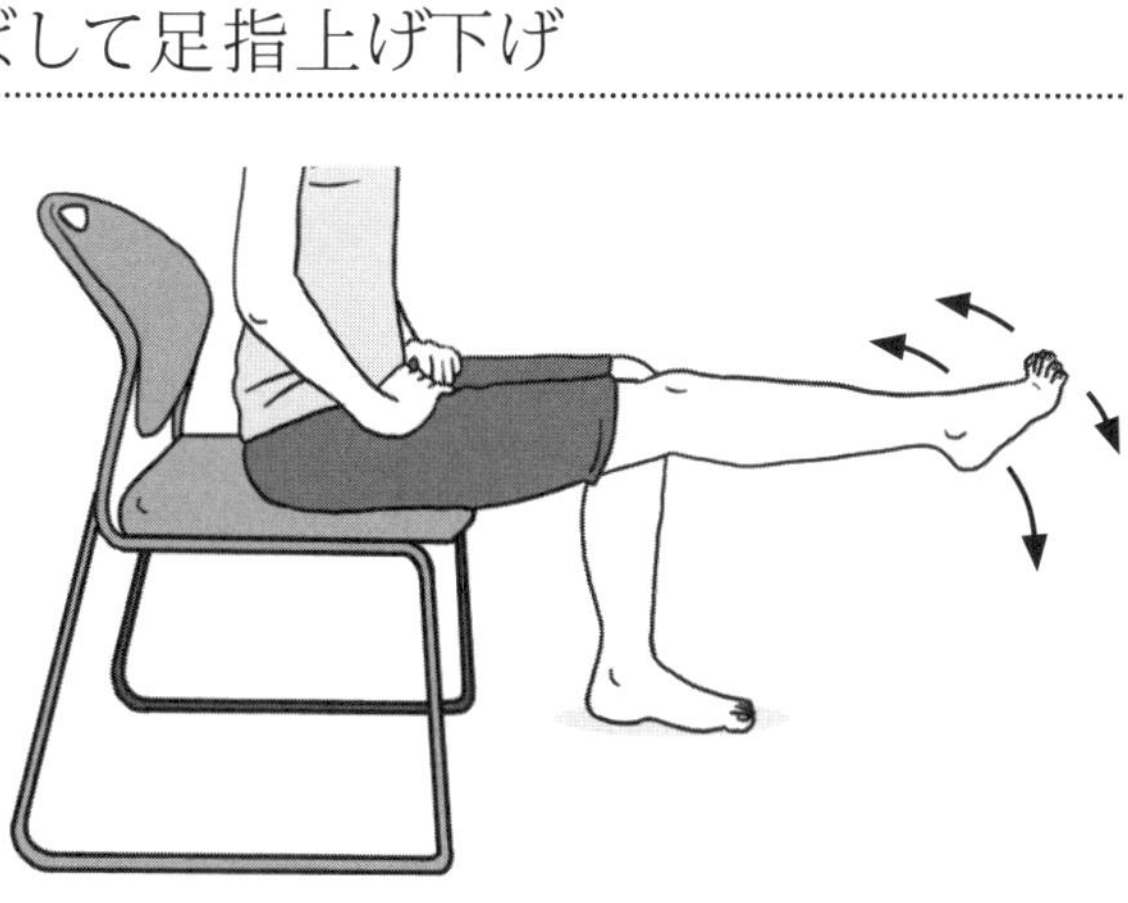

足指タオルギャザー

足底筋を鍛えて、足の土台3つのアーチをつくる

タオルギャザーは、病院などでもリハビリメニューとしてよく用いられています。

これまでの研究報告からは、足底筋群（足の裏にある筋肉）を強化し、静的・動的バランス（支持基底面移動）能力を向上させることがわかっています。つまり、体を支える足の力がつき、バランスを崩したときに踏んばったり、姿勢を立て直したりする能力を高めるので、片足立ちの機能の向上やねんざの再発予防、体のゆがみや転倒予防に役立ちます。

タオルギャザーは、方法を変えると負荷を変えることができます。たとえば、タオルを置く床は、フローリングよりも畳の方が摩擦が加わるので少し難しくなり、タオルの上に重しを置くとよりトレーニングを強化できます。

足の指をしっかり伸ばした状態から、足の指の第3関節までを曲げて、地面に置いたタオルをつかんで足の指でたぐり寄せて手前に引っ張ります。タオルをたぐり寄せて来る際に、足首に痛みが生じる場合は、中止して下さい。外反母趾には、横アーチを鍛えることが効果的ですが、事前に関節を柔らかくマッサージしてから取り組むといいでしょう。

第 4 章

足指スローストレッチ

足指タオルギャザー

① 床に座り両膝を立てる。

② 床にタオルを広げ、かかとは、タオルの外に置いて足の指に端がかかるようにする。足の指でタオルをつかみながら、タオルをたぐり寄せる。指だけを動かすのではなく、足裏の筋肉全体を縮めて引き寄せる。

③ タオルを手繰り寄せられなくなったら再び広げて5〜10回繰り返す。

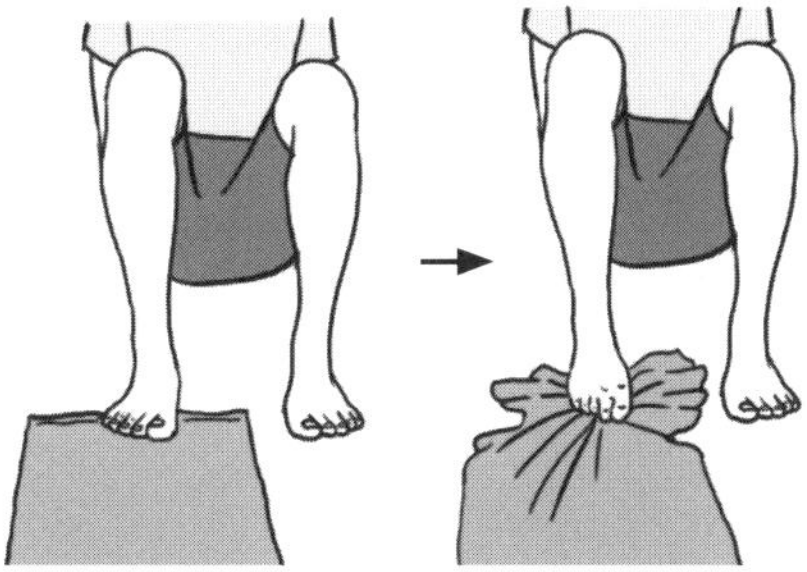

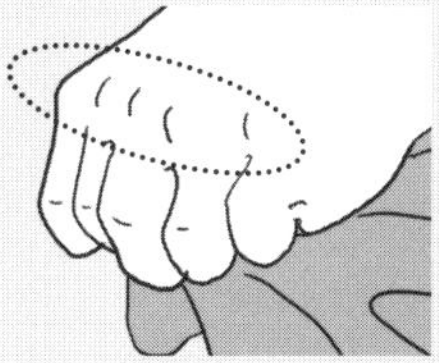

うまくできるようになったら負荷をかけるためにタオルの先に重しをおくといい。足指でつかんで引き寄せる際に重要なのは、第3関節をイメージしてつかむこと。ひざを曲げてタオルを手前に寄せないよう、足指の力だけで行う。

応用編

イスに腰掛け、足の指でタオルをつかみ上げ右から左に動かします。置いて今度は左から右に動かします。左右10 回程度、片足づつ行う。

立った姿勢でタオルを左右交互につかみ、真上に30cmほど上げる。左右10回程度行う。

おはじきやビー玉を足指でつかんで移動させる。カーテンのすそを足指でつかむのもよい。膝や足全体は使ってはいけない。

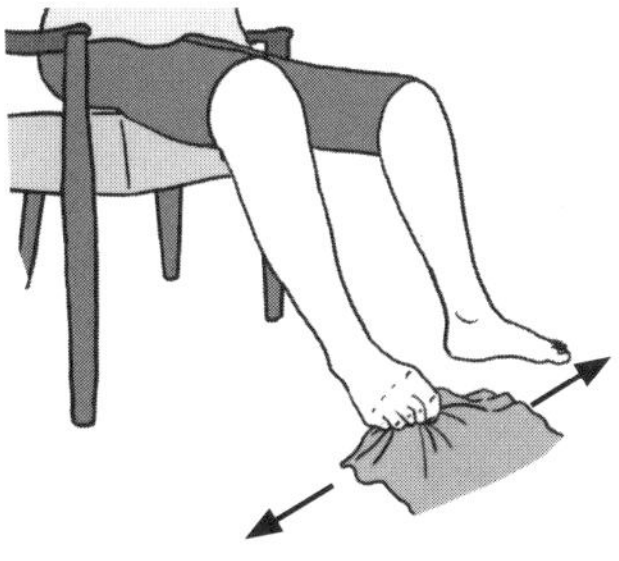

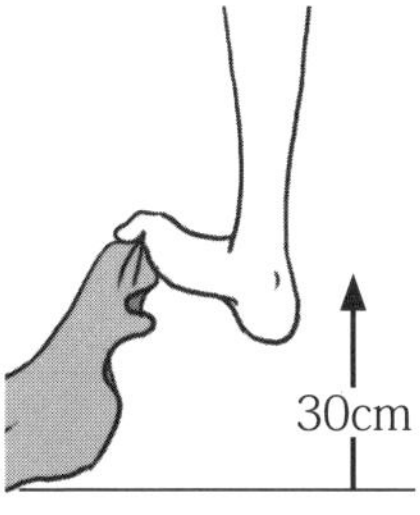

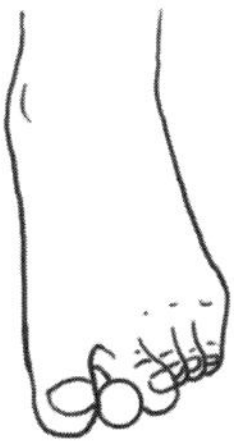

足裏ごろごろゴルフボール

足の裏のアーチを整えて溜まった老廃物もスッキリ

準備するのはゴルフボール1個。ゴルフボールは、固さ、大きさ、質感が、足裏マッサージをするのに最適です。足の裏には、体のツボがたくさんあるので、押して痛いところは、特にていねいにゴルフボールでマッサージをすれば、痛みがなくなってきます。

方法は、床にゴルフボールを置き、立ったままゴルフボールの上に片足ずつのせて、体重をかけながら痛気持ちいいくらいの強さで足裏で転がすだけです。ゴルフボールが足裏のツボを刺激してくれます。TVを観ながら、ゲームをしながら、仕事をしながら無理なく続けることができます。

入浴後など、体を温めた後に行うと、足の裏の筋肉が柔らかくなり、疲労の元やむくみなど滞っていた老廃物が流れやすくなります。

ただ、くれぐれも、やり過ぎないようほどほどにしましょう。

少し上手になったら、足指でのボールつかみに挑戦しましょう、足指の握力アップにつながります。

足裏でゴルフボール転がし

ゴルフボールを足の裏にあてて、少し痛いくらいの力でごろごろ動かす。足指の付け根にある骨からかかとの骨の間の位置の間を転がす。反対の足でも同じように行う。

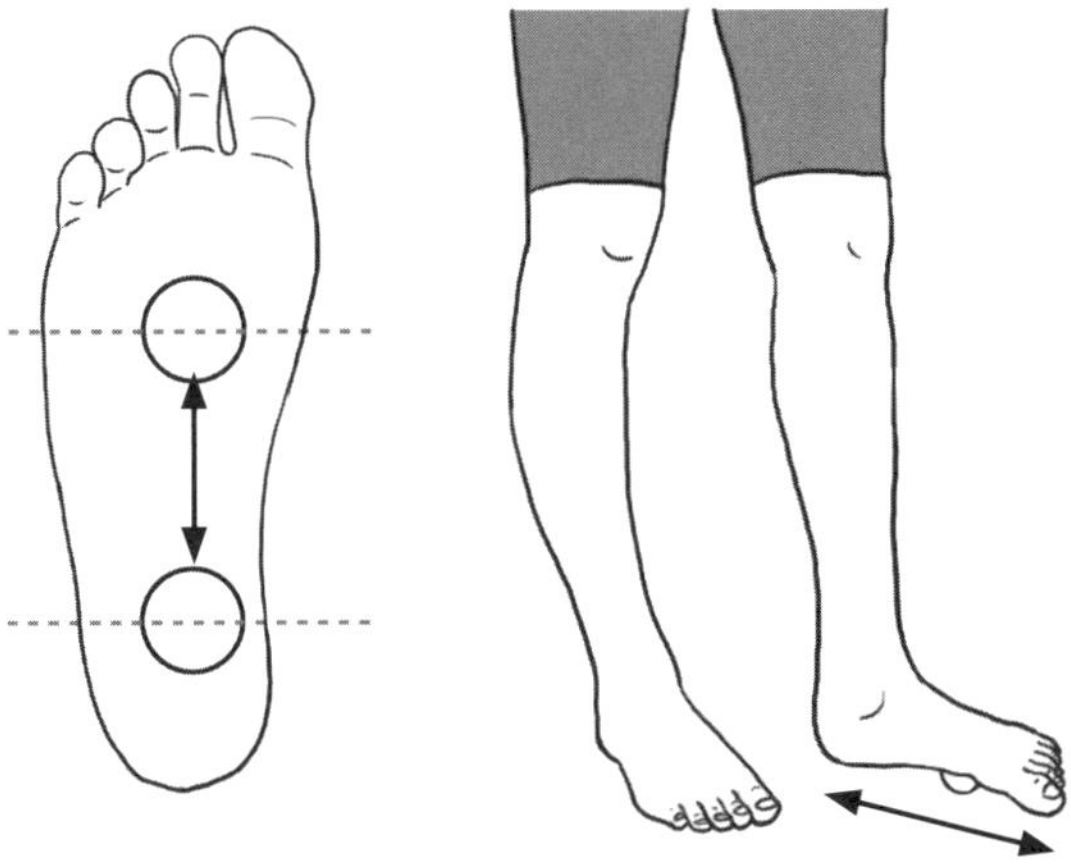

足指でゴルフボールつかみ

足の親指と人差し指でゴルフボールをつかむ。そのままゴルフボールを太ももの力で持ち上げる。5秒ほど持ち上げたままキープできたら、ゴルフボールをつかんだまま上下に動かす。反対の足でも同じように行う。

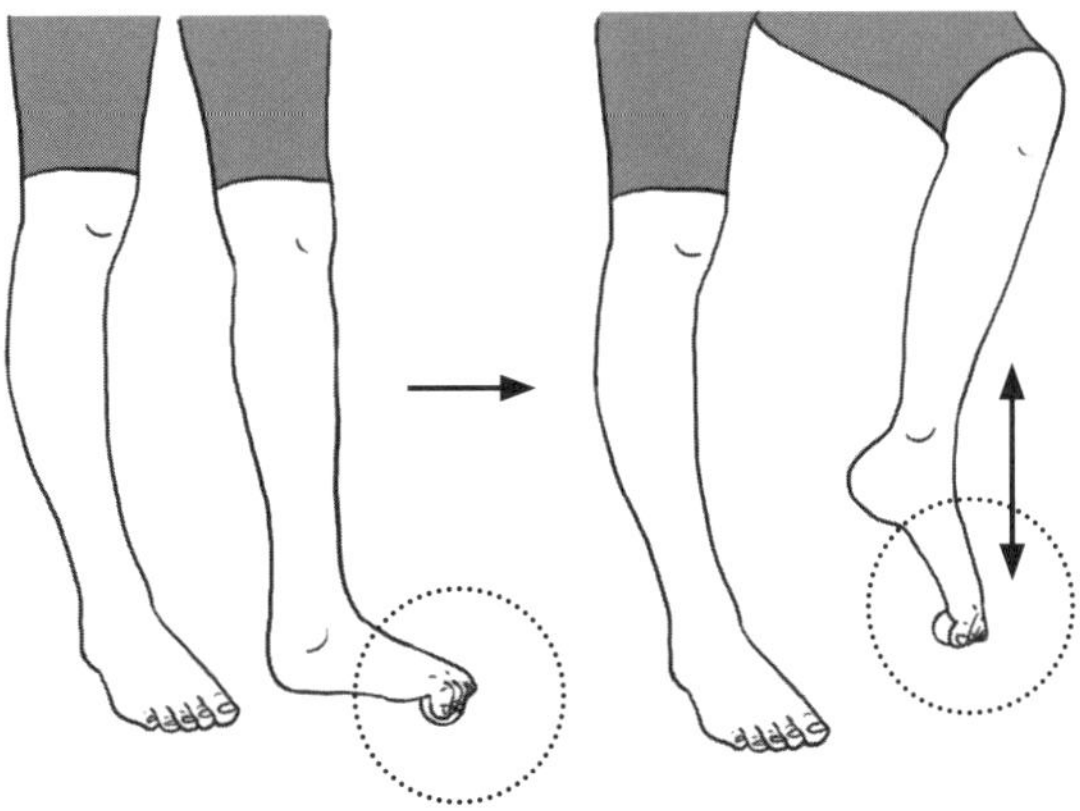

「足指蹴飛ばし歩き」で足指強化

頭の位置を安定させる、歩きながらできるストレッチ

歩いているときと走っているときでは、足の運び方や体重のかかり方が、異なっています。

歩くときは、重心線上の一直線を挟むように足をストレートに運ぶ歩き方をしていますが、1歩前に足を踏み出す片足を宙に浮かした瞬間は、もう片方の足だけに体重の約1・5倍の負荷がかかります。

そして、走るときは、重心線上の一直線に乗るように足をローリングする走り方となり、両足が宙に浮いている時間もあるので、片足に体重の約3倍もの負荷がかかり、連続して片足立ちを繰り返しています。

つまり体重50kgの人は、1歩歩くと75kg、走ると150kgが片足にかかります。1日平均、6000歩歩くとして、単純に計算して合計450トンの負荷が足にかかります。

そこで歩くたびに足にかかる大変な負荷を軽くする、足にいい歩き方は、どういった歩き方なのかを調べてみました。すると、いちばん多く紹介されていたのが、かかとから着地し小指側に重心を移動し、そして最後は親指で蹴り出すという3点を使って足を前に運ぶ歩き

第４章
足指スローストレッチ

方でした。ただし、この歩き方の前提には、「正常な足や正常な足指で歩く」という条件がついています。足指の変形がある人にこうした歩き方をすすめてみましたが、足が痛い、疲れるという声がたくさん聞こえてきました。

そこで私が考えたのが、歯科において非常に重要な頭位の安定を考えた歩き方です。

私の医院では、片足立ちを推進していますが、多くの人は、サルやチンパンジーのように膝を曲げて片足立ちをします。膝を曲げると、人間は頭が重く重力の影響を受けるため猫背になり、頭位が安定せず足裏で安定を得ようとするのでふらついてしまいます。

そこで膝を伸ばして片足立ちするようにアドバイスをすると、自然と頭位は安定しふらつきがなくなり重心が安定し始めます。すると、頭頸部の角度が変化し、顎を引いたよい姿勢にも繋がります。片足立ちの安定によって各関節への負担の軽減にもつながります。

これこそが重力を受けた際に最も影響を受けない、脳を水平位にきちんと保った直立二足歩行の姿勢であり、歩きながら行うストレッチになるのではないかと考えるのです。

膝を伸ばした際の片足立ちにおける頭位の安定を考えた歩き方、いわば後の脚で地面を押し出す歩き方がもっとも重要ではないかと考えています。後の脚で地面を押し出す際に膝が伸びると、足指を使った歩き方が可能となり頭位も安定します。

頭の上にひもがついていて、天から引っぱられているようなイメージで歩くと、もっとい

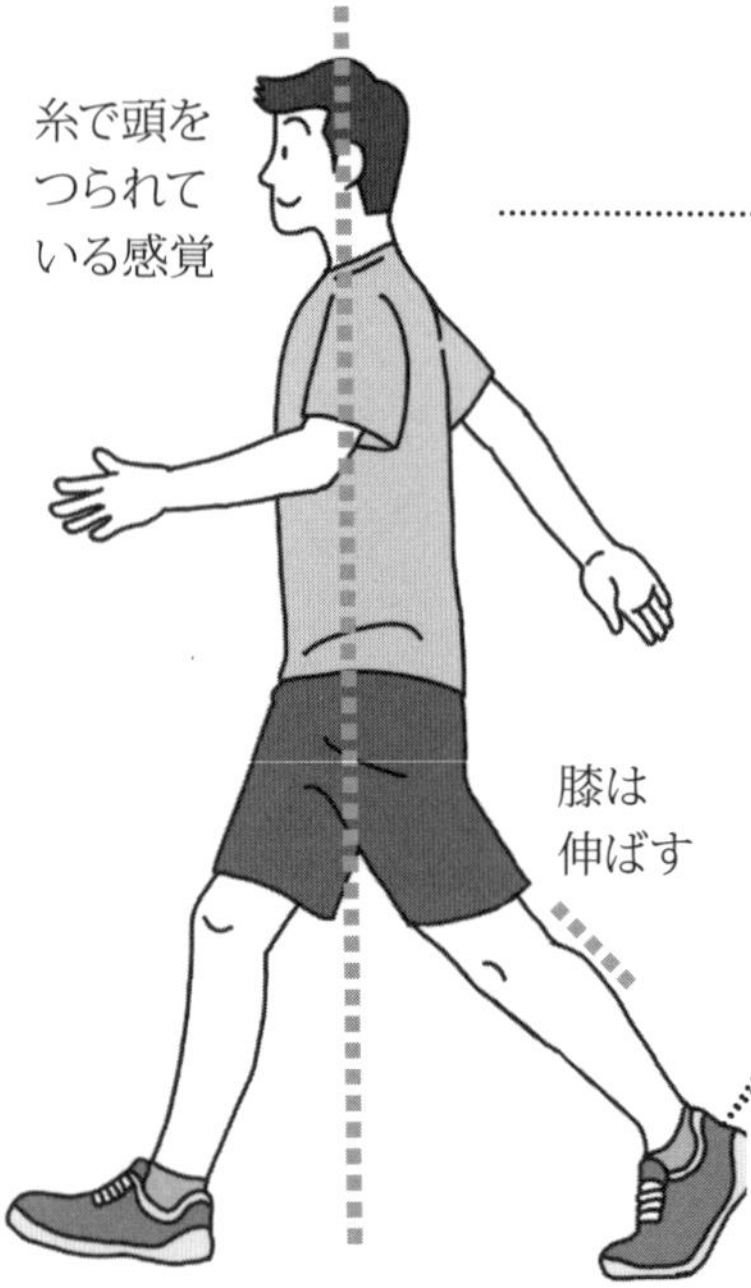

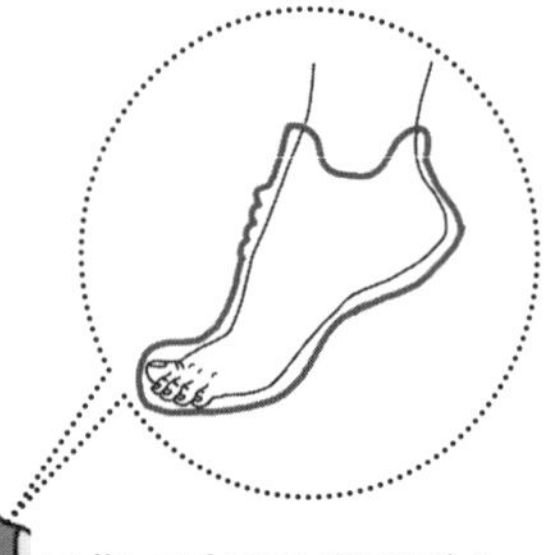

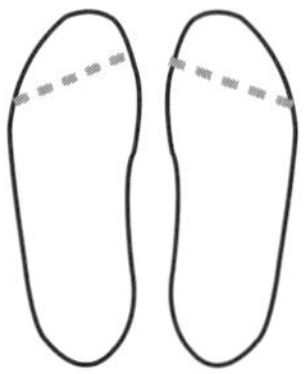

足指蹴飛ばし歩き

後ろ足の膝を伸ばし、足指で地面を蹴飛ばして歩く。足指が動かせる靴、靴裏の MP ライン（親指から小指までの各ＭＰ関節をなだらかに結んだ湾曲線）が靴裏に刻んである靴を履くと歩きやすい。

いでしょう。ハイヒールを履いていたとしても背筋が伸び頭位が安定するため、まるでハリウッド女優が歩いているかのようです。このような歩き方をすると、足指まで血液循環がよくなり重力の影響を受ける人間にとって最も省エネ歩行になるのではないでしょうか。

健康にいいのは大股歩きと考える人もいますが、大股で歩くほど、足や体に受ける衝撃は大きくなります。たとえば、背後に何があるかわからない状態で後歩きをしてみると、歩幅は自然に小さくなります。後歩きは前進歩行と全く逆の働きになり、まず、つま先で着地し膝が伸びて、そしてかかとが着地します。この歩幅こそが頭位が振らつかない歩幅で、本来歩くときの正しい歩幅です。ゆっくりと大地を踏みしめるように歩くのが正しい歩き方と考えます。

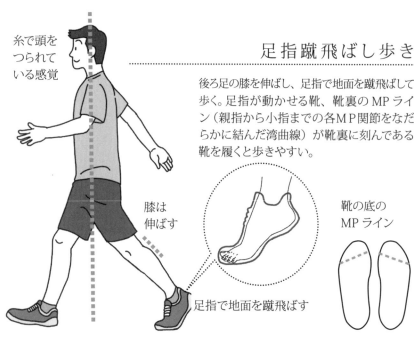

体に悪い歩き方

ガニ股

男性は太ももの外側の筋肉の張りが強くガニ股になる。女性は骨盤がゆるみ脚の付け根から開いて起こる。太ももの外側の筋肉やふくらはぎに負担がかかり、股関節や膝を痛めやすい。

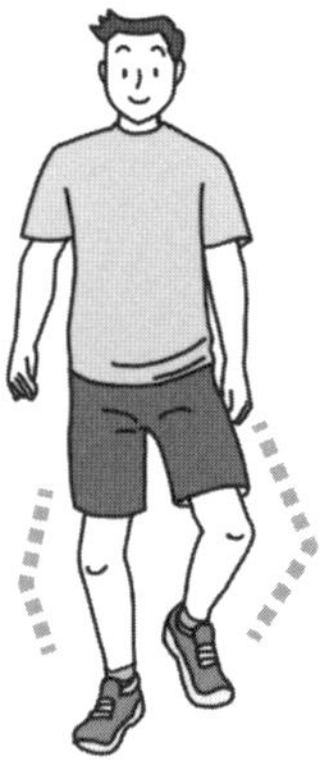

左右傾き

いつも同じ肩に過重をかけることが原因。骨盤が傾いた状態でバランスをとろうとするため骨格全体がゆがむ。過重のかかる方の脚に強いハリが生じ、足首や腰、膝に痛みを伴いやすい。

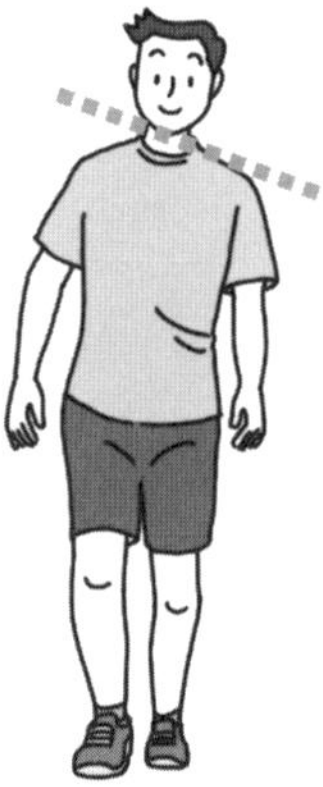

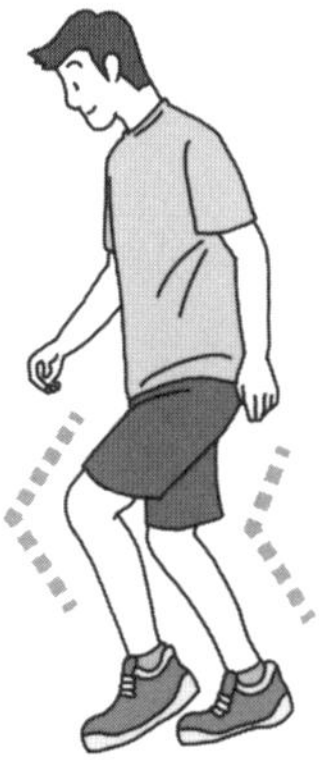

膝曲げ

膝や腰が曲がり、太もも前傾を使って歩くため、腹の深部にある腸腰筋が弱まり、体幹（腹筋や背筋、お尻の筋肉など）の筋肉が使えない。太ももや腰、膝のトラブルになる。

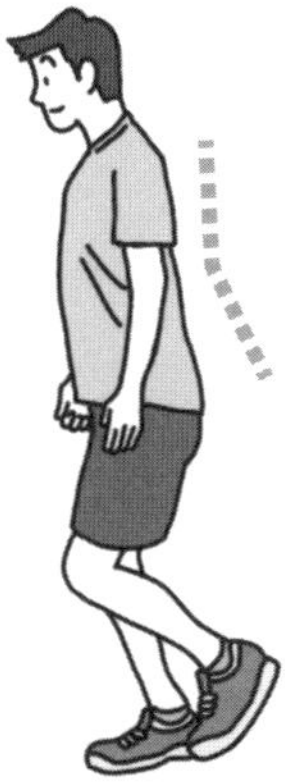

反り腰

背筋が伸びているのではなく、腰を反らして歩いている。原因は腹筋と背筋のバランスの悪さ。腰や膝に負担がかかり、痛みを伴うことになる。

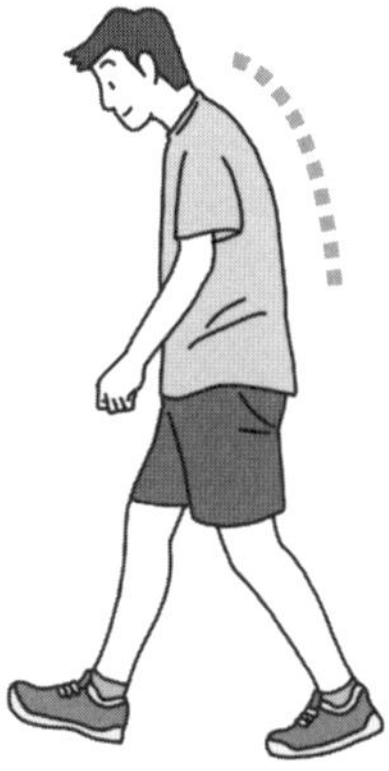

猫背

猫背、前傾姿勢が続くと、背骨のS字カーブが崩れ背筋は曲がり腹筋を使わなくなる。肩甲骨周辺の筋肉が伸びきり硬くなり、慢性的な首・肩こり、やがて腰痛になる。胸骨が舌骨を引っぱり口がぽかんと開く。

コラム4

ウォーキングポール

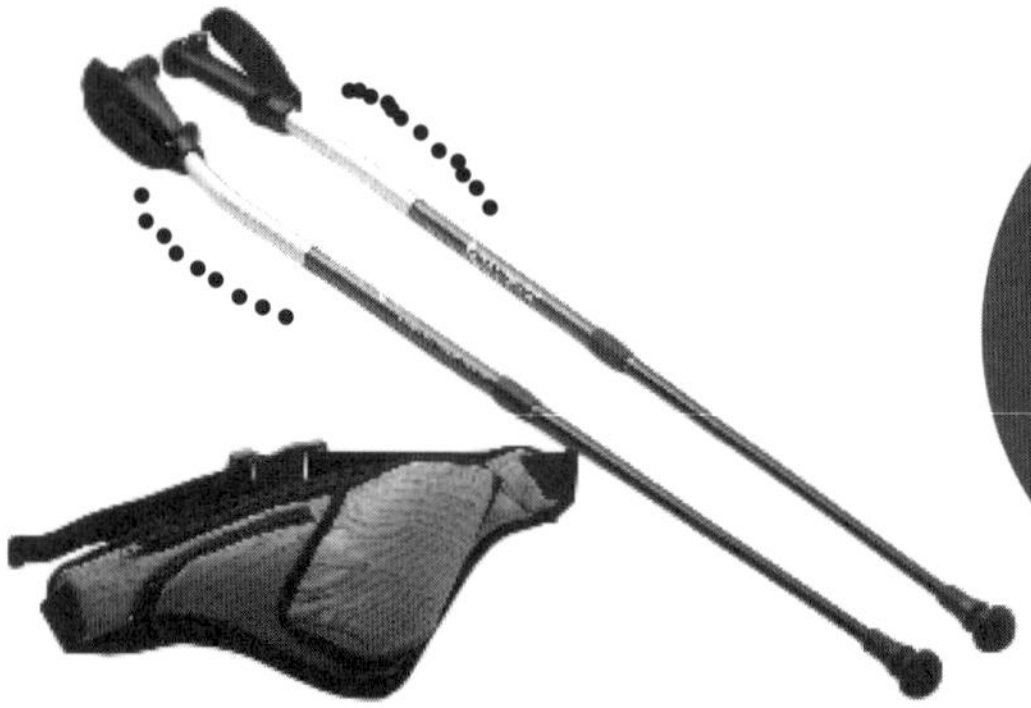

ポイント
曲線になっている。
カーボン製
衝撃を吸収する。
腕や肩が
痛くならない。

ポールを使ったポール・ウォーキングは、肩頸腕部の疾患予防や体幹筋群の強化、インナーマッスル（深層筋）に働きかけて、しなやかな体づくりをサポートします。ウォーキングよりも代謝を高め、足腰への負担の軽減、転倒予防と身体バランスや筋バランスの改善、正しい姿勢での起立や歩行の安定性を獲得できます。有酸素運動を継続することで、内臓脂肪は減少し、ダイエット効果も期待できます。

松藤文男氏が開発したポールは一般的なポールと違い、オールカーボン製。しかも手首の負担が軽減できるように、ポールが曲線を描き、地面からの衝撃を吸収するため、体にとてもやさしいポールです。

ポールを収納できるだけでなく、ウォーキングの際にペットボトルや小銭などを入れて運べる専用の袋がついています。

一般の商品と比べて使ってみると、その差は歴然で、ポールのとりこになってしまいます。

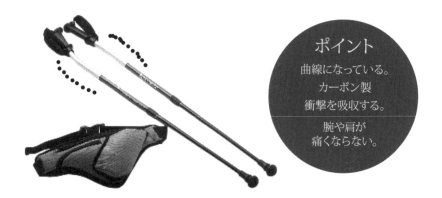

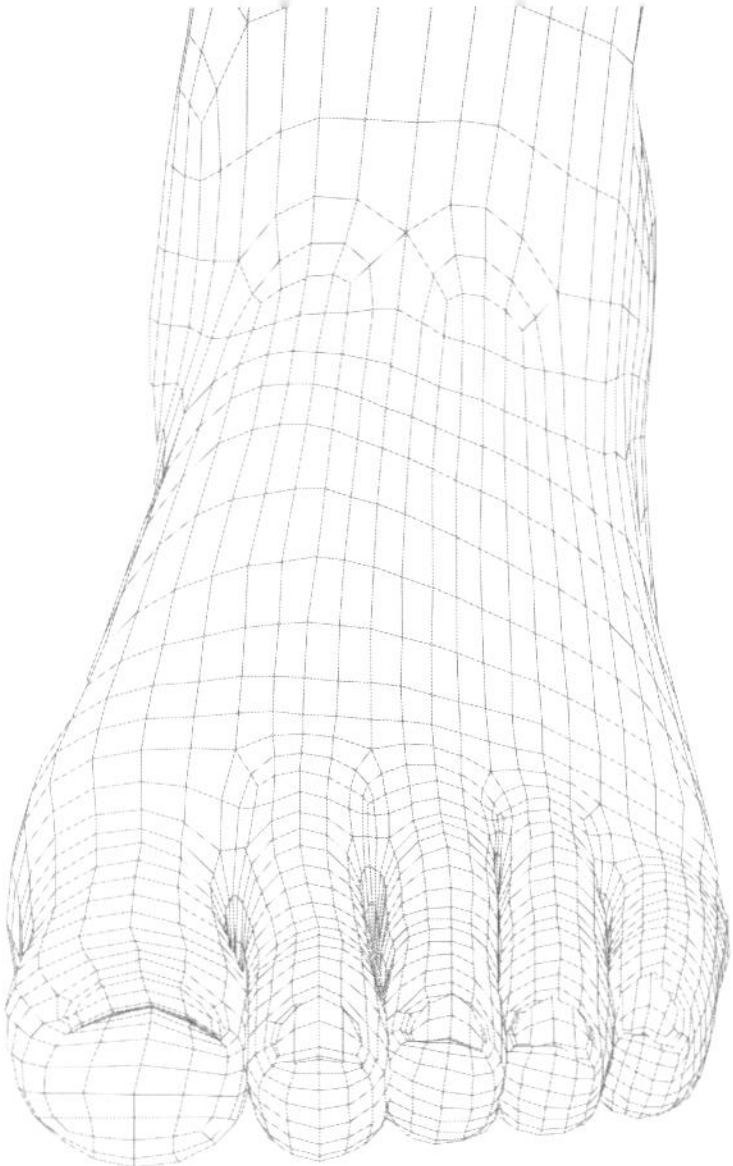

第５章

未来を担う子どものために

歯科は予防で来院する唯一の病院です。
だからこそ未来を担っている
姿勢の見張り役ともいえます。
子どものために「木を見て森も見る医療」
をしていかなければなりません。

子どもに起きている体の異変

高齢者に多いとされているロコモティブシンドローム（運動器症候群）ですが、現在、子どもに増えています。

宮崎県や島根県などで８０００人以上の子どもを調べた結果、「しゃがめない」「片足立ちができない」「バンザイ（両手を勢いよくあげる）ができない」など、ロコモティブシンドローム予備軍の子どもが、約５人に１人の割合（23％）でいることがわかりました。

どうして子どもの体が硬くなるのか、その原因は、生活環境の変化や子どもの体自身の変化もあるのでしょうが、私は、その原因は外遊びや運動遊びの不足にあると思っています。

昔の子どもは、石蹴りや鬼ごっこ、木登りなど、機敏性やバランス感覚を養い、体を多様に動かす遊びが中心でしたが、現在はテレビ、モバイルゲームの普及や安全対策の面などから、外で遊ぶ機会がなくなって運動不足になってきています。

その一方、特定のスポーツだけをする子どもも多く、たとえば、足首や腰を使うサッカーばかりすると、ふくらはぎや太ももなどの同じ関節や筋肉しか使わないため、柔軟性や運動機能のバランスが損なわれ、体に負担がかかり害（スポーツ障害）が出てしまいます。

第５章

運動不足による機能障害も運動しすぎによる機能障害も、いずれにしても遊び的な要素の入った多彩な動きを含めたスポーツ指導や運動訓練がなくなってしまったことが原因です。外遊びにある多様な動きは、基礎的な体力やスポーツなどでは使わないインナーマッスルなどをつちかうには最適です。子どもは、遊びの中で体を効率よく動かすために、どの筋肉や関節を連動させればいいのか、経験を積んで自然と学んでいきます。

本来、子どもは、大人より軟骨部分が多く筋肉などが柔軟にできています。

赤ちゃんの頃のハイハイの減少。歩けるようになっても抱っこや移動手段は車。足を使う機会が減り、畳の上に正座をする生活からフローリングになり、椅子に座る、ソファーに寄りかかるなど、立ち座りの少ない、肉体的に楽な生活となり、関節をあまり使うことがなく、硬くなっていています。そのため現代の子どもは、四つんばいでの雑巾掛けも苦手です。昔は教室の端から一列に並んで雑巾掛けで競争をよくしたものですが、今は重心となる腰を高くして雑巾掛けを行う子どもが多いようです。両腕は垂直に近く、体は前に突っ込むので、進みにくく前に転んでしまい、手首や腕を骨折したり、または歯をぶつけ折ってしまった子どももいます。

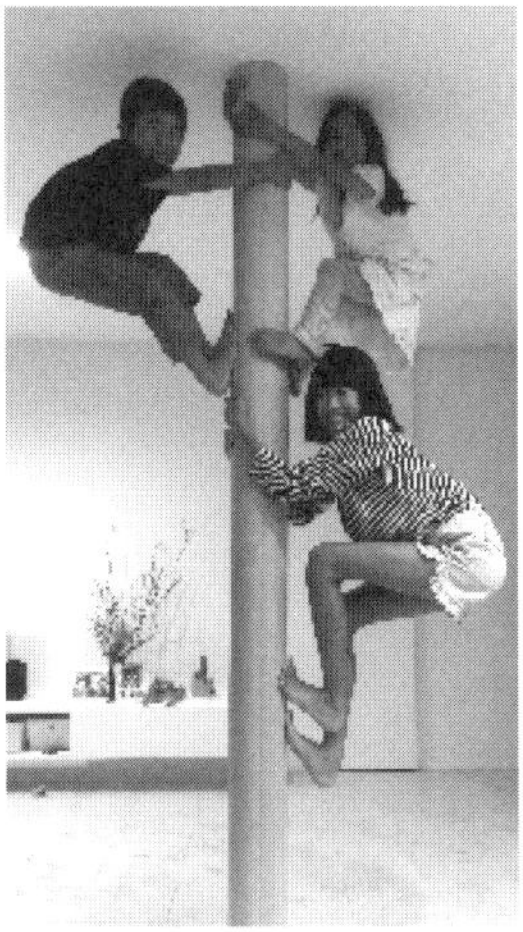

体育の授業での跳び箱でも、台についた両手首が十分に反り返らずに骨折してしまい、頭から前のめりの姿勢で落ちてしまった子どももいます。転んだときに手が上手く出せず大けがをしたり、遠くから跳んできたボールのスピードに手を出すタイミングがつかめず、対応できなかったりするなど、昔ではありえないような子どもの怪我が報告されています。

こうした状況を受けて文部科学省は、従来の座高・ぎょう虫検査に変え、平成28年度から子どものロコモティブシンドロームの早期発見に向け、足首や膝などの運動器を見る「しゃがみ込み」、体幹の硬さをチェックする「体前屈」、手首の動く範囲を調べる「グーパー運動」、股関節のトラブルを発見する手を横に水平にしての「片足立ち」、肩が180度上がるかを見る「バンザイ」、5つの動きから運動器が正しく機能しているかを見る学校検診を始めます。

今の子どもの足は6割が扁平足、足指の変形やゆがみなどの異常は9割を占めているといわれ、子どもの運動器不全は、足指の変形や足首の硬さとも関係しています。

しゃがみ込みができないのは、浮き指など足指の変形や足首が硬くて曲がらないため、重心がかかとにあり、しゃがむと後方にひっくり返って尻餅をついてしまう、踏ん張れない足指が原因です。そのため和式トイレには座れません（子どもに限らず）。

手首が硬いためグーパーをしても十分に反り返りません。体前屈も床まで手が届く子どもは骨盤を90度近く曲げることができますが、体の硬い子はほとんど曲げられないので体を前

第5章

未来を担う子どものために

運動器事前検診

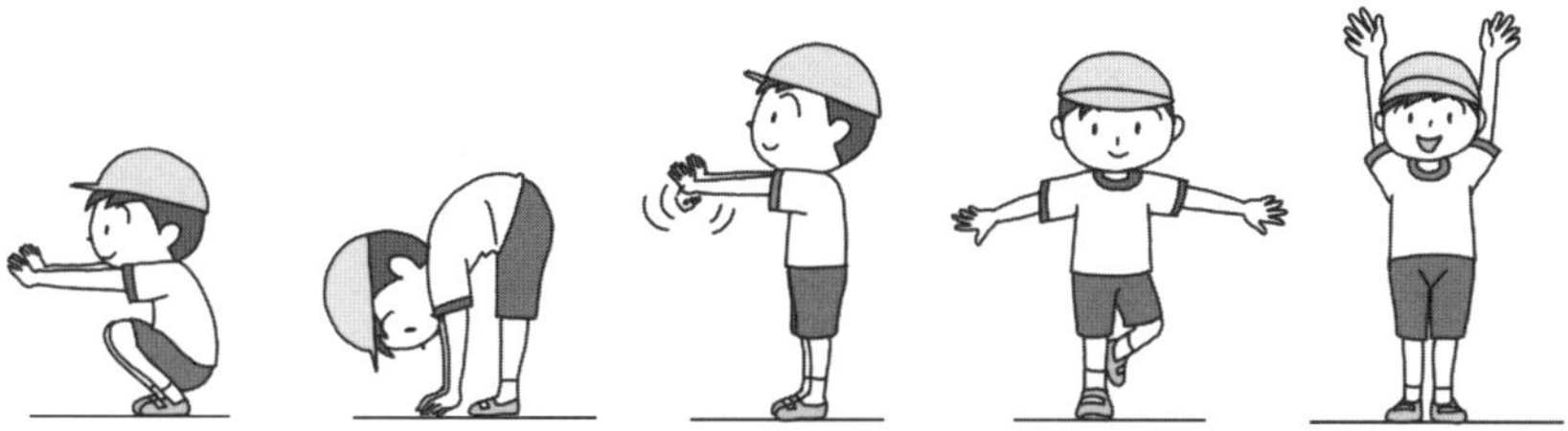

しゃがみ込めない　前屈で指先が床につかない　グーパーに問題がある　片足立ちが5秒以上できない　バンザイ180度まで上がらない

に曲げられなくなっています。

四つんばいでの雑巾掛けをするには、腰を低くする必要性があり、そのためには足指の力が重要です。足指の力が弱いと足を前に押し出すことができずスムーズに進むことができません。後ろの足を前に押し出す働きが歩き方において重要なのです。

足りないのは外遊び。外遊びの動きのバリエーション（多様性）こそが、体を使うバランス感覚を養ったり、自分に最適な美しい姿勢で立ったり歩いたりすること、足や足指の使い方を覚えることにつながっていたのです。

このまま子どもの体の異変を放置すると、小学生から五十肩や変形性関節症などになるリスクは高まり、そのまま成長すれば、大人になってロコモティブシンドロームになる可能性は早期に、しかもより高い確率でおとずれかねません。

現在は、これまで関心の低かった足や足指、歩き方という分野にまでケアをしなければならない時代になっています。

足指の変形は、体や心をゆがませる

これまで行われた児童の足に関する調査では、足のトラブルが増えていることがわかっています。しかも、子どもの親世代の1977年に実施した調査と比較すると、子どもの足の形が、足長が長く足囲が細い長方形型になり、足がやわらかく筋肉が少ない特長があります。これは、環境や遊びが大きく変わり、足の運動不足などによって足のアーチが低く足が平たくなっていることが原因と考えられています。

文科省は「今の子ども達は親世代に比べ体格は向上し体力・運動能力は低下している」と発表し、このままでは、今の子どもが60歳になったとき、4～5人に1人は、杖をつかなければ歩けなくなるのではないかと懸念しています。

また、フットプリンターで足裏の接地状態を調べた調査では、土踏まずの未形成、浮き指、左右の足の差や重心位置が不自然になっていることなども報告されています。

調査では、足指の温度までは測定してはいませんが、足指は心臓から最も遠い場所に位置しています。足指にゆがみや変形などがあると、足指の血流が悪くなることが想像できます。

そこで、私の医院で、足指の深部の体温を非接触赤外線体温計で計測してみました。驚い

第 5 章

未来を担う子どものために

「児童生徒の足に関する実態調査」

2007～09年に1万人以上の小中高生の足の計測やアンケート調査を（公益財団法人 日本学校保健会「足の健康に関する調査研究委員会」と日本教育シューズ協議会（JES）との協力で実施）

●脚のトラブルの経験（マメや靴擦れ、足指や爪の変形、踵痛や皮膚炎など）

小学校低学年31%、小学校高学年40%、中学生57%、高校生は74%、足の計測調査に参加した子どもたち全体の43%に何らかの足のトラブルの経験があった。

●外反母趾（第1指である親指の外反角度が15度以上）

6歳から年齢とともに増加し、12歳では女子の約25%、男子の約10%に見受けられた。足指の変形やゆがみの原因には、女性の靴下やタイツ、ストッキングなど履いている時間の長いことが考えられる。

●足長（足の長さ）と実際の靴のサイズの比較

約70%の子どもが大きい靴、約10%が小さい靴、サイズがぴったりの靴を履いている子どもは約20%。足囲（足の周り）をあてはめてみると、E ～ 4Eの靴に適合する子どもは約54%で、足長・足囲ともに足にあった靴を履いているのは少数（10%程度）である1.0cm以上小さい靴を履いている子どもは約47%、2.0cm以上大きな靴を履いている子どもは、約50%。

●浮き指やハンマートゥ（屈み指）の原因

小さい靴を履くと足が圧迫され、外反母趾やハンマートゥなどの原因に、大きすぎる靴を履いても、靴の中で足が動いて指先があたり、外反母趾や内反小趾など足指の変形や陥入爪（爪が周辺の皮膚にくい込んだ状態）の原因になる。

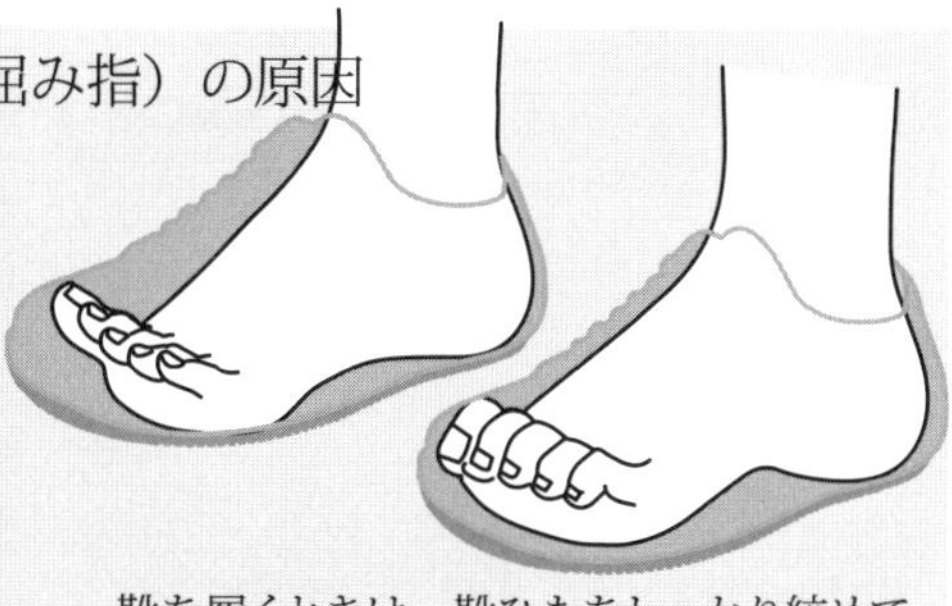

靴を履くときは、靴ひもをしっかり絞めて足首を固定することが大事！

たことに足指の体温が36度以上ある人は非常に少なく、逆に34度以下で測定不能な人は、それ以上に多くいました。毎日歩くことにより動かしているはずの足指ですが、体温からみると、普段、いかに足指を使わずに歩いているかがわかります。

特に女性には、足指に冷えがある末梢血管収縮型冷え症の人が多いようです。

本来人間の腋の下で測定した体温（腋窩温）の平均は36・5～37・2度です。子どもは体温が高く、年齢を重ねるにつれ体温は下がっていきます。

しかし実際には日本人の平均体温そのものが、下がっている傾向があり、体温が1度低下すると、基礎代謝は低下し、免疫力を担っている白血球（リンパ球）の働きも悪くなり、免疫力は30％低下することがわかっています。

末梢の足指の体温が低いと血流も悪いため爪の色や形にも異常が見られます。足の爪は1カ月に1㎜と手の爪よりも伸びは遅いのですが、血流が悪いと、爪を切る必要すらないくらいです。

足のトラブルは薬をつけても、手術をしても、元の足を取り戻せるものではなく、足から全身への影響が及ぶことなどを考えると、足を使うことでの予防が重要になります。

第 5 章

未来を担う子どものために

子どもの足指の異常

外反母趾

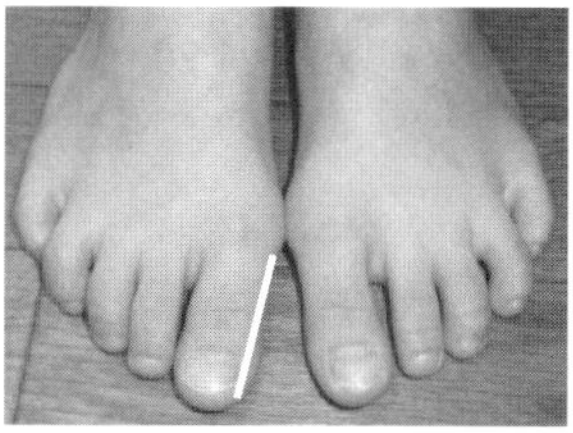

親指が小指側に曲がった状態

寝指

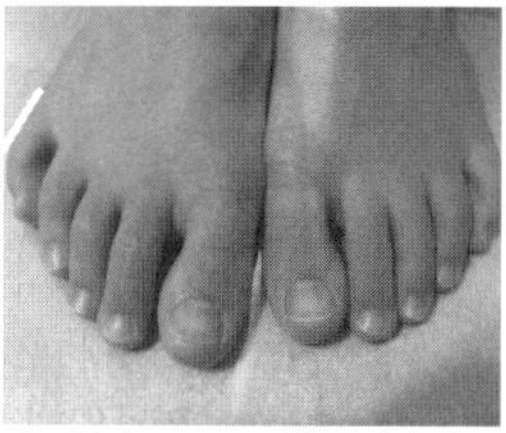

指が寝ている状態(小指が横を向いている)

内反小趾

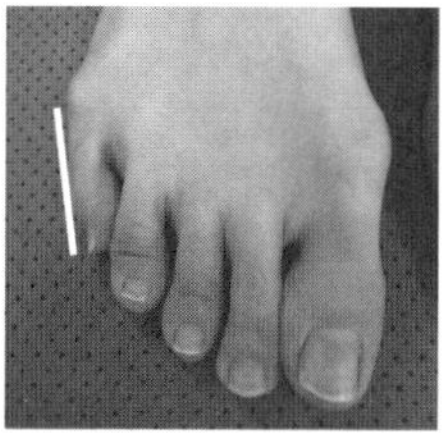

外反母趾の反対で小指の骨格変形

浮き指

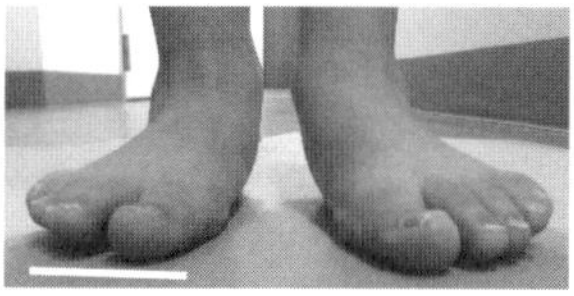

指が地面に接地していない状態(影が見える)

ハンマートゥ

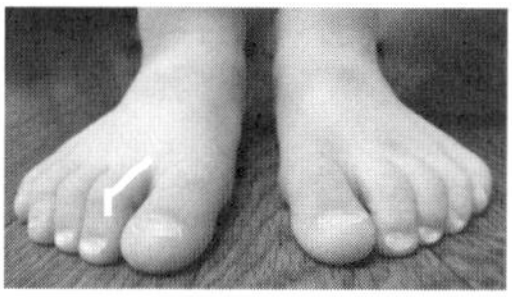

指がおじぎして爪が地面に向いている状態

扁平足

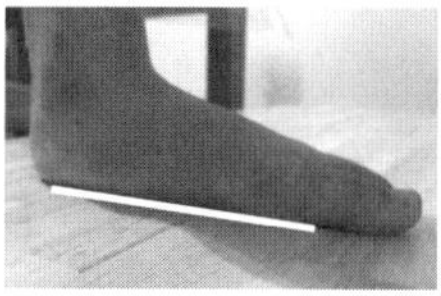

土踏まずがない状態

つま先立ちの異常

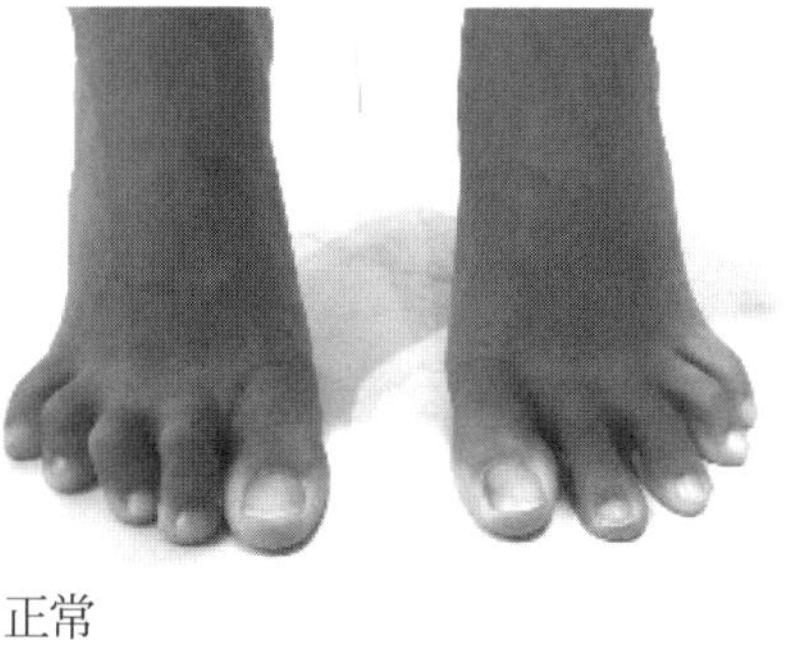

正常

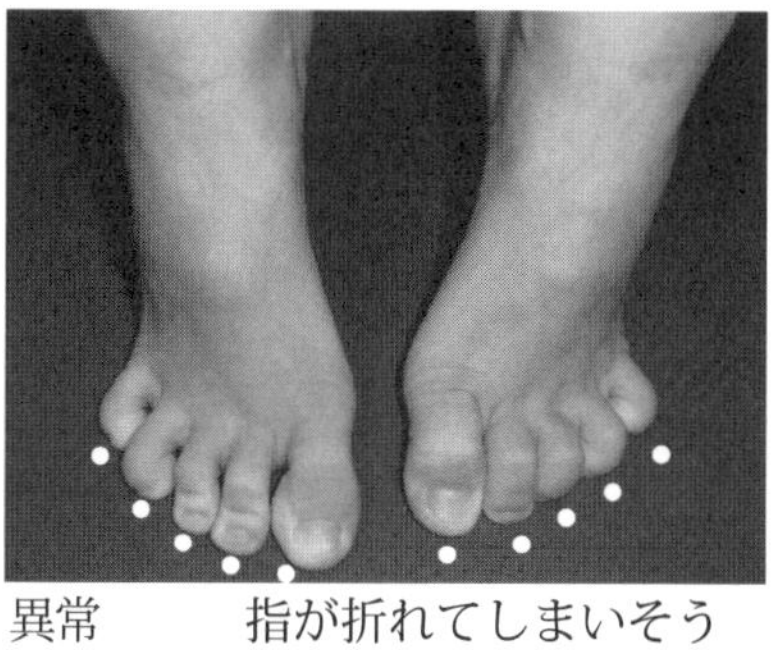

異常　指が折れてしまいそう

生きるために欠かせない三育

現代のように、交通網が発達し足を使わなくなっている生活、家電製品が開発され楽をし過ぎている生活、化学薬剤や合成添加物を使い過ぎている生活、どこにいっても何でも手に入る飽食の生活、衛生的過ぎる生活は、人間の体を大きく変え始めています。

人間に本来備わっている機能を低下させ、子どもの体の成長及び発達に多大なる影響を及ぼしています。体は、あるべき機能を働かせて使っていかなければ、自ら必要ないと判断し、やがて退化をし始めてしまいます。

子どものアレルギーが増え、足や足指が鍛えられなくなり、常に体の健康は脅かされ続けています。

こうした状況を考えると、私は、人間が健康に生きていくためには、どうしても子どもやその保護者に3つの育みを教える必要があると考えています。

3つの育みは、呼吸＝息育、食＝食育、足＝足育です。

昔は、ごく当たり前の生活をしていたら自然と身についていた育みばかりです。

これから先、どんな時代になっても、この3つの育むバランス（トライアングル）は、人

第 5 章

未来を担う子どものために

必要不可欠な三育

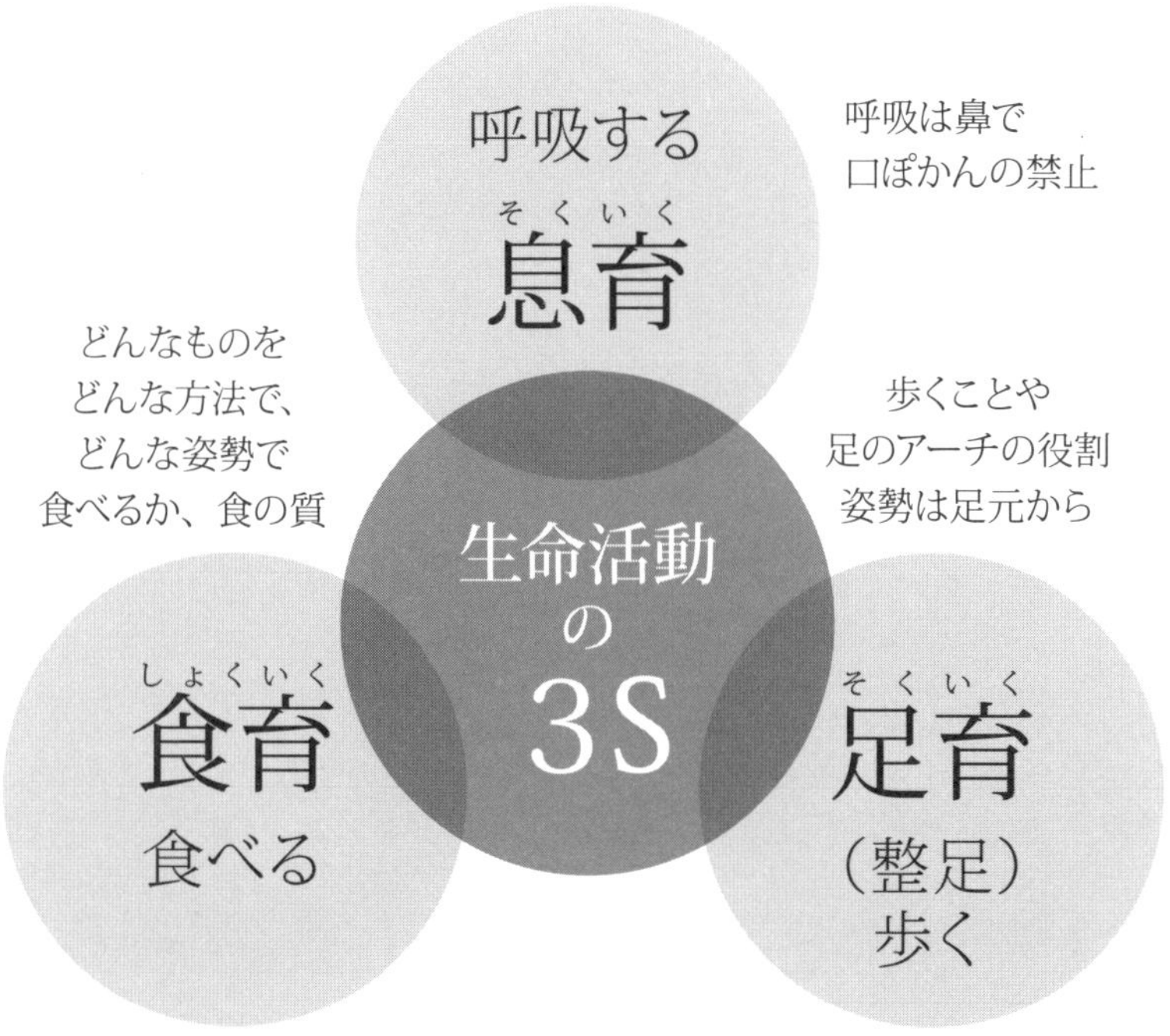

類の生命活動においてこれからも変わることのない最も重要なことであると、私は位置づけています。

私たち人間は、呼吸をすることも、食べることも、歩くことも、誰からも教わっていませんが、生まれてから、この3つの機能を、知らないうちに働かせています。実はお母さんのお腹にいる頃から練習をしながら成長しています。

しかし、残念ながらそれを認識している人や理解できている人は、それほど多くはいません。

「息育」呼吸を通して生きる力を育む

呼吸は、息を吸ったり吐いたりして酸素を取り入れ二酸化炭素を出す方法です。

私たちは、当たり前のように呼吸をしていますが、誰からも教えられていません。お母さんのお腹にいる胎児の頃は、臍の緒を経由し胎盤までつながっている血管を通してガス交換をして必要なものを取り入れています。しかし、生まれた後は肺呼吸をするため、羊水の中でしゃっくりを繰り返し、横隔膜を拡げたり縮めたりし胸郭を動かして、羊水を肺の中に入れたり出したり呼吸の練習をしています（呼吸様運動）。

実際に、呼吸をするのは、オギャーと産声をあげた瞬間からです。羊水から大気の生活に移り、気管・気管支・肺をとおして空気から酸素を血液の中にとり入れ、炭酸ガスを吐き出し始めます。

生まれたばかりの赤ちゃんの呼吸法は、鼻呼吸。赤ちゃんにとって授乳は全身運動です。その証拠に汗をかきながら全身運動で一生懸命おっぱいを飲んでいます。

赤ちゃんが生まれてきた世界は、重力を感じる別世界。ここでは体を支えるためにすべての動物は、まず足裏を接地させ、足裏の踏ん張りや支えにより頭位を安定させています。頭

第5章
未来を担う子どものために

深飲みで足を踏ん張る姿勢

深飲みで足を踏ん張る姿勢での授乳がよい。

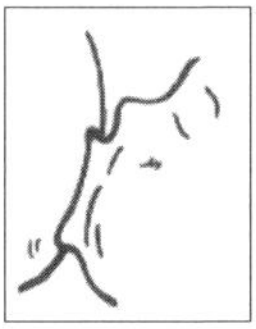

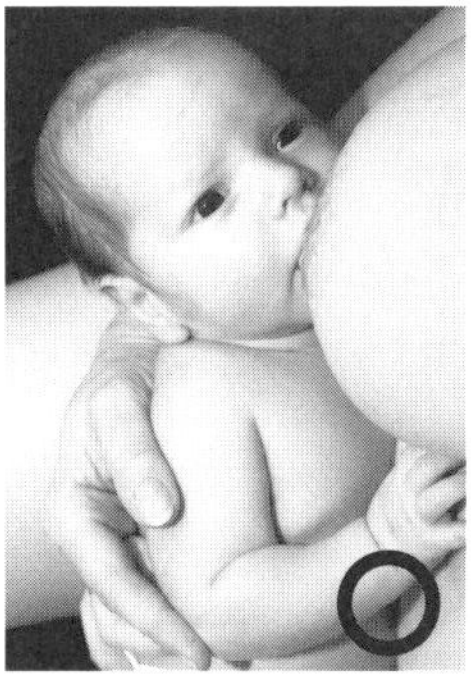

横に寝かせた状態でミルクを飲ませない。

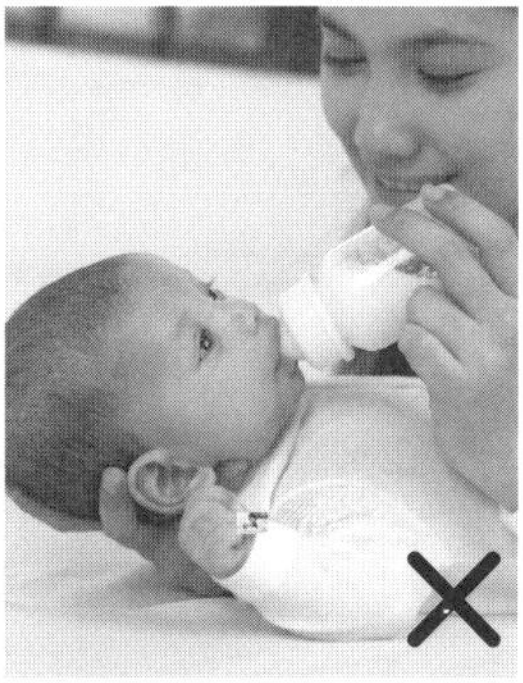

位の安定は、口や舌をよく動かし、しっかりと嚥下する（飲込む）ためには、どうしても頭位の安定が重要なのです。

そこで、私は、授乳の際には、足で踏ん張った深飲み姿勢をすすめています。赤ちゃんを抱っこをする際にもお尻を支え足を接地させてあげると安心しています。

浅飲みで乳首のみをくわえて授乳している場合と深飲みで乳首だけでなくおっぱいまでしっかり口腔内におさめて授乳している場合とを比べると、赤ちゃんが舌で上顎におっぱいを押し広げる面積が異なってきます。そのため上顎骨の形態や大きさに差が出てくるので、浅飲みの赤ちゃんは、成長しても上顎骨が小さく乳歯列の内から綺麗に歯が並んでいない子どもが多いように感じます。

授乳時期・離乳食時期は、成長後の鼻呼吸や上顎形態、永久歯列をつくるための最も大切な時期です。

生まれてからの1分1秒が、これから先、健康で生きるための一生の土台づくりにつながっています。

また、大人が寝た状態のままで飲み物を飲めないように、赤ちゃんを寝かせた状態でミルクをあげると、重力の影響でミルクが耳管咽頭口（耳と喉をつないでいる耳管の喉側の出口）に流れやすい状態になり、中耳炎になりやすいとも報告されています。授乳姿勢は大切です。

生後3カ月、首がすわる頃になると、重力による影響を受け喉頭が下降し喃語《なんご》（乳児が発する意味のない声）が始まります。赤ちゃんが立って歩き始める頃には、さらに重力の影響を受け、喉頭の位置が急激に下がり、喉頭腔が拡がり口呼吸ができるようになります。かけっこができる頃には、しっかりとした言葉による会話もできるように成長します。つまり、おしゃべりできるようになる、立って歩けるようになると口呼吸が始まります。

このように足と口は関係していて、直立二足歩行することで、鼻と口の2カ所から肺に酸素を送り込めるようになっています。専門的な話ですが、脊椎動物の発生過程において、口は外胚葉由来、そして脊椎動物の肢芽（足になる部分）もまた側板中胚葉由来の間充織細胞とそれを覆う外胚葉由来の細胞から発生しているので、口と足は、関連性があってもおかしくありません。

口は、本来、食べ物を取り入れ食べる器官「消化器（入口）」であって、息をするものではありません。鼻こそが、「呼吸器（入口）」で息をするところです。

鼻は、空気清浄機の役割を持ち、鼻から入った空気は、鼻毛や鼻粘膜で加湿したり汚れを

第 5 章

未来を担う子どものために

子どもの健全な発達のために

抱っこ

赤ちゃんを抱っこするときは、重力に慣れていないので、お尻をおおい足に手をあてると安心する。

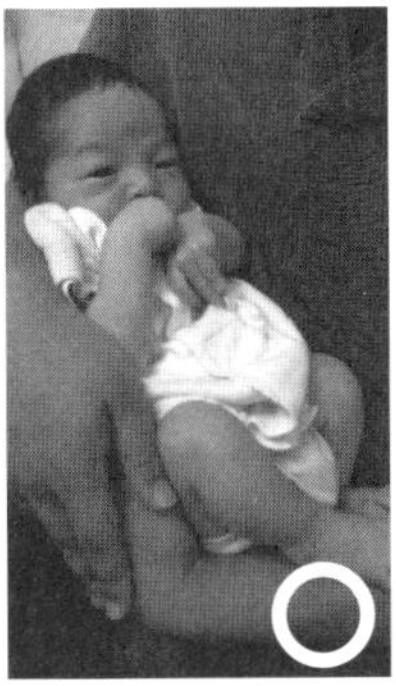

ひもでの前抱っこ

前での抱っこは、赤ちゃんがいつも後ろ向きで前を見ようと首をねじり、椎骨動脈や三半規管にも影響が出る。体は過緊張状態にある。お母さんの肩から赤ちゃんの頭が見えるようにおんぶをするのが望ましい。

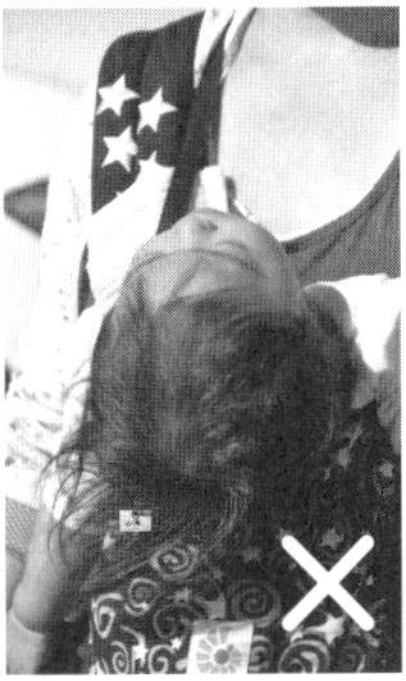

吸着したり病原菌をブロックして肺に空気が届きます。ところが、口から空気が入ると、外敵も一緒に体内に侵入しやすくなり、アレルギー疾患や自己免疫疾患などの病気を呼び込みやすくなります。虫歯はなく、プラーク(歯垢)の付着も問題ないにもかかわらず、口臭で来院する子どもも少なくありません。口が開いているために扁桃腺(口蓋扁桃)が腫れて膿が出て(排膿を起こす)いるのです。

　鼻と口本来の役割から考えると、「鼻が詰まっているから口が開いちゃう」という言葉は、呼吸器である鼻が塞がり、消化器である口が絶えず呼吸器の役割を負担している、体が発信するSOS信号といえます。

　子どもに口を閉じる必要性、舌が上顎にくっつくように舌の正しい位置を教え、生涯を通して健康で過ごせるようにしていくことが、私たち大人の責任だと考えています。

「食育」食を通して生きる力を育む

今でこそ、子どもたちへの食育の必要性は、かなり知られるようになりました。しかし、中には、食育は、子どもが自分で食事ができるようになってから行えばいいと勘違いをしているお母さんがいるようですが、それは間違いです。

食育は、すでに妊娠中から始まっています。お母さんの食事がお腹の中にいる胎児に影響を与えているからです。

胎児は、生まれた後にそなえて、お母さんのお腹の中にいる頃から食べる練習を始めています。妊娠9・5週の頃には口を開ける練習、24週の頃には指を吸う練習をしています。

味覚を感知する細胞を味蕾《みらい》細胞といいますが、味蕾細胞は、私たちの舌上面（舌背）の表面にあるざらざらした小さな突起、舌乳頭や軟口蓋（口の中の奥の天井）部分に集まっています。

この細胞は、胎児が妊娠8週目くらいの時期から形成され始め、機能するのは12週目くらいからそして、14週目頃には大人と同じ構造になります。ただし、胎児の味蕾細胞は、大人とは違って顔の表面から胸のあたりまで、口だけでなく広い範囲に分布しています。

第５章

未来を担う子どものために

顔の表面から胸あたりまでにある味蕾細胞が機能し始めると、胎児は羊水を飲む前に、味を感じて行動をとることができます。

羊水の味は、お母さんの食べ物の影響を受けているので、塩分が多い食事をとると、しょっぱくなり、タバコを吸うと苦くなったり日々変化をしています。

研究では、羊水の中に甘いものを入れると胎児の羊水を飲む行動は促進され、苦いものを入れると羊水を飲む行動が抑制されるという報告もあります。

ですから妊娠中のお母さんが食べているものは、そのまま羊水の味につながり、胎児の食体験そのものになっているのでとても重要です。

たとえば、妊娠中からニンジンジュースを飲んでいたお母さんの赤ちゃんは、そうでなかった赤ちゃんと比べ、ニンジン嫌いが少なくなったという実証もあるようです。お母さんが妊娠中によく食べていたものは、子どもも大好きで、その反対にお母さんが嫌いで食べていなかったものは子どもも嫌いになる傾向があるようです。

味蕾細胞が形成されるピークは、妊娠５カ月〜生後３カ月の間で、その数は成人よりも３割も多く、１万を超えているといいますから、赤ちゃんの時期は最も「味」に敏感なのです。

ですから赤ちゃんの味覚が健やかに発育するためには、何よりもお母さんの食生活が重要となります。

お母さんが妊娠中にいろいろな食べ物に触れていた子どもほど、新しい味への許容度が高く、食べ物への抵抗がありません。赤ちゃんの時期の羊水や母乳、そして補食（必要な栄養やエネルギーを満たすために、通常の食事に加えて物を食べること）を通した体験が、離乳期に口にする食への好き嫌いを決定づけていくといえるでしょう。赤ちゃんの味覚の発達は、お母さんの食による所が大きいのです。

食べ物に加えて、大事にしてほしいのは、食事の仕方です。

昔と違って、今は食卓に食事と一緒にお水やお茶が常に用意されるようになっています。以前は、お寿司屋さんで、冷たいお茶やお水を飲みながら生魚の握りを食べることはありませんでした。必ず食べ終わった最後に熱いお茶を飲み、食中毒を予防する緑茶のカテキン効果（殺菌作用）を活用した和食ならではの食文化が伝えられていました。しかし、回転寿し店の普及により、常に目の前に用意された湯のみで、いつでもお茶やお水を自分で自由に入れることができるようになり、生魚の握りも何も思わず、よく噛まないで水で流し込む人が増えてきました。

また、喫茶店やファミリーレストランのドリンクバーの影響でしょうか、各家庭でも冷たい水やお茶、牛乳、ジュースを飲みながら食事をする家庭もあるようです。

こうした状態では、味覚がわからなくなり、胃は常に冷やされ、強酸性の胃液も薄くなり、

第５章

未来を担う子どものために

理想的な食事

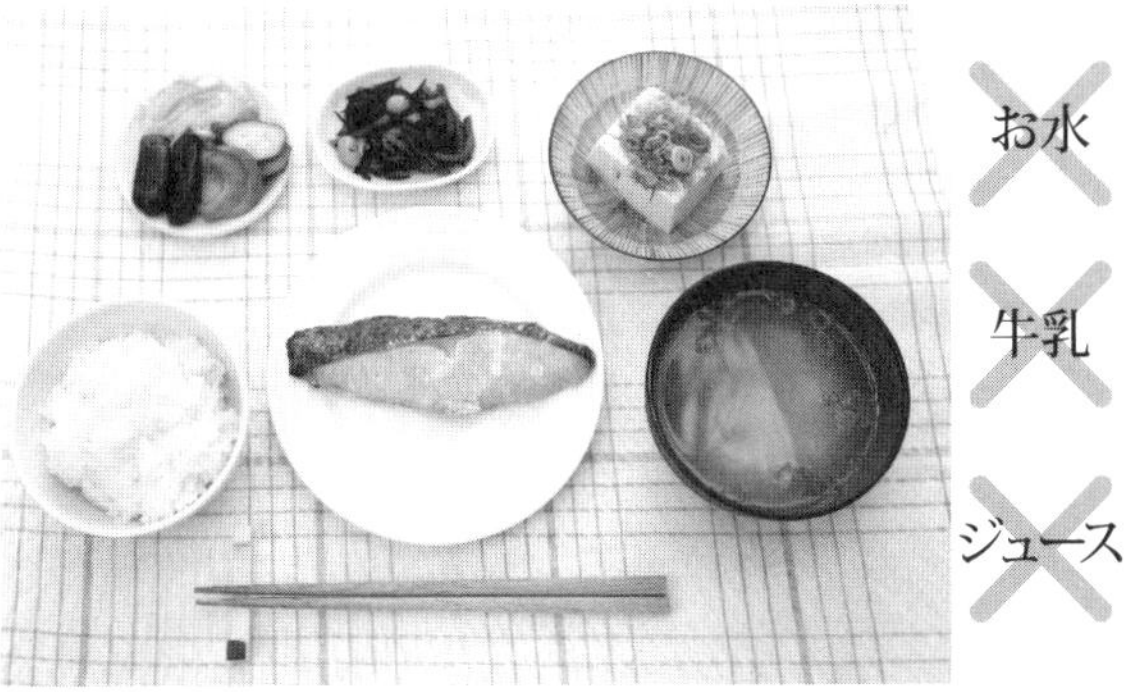

食事中は、冷たいお茶や水、牛乳を排除して、温かいお味噌汁を味わおう。お茶やお水は食事を食べ終わった人から飲むもの。台所で料理をする人がもっと楽をして、すべての食材を大きめにカットすれば、いやでも前歯でかじり、よく噛み、すり潰して食べることになり、唾液もたくさん出る。朝ご飯は、のり巻きをして前歯でかじれば朝から唾液も出て、より生き生きした1日のスタートをきれるだろう。

食中毒に繋がる可能性があります。

しかも、料理の際に、食材は小さくカットされ、前歯でかじることはなく、奥歯でしっかり噛まなくても飲み物で流し込めるようになっています。

食べ物を水で流し込み、かじらない・噛まない生活により唾液量はどんどん少なくなってきています。

唾液の中に含まれる成分、リゾチームには細菌の細胞壁を分解して死滅させる効果があります。リゾチームは卵の黄身を守っている卵白からも抽出され薬などに使用されて、人間の涙や鼻汁、母乳にも含まれ、抗ガン作用もあることが報告されています。

食の乱れは、体づくりを阻害するばかりでなく学習意欲の低下やイライラしてキレやすい性格にもかかわります。子どもの健全な発育には、食べ物に感謝し、食事の質や食べ方について考え、保護者と一緒に台所に立ち、食べる力を育むことが特に大切です。

「足育」歩行を通して生きる力を育む

生まれてから誰にも歩くことを教わってはいない赤ちゃんですが、それにもかかわらず歩けるのは、お腹の中にいるころから羊水の中で歩く練習をしているからです。

浮力がある羊水の中では、胎児は、早くは妊娠28週あたりから、何かの刺激でまるで宇宙遊泳をするように歩行運動を始めています。妊娠37週から38週に入ると、ほとんどの赤ちゃんが1時間に姿勢を何度も変え、歩行運動に近い動きをするようになります。

生まれて間もない赤ちゃんにも歩く能力がありますが、自分の体重を支える力はありません。赤ちゃんを両手で支えて立たせて、比較的固いベッドに足をあてると、反射的に歩く運動をします（原始歩行、ステッピング反射）。

実際に赤ちゃんが自分の力で歩こうとし始めるのは、1歳の誕生日を迎えた頃からです。足腰の筋肉や骨格や、連絡する神経が発達し始め、自分の足で自分の体重を支えられるようになり、視覚が発達し、重力にも慣れてきます。お母さんのお腹の中で練習していた右足、左足の出し方や上げ方などが活かされてきます。

第５章

未来を担う子どものために

赤ちゃんの足

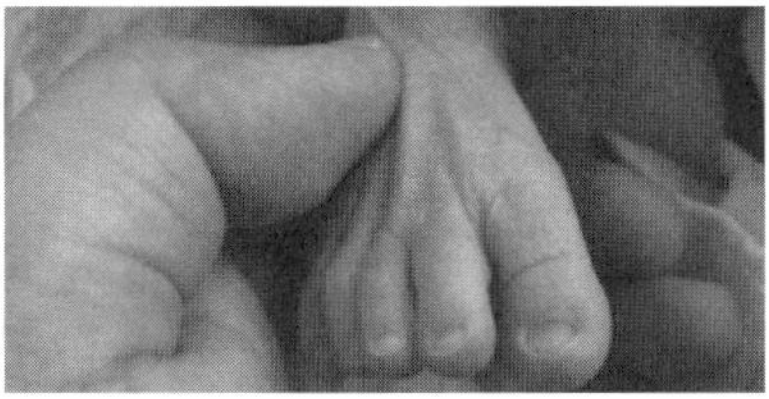
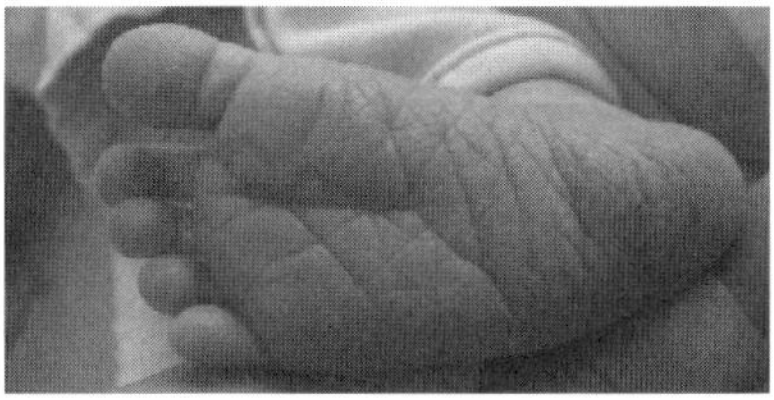

原始反射は、出生児に認められるが中脳より上位の脳の機能が成熟するのに伴って、生後３～４カ月前後までに消失する。ただし、足の裏を刺激すると、足の指をギューッと握る足底把握反射のみは例外で、生後９～10カ月未満まで残る。

赤ちゃんのプクプクしたやわらかい足裏に、３つのアーチがつくられ土踏まずができあがるのはせいぜい10歳前後くらいまでです。足の大小26個の骨は、それぞれ関節でつながり、その関節を支えているのは靭帯や筋肉です。筋肉がきちんと発達しなければ、きれいな足裏のアーチはできあがりません。

足裏のアーチをしっかりとつくるには、赤ちゃんの頃にハイハイをたくさんさせて股関節の安定化をさせること、小学生のときに、きちんと足指を使って歩いたり走ったり、運動をたくさんすることが大切です。

子どもの頃の足指の使い方、運動経験によって、足は正しく成長をしていくものですが、今は、つかまり立ちやハイハイをする期間が短くなり筋力がつかない育児のため、体の中心である脊柱が曲がってしまう側彎《そくわん》症（乳児期、学童期、思春期）になりやすくなっています。また、子どもの足に、外反母趾、浮き指、扁平足などのトラブルが増えています。

日本は、欧米と比べると靴の歴史は浅く、本来の足や足指の機能を働かせる正しい靴を履いていません。靴は戦後の復興と高度経済成長から日本人に普及し、1日の半分以上も靴や靴下を履く時代となり、ファッションの一部ともなりました。

靴を履く際に、靴べらを使わず、かかとをわずかに踏み、つま先を地面にトントンとさせたり、自分の人差し指を靴べら代わりに使ったりして、足を補強する靴の命、かかとの部分を壊している人が多いのです。また、靴を脱ぐ際には、足と靴を一体化させているマジックテープをはずさない、靴ひもをほどかないで脱いでいます。この状態を見る限り、靴の機能は単なる足を汚さないためであり、足を守るために靴があると考えている人は、決して多くはありません。理想は、1人に1つの携帯用の靴べらを持ち歩くことです。携帯用の靴べらは今では百円均一でも販売されているのですから。

最近の親は、乳幼児のころから履かせやすい袋状の靴下を選んでいます。しかし乳幼児は袋状の靴下も靴もすぐに脱ぎたがり、布団の中でもベビーカーでも足の指を動かしています。手袋は家の中では外させますが、靴下は室内でも脱ぐように指示しないため、自分で靴下を履ける年齢になっても、足指を使う、動かす感覚がほとんどありません。袋状の靴下を履くと足指の動きは拘束され自由自在に動かせなくなります。また、靴下の重ね履きが足指をさらに拘束することは想像できるでしょう。屋外でも室内でもストッキング、タイツなどを履き続け、さらにスリッパを履くと、親指と小指の動きはより拘束され、足指を曲げて、

第 5 章

未来を担う子どものために

体の危険を語る靴

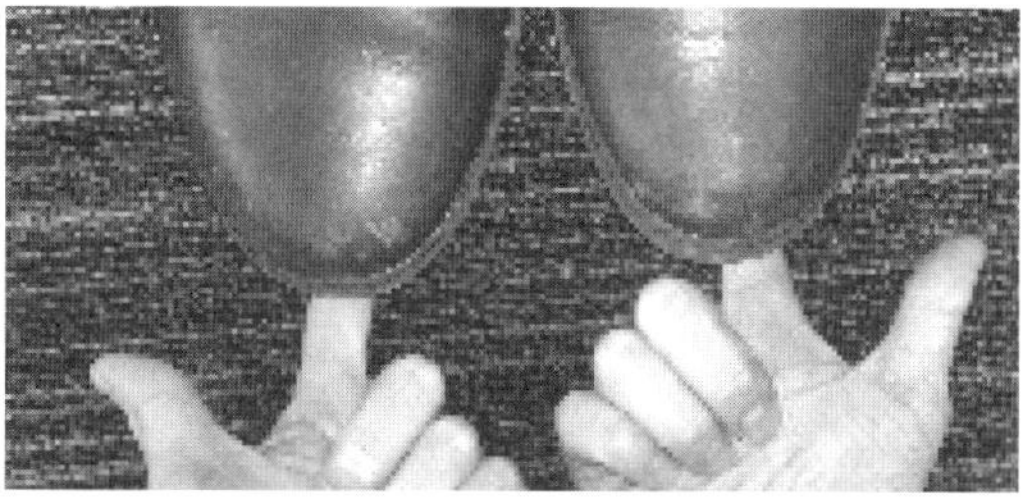

指を入れても入る長さが違うように左右のつま先の浮きが異なる靴。

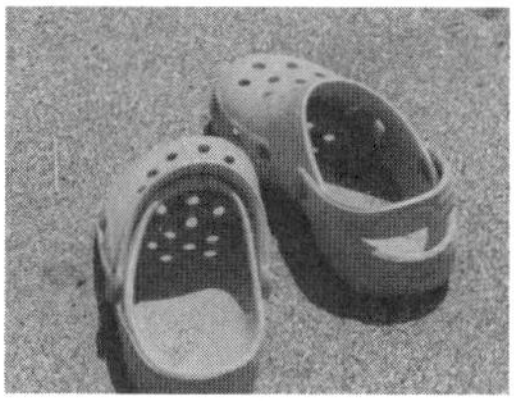

脱ぎやすい、履きやすい靴は足指の異常の原因に。

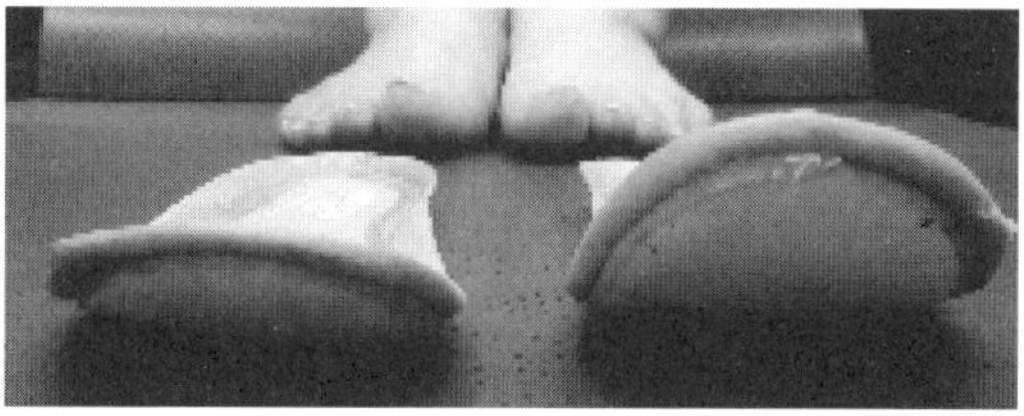

インソールの浮きは、かかと重心の浮き指を示す。膝が痛むはず。

すべらないよう脱げないように歩こうとして負荷がかかります。整足をすすめる当院では足の機能を無視したスリッパは置かず土足のまま診療室にあがってもらっています。

歯列不正に影響を及ぼす頬杖《ほおづえ》などの習慣と似ています。今は何も問題なくても、わずかでも慢性的な継続した力によって足指も変化してしまいます。

骨格が形成される成長期は、靴下を履いている時間が長いほど足指は拘束され、体の成長や発達に影響が及びます。そして、幼児期からチャック式やマジックテープ式の履きやすい脱ぎやすい靴、サンダル主体の生活は、やがて大人になったときには体全体に大きな変化をもたらしかねません。子どものために履く側の健康を考える靴を選び、足や足指の知識の啓蒙が急務と考えます。

X脚、浮き指が5カ月で改善

子どものお母さんは私の研修仲間。２０１３年4月27日、フェイスブックで上げられていた子どもの一目瞭然のX脚の写真に驚きを隠せませんでした。これは、足指が悪いに違いないと思い、コメントを入れました。すると、お母さんも気にしていた様子で「どうしたらいいの」とメールがきたので、「すぐにでも改善しないとその形で骨格が形成されていくよ」と伝えました。

お母さんからは、子どもが靴をよく反対に履いていたという内容の話を聞きました。

7月2日に当院に来院。お子さんは、ほぼすべての足指が接地せず、また、じっとしていないでずっと診療室内を駆け回っていました。当然、歩き方や走り方にも癖があり、靴がすぐにダメになってしまうほどです。靴は3足をローテーションで履くよう指導すると、お母さんはとても熱心で、帰りにニューバランスの子ども靴を3足購入し、真面目に取り組み、ファイブコンフォートのアドバイザーの資格も取得されました。1カ月後には足指の接地、さらに4カ月後は完全に足指が伸び、今ではX脚も改善しています。

子どもの将来を考えると、本当によかったと思えるケースです。

第 5 章

歯科医として思うこと

足指の変化

2013年7月2日

● 足指の状態

ほぼすべての足指が浮き指。じっとしていられないため、フットプリントでの足型も右足が、動いて重なっている。

足指の接地がなく、かかと重心。足指ストレッチと矯正靴下と靴の選び方の指導をする。

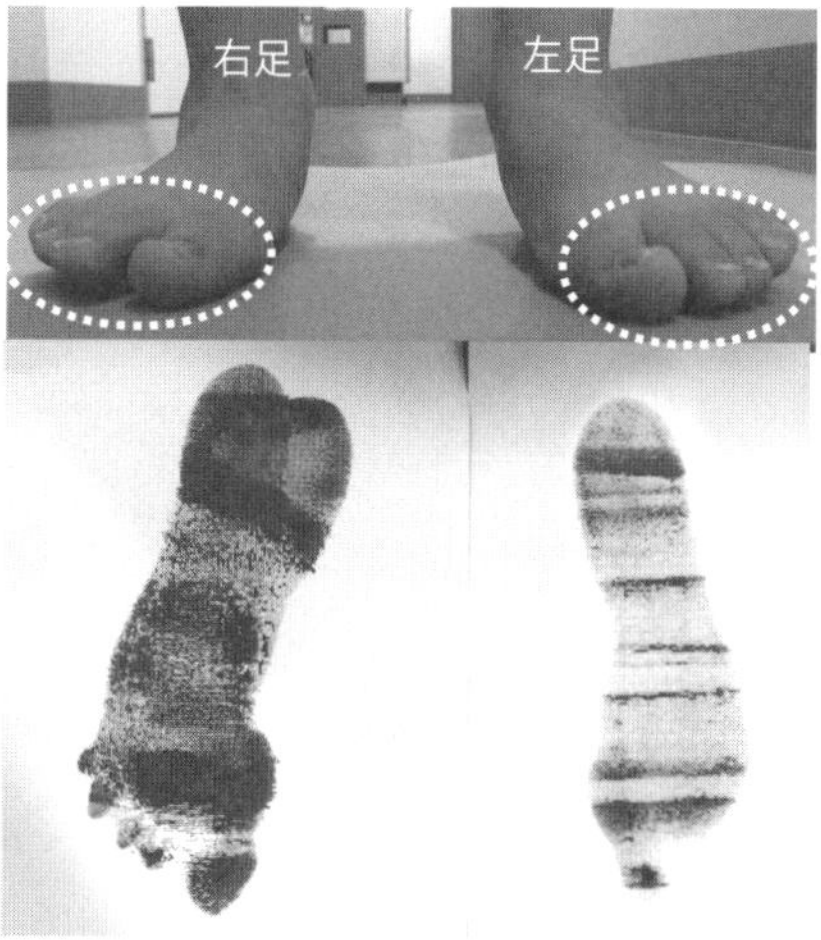

浮き指

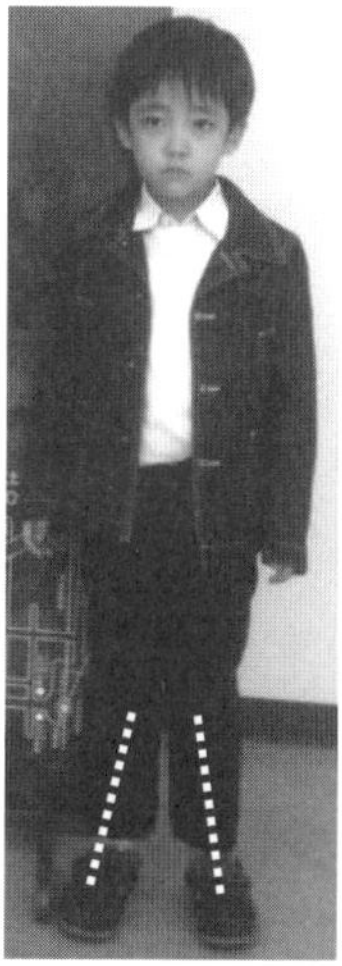

X脚

2013年8月6日

● 足指の状態

足指は接地したが、屈み指。まっすぐにはなっていない。

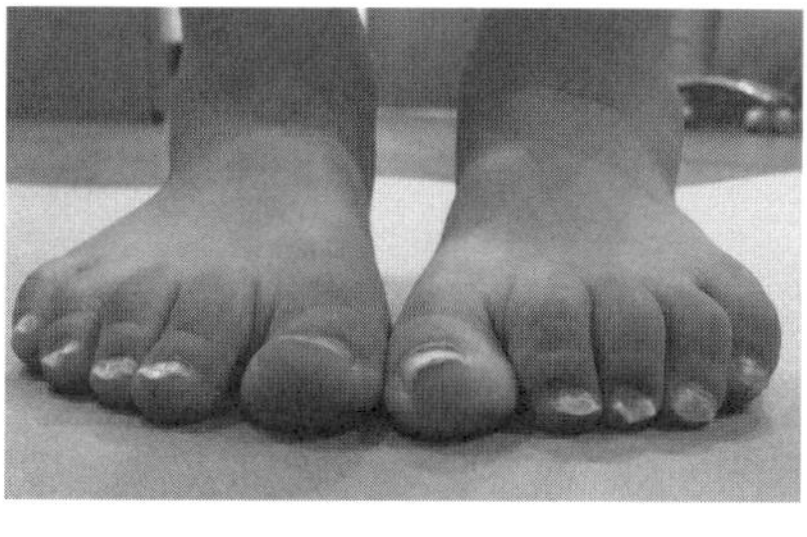

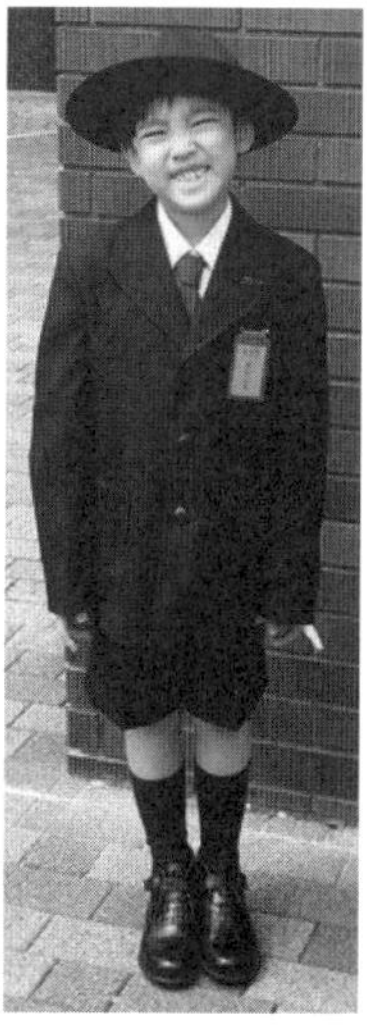

2014年12月

● 足指の状態

足指はまっすぐ伸びている。現在、小学校1年生、X脚は改善。

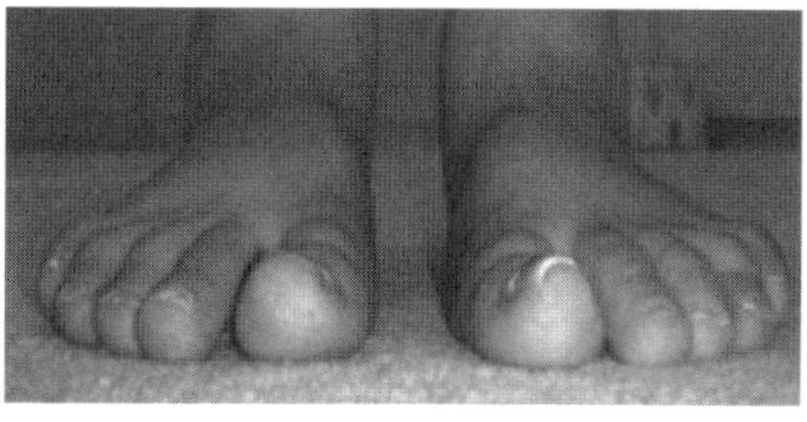

写真提供；ユカデンタルクリニック

「木を見て森も見る医療」を目指して

私が尊敬する矯正歯科くろえクリニック院長黒江和斗先生（鹿児島）は子どもの矯正治療の一環として片足立ちを推奨しています。初めは、どうしてだろうかと不思議に思っていました。ところが、患者さんの足を診て、勉強していくと、わかったことがあります。

それは、歯科医としての役割です。

歯科は予防（定期健診）で子どもが来院する唯一の診療科です。

子どもの口ぽかんの状態や姿勢などから、足指の異常など潜在的な問題にもいち早く気づいて、子どもの健全な成長をサポートできる新たな社会的役割を担える場所でもあります。

子どもの矯正治療において、足を診ることは姿勢の指導にも繋がり、歯の矯正治療とともに足の先から頭蓋までの骨格形成を同時に見守っていくことができます。そのため、小児歯科や矯正歯科は姿勢の見張り役ともいえ、ときとして医科に紹介し、子どもの未来を輝かせることができるすばらしい診療科なのです。

そこで当院でも、子どもに1分を目標に片足立ちができるように指導しています。

同じ結果をいつでもどこでも得られるように目はあけて、上げるほうの足は股関節と膝は

開眼片足立ち

それぞれ直角に曲げるように指導しています。うまくできないときは5秒、10秒を目標にと、目標設定をしたり、イスにつかまったり、あるいは壁に手をついたりして行います。膝を伸ばして片足立ちをするようにヒントを与えると、自然と頭位が安定しふらつきがなくなり重心が安定し始めます。すると、頭頂部の角度が変化し顎を引いたよい姿勢にもつながります。片足立ちのトレーニングは、子どもの顎骨の前方への成長・発育をさせるために必要なも

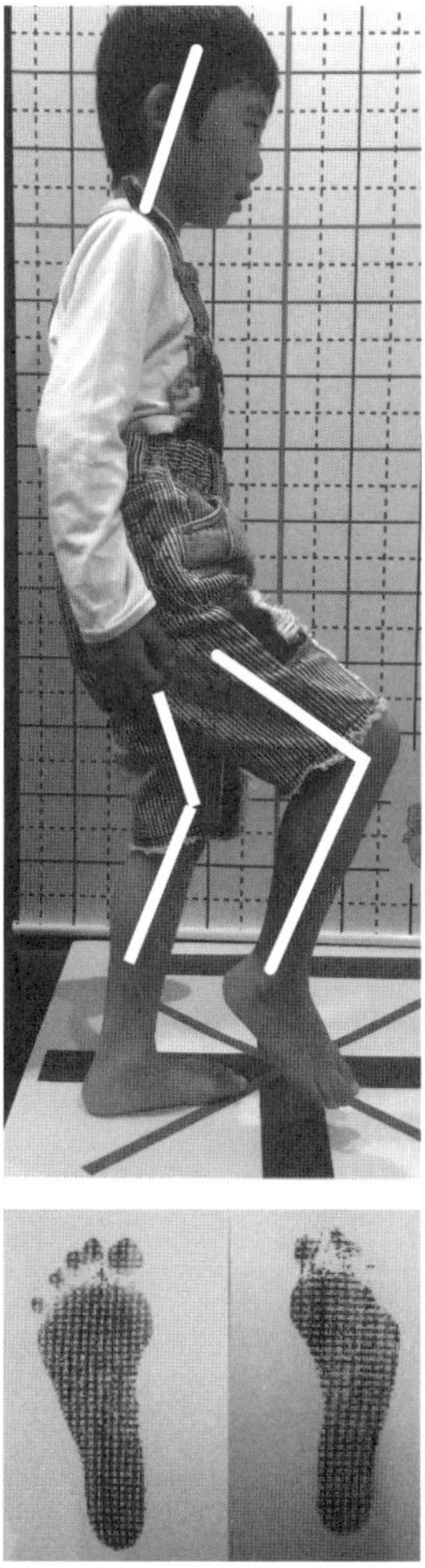

片足立ちをするときに膝を曲げてしか立てない。右足第3、4、5浮き指。

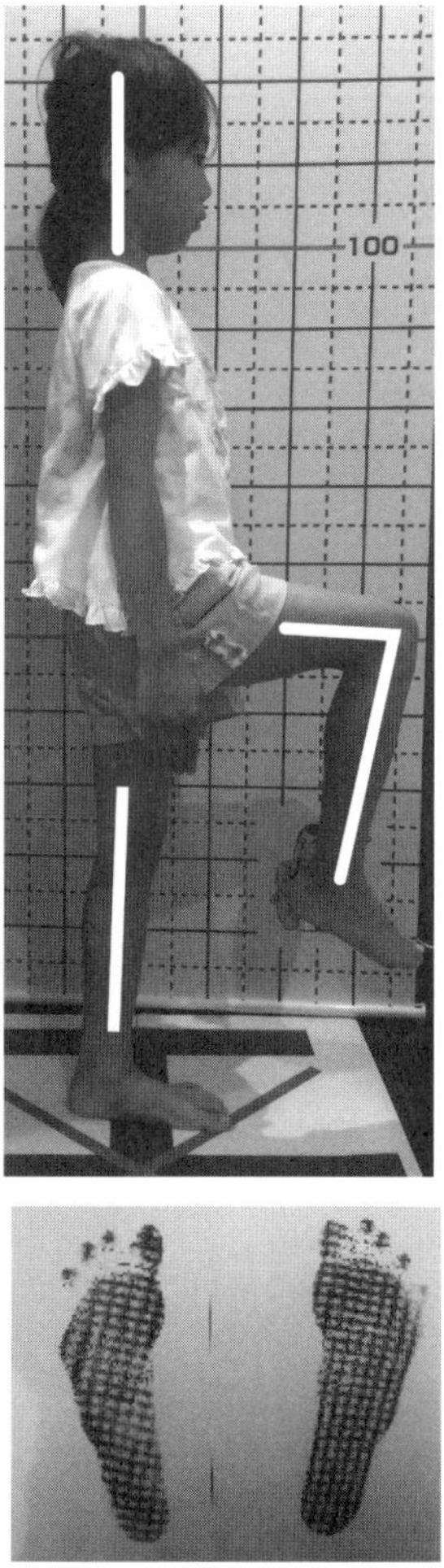

接地する足の膝を曲げないで立つことがポイント。

のです。これは、腹筋を発達させるためには背筋を鍛えなければならないのと同じように、上顎骨の前方発育・成長のためには、後頭部の後頭下筋の頭頸部の筋肉の発達が重要となります。後頸部の筋肉を発達させるためには頭位の安定、重心の安定がとても大事になるのです。

顎骨が未発達の状態では、歯並びに問題が起こるばかりでなく体に様々な影響があらわれます。鼻腔の大きさは、上顎の成長と大きく関係し、重力によるゆがみの影響を大きく受けているため、上顎が小さいと鼻腔が狭く、足の親指の捻れの大きい側と同じ側の鼻の大きさが小さくなっているようです。鼻呼吸がしづらいため、口呼吸をするようになり、猫背でいつも口ぽかんの状態では、アデノイドや口蓋扁桃が腫れ気道を閉塞し、いびきやぜんそくの他に、睡眠時無呼吸症候群の症状が出る子どももいます。また、口の中の容積が狭いと、舌の動きにも支障が出るため、滑舌《かつぜつ》が悪かったり、咀嚼がうまくできないこともあります。

どうして足裏・足指の接地が重要なのか、片足立ちのトレーニングが必要であるかの意味がわかっていただけたのではないでしょうか。子どもの未来が大きく変わっていくのです。

また座位の際の頭位の安定には、足裏・足指の接地と坐骨を立たせましょう。そして、頭位を安定させ脳頭蓋を支えるために舌は口蓋（上顎骨の天井）に接地させましょう。

私は歯科医ですが、歯のトラブルや体の不快な症状の原因は足にある場合も十分に考えられるため、世界で活躍されている足の第一人者である松藤文男先生に弟子入りをし、足や足指の勉強をしてきました。

整体にいって、骨盤や背骨のゆがみを矯正してもらって楽になっても、すぐに症状が元に戻るには理由があります。それは、かかとや靴底が擦り減った靴や靴のベロがゆがんでしまった靴、慢性的に足指に拘束力がかかってしまう袋状の靴下、スリッパなどを履いて、骨盤や背骨のゆがみによって不快な症状が起こるからです。不快な症状をとるには、噛み合わせの調整や足指の施術が、ときとして必要です。靴を見直し、足指を改善してから行くと、きっと今までと違った感覚を得られるでしょう。

第5章

歯科医として思うこと

母親教室を毎週1回35年間休むことなく開催し続けてきた、医療法人社団とくなが小児歯科クリニック〝レオ〟（兵庫県川西市）の徳永順一郎院長は、１５００回記念祭にて「虫歯は減った。機能異常が増えた。それが今後の課題」と歯科界が次に目を向けるべき課題を公表されました。確かに昔と比べ子どもの虫歯は減りました。これまでの諸先輩方による歯科医としての強い思いと実践が、虫歯を減らしてきたのだと思います。そして口ぽかん、足指の異常、視力の低下など、どれをとっても機能異常の増加が目立ちます。

今後は、歯科と医科の連携や東洋医学分野との連携が必ず必要になってくると思われます。

私自身は、整足歯科医として、歯を診察することだけでなく体全体を診察する「木を見て森も見る診療」をこれからも健口・整育応援団の皆様と一緒に、心がけていく所存です。

コラム5　足指握力測定器

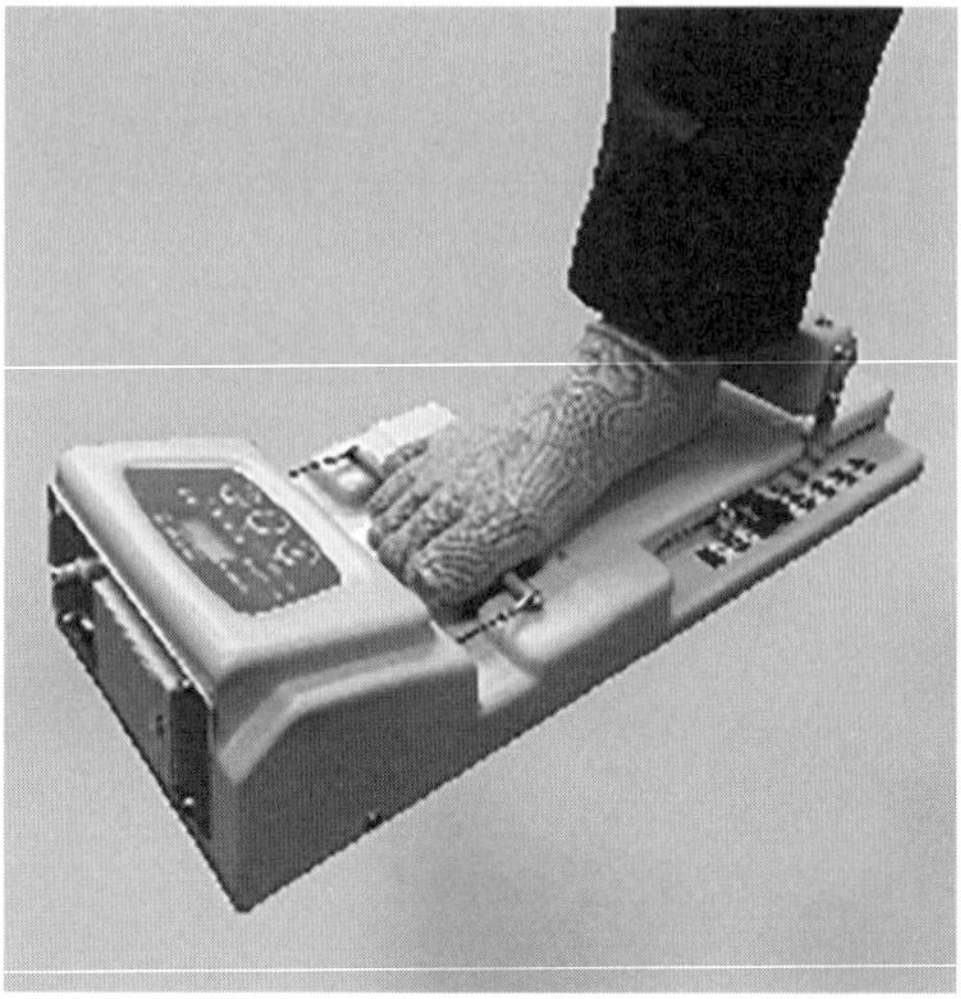

足指の握力を、測定した経験はあまりないかもしれません。足指の握力は様々な運動機能との関係があり、リハビリテーションやスポーツ選手のトレーニング、高齢者の運動機能向上などで足指握力増強トレーニングが行われています。

足指の握力を増強できると、瞬発力を必要とする最大歩行速度やバランス機能が向上することがわかっています。

特に高齢者の場合、足指の握力は、全身の運動機能やつまずきと関係しています。足指の握力は矯正靴下を履いて足指スローストレッチを行うことでも鍛えることができます。

ちなみに足指の握力は、50 歳代男性の平均は 14.4kg、女性の平均は 8.9 kg、60 歳代男性は 12.0kg、女性は 8.9kgです。

機会があれば、ぜひ一度測定してみましょう。

【参考文献】

松藤文男・今井一彰 :『足の指』まっすぐ健康法 [河出書房新社 2009]

阿久根英昭 : 足力 [スキージャーナル株式会社 2005]

野田雄二 : 足の裏からみた体 [株式会社講談社 1998]

阿久根英昭 : いま子供たちの足の裏が危ない [株式会社主婦の友社 1988]

原田碩三・斎藤とみ子 : 足からの健康づくり [中央法規出版株式会社 1997]

倉治ななえ : 子育て歯科 [株式会社デンタル フォーラム 1998]

D.A.Neumann (嶋田智明ほか訳): 筋骨格系のキネシオロジー [医歯薬出版株式会社　2012]

西川岳儀・浅野博ほか : 足裏・足指の接地と鼻腔通気の変化 [東京臨床出版株式会社小児歯科臨床 2 月号 2015]
[小児歯誌 53(2)2015]

泉宮真乃・小石剛ほか : 幼児における口呼吸の対策と判定基準 [小児歯誌 53(2)2015]

葛西一貴 : 噛むを科学する チョッピングからグラインディングへ [LION]

エピローグ

健口から健考、そして健行から健幸へ

本書を最後までお読みいただき、本当にありがとうございました。

私は、歯科医師になりまだ十数年の歳月しか経っていません。

私の歯科医師人生は、久保田歯科クリニック（大阪府高槻市）で始まり、これまでの間、かがやき歯科クリニック浅野博先生（滋賀県草津市）、こいし歯科小石剛先生（大阪府池田市）、なかじま歯科クリニック中島隆敏先生（大阪府枚方市）、樋口歯科樋口高広先生（大阪府池田市）、ほりべ歯科クリニック堀部尊人先生（京都府北区）先生をはじめ全国各地の先生方からご指導を受けてきました。

自分の生い立ちの経験（猫背で口ぽかん）からも、地域の子どもたちに健口から健康を考え（健考）て、行動（健行）し健幸になってもらいたいと願っています。

どんな治療においても治療法は医師により異なります。いわば治療法は100万通り。どの方法がよくて、どの方法が悪いではなく、患者さんが納得して治療法を選び、患者さんがその結果に対して喜んでくれればベストな方法なのだと思います。

そもそも医院や病院は、病気になった人の手伝いをする場所であり、病気にならないように指導するべき場所であります。病気を治すのは医師でも歯科医師でもなく、本来は自分自身なのです。医学の祖、ヒポクラテスの言葉に「食べ物で治せない病気は、医者でも治せない」「汝の食事を薬とし、汝の薬は食事とせよ」という言葉があります。

人間の体は全身つながっています。歯や口腔が全身の健康に及ぼす影響、土台である足が全身の健康に及ぼす影響は、健康で豊かな生活、健幸な生活をおくるために重要なポイントです。本書を手にしてくださった皆様との出会いに感謝し、皆様のこれからの人生が、呼吸・食・口・足を見直し、考えながら行動することでさらなる可能性が広がり健幸になることを心から応援しています。

本書を出版するにあたり、私に人生の可能性を教えてくださったメンターの方々、人生初めての本の出版の機会をくださったプラス・レイ株式会社竹内れいこ様をはじめ、関係者の皆様に心より感謝申し上げます。

そして、私を死に物狂いで産んでくれた母、大学まで行かせてくれいつも見守ってくれている父、いつもどんなときも支え応援してくれている当医院の土台であるスタッフ、妻、子供たち、西川・足澤家族、友人に心より感謝申し上げます。本当にいつもありがとうございます。

健口・整足応援団　西川岳儀

健口応援団

【長野県】
上田市　なごみ歯科

【愛知県】
新城市　伊藤歯科医院

【大阪府】
高槻市　久保田歯科クリニック
枚方市　なかじま歯科クリニック
八尾市　どんぐり小児歯科
高槻市　トータルセラピーヒロセント ヨガ教室・ビワ温灸療法
大阪市　小児歯科なかよしプラザ
高槻市　ひらおファミリア歯科
東大阪市　岩崎鍼灸整骨院

【京都府】
京都市　京都駅前デンタルクリニック 総合歯科医療インプラントセンター

【滋賀県】
草津市　かがやき歯科クリニック

【兵庫県】
川西市　医療法人社団 とくなが小児歯科クリニックレオ
加古郡　YOCOデンタルクリニック

【福岡県】
久留米市　みやのじん歯科クリニック

【海外】
上海市　宇恵雅子

【北海道】
札幌市　医療法人 健昇会 クラースクリニック

【青森県】
弘前市　デンタルオフィスよしだ

【岩手県】
八幡平市　山口歯科医院
奥州市　吉田歯科クリニック

【宮城県】
仙台市　大岸歯科クリニック

【東京都】
新宿区　ファーストデンタル四谷三丁目
調布市　フルセン歯科

【神奈川県】
横浜市　医療法人 秀暖会タケスエ歯科医院
相模原市　原歯科医院

【千葉県】
市原市　おいかわ歯科医院

【埼玉県】
さいたま市　医療法人 H-P Smile いちかわ歯科
草加市　さくら歯科医院
春日部市　わたなべ歯科

【茨城県】
つくばみらい市　ひかり歯科医院

著者にこれまでご指導いただき、本書に賛同してくださった健口・整足応援団の皆様です。　　　　は本書に写真を提供くださった皆様です。矯正靴下は様々な種類があります。矯正靴下の取り扱う種類によって初級アドバイザー○と中級アドバイザー◎にわかれています。足をみて靴下、インソール及び靴の製作が可能なライセンス取得者は◉で表します。(2021.12 現在の状況)

健口・整足応援団

【大阪府】

こいし歯科 ○◎◉
〒563-0058 池田市栄本町9-2-A
☎0120-834-814

ユカデンタルクリニック ○◎
〒543-0061 大阪市天王寺区伶人町5-16
☎ 06-6776-8211

【京都府】

ほりべ歯科クリニック ○
〒603-8836 京都市北区西賀茂神光院町115-1
☎075-491-2332

【北海道】

医療法人社団 岩寺小児歯科医院 ○
〒001-0045 札幌市北区麻生町2-4-5
☎011-758-7736

【千葉県】

まさき歯科医院 ○◎
〒275-0012 習志野市本大久保1-15-15
☎047-476-6480

【埼玉県】

清水歯科医院顎咬合研究所 ○◎◉
〒369-1211 大里郡寄居町赤浜1415-1
☎ 048-582-2525

医療法人丈栄会 わたしの歯医者さん ○◎◉
〒351-0035 朝霞市朝志ケ丘4-1-1
メゾンソレイユ1F
☎048-423-6423

【群馬県】

あすなろ歯科 ○◎◉
〒371-0221 前橋市樋越町736-3
☎ 027-280-2003

【大阪府】

医療法人 西川歯科 ○◎◉
〒561-0885 豊中市岡町8-18
☎ 06-6841-7668

矯正靴下初級トレーナー資格者は★で表しました。

整足応援団

【滋賀県】

あかり整体所 ○◎◉★
〒520-3031 栗東市綣3-20-31
☎ 077-551-2170

【大阪府】

FootBalance整体院 ○◎◉
〒540-0025 大阪市中央区徳井町2-2-13
☎06-6335-9903

ファイブコンフォート ○◎◉★
〒562-0026 箕面市外院 2-16-14
☎ 072-737-6465

【岡山県】

巻き爪プラザ奉還町店 ○◎◉★
〒700-0026 岡山市北区奉還町2丁目13-2
☎ 086-897-7329

山岡靴店 ○◎◉
〒701-0161 岡山市北区川入1117-4
☎086-236-8538

かめや整骨院 ○◎◉
〒701-0304 都窪郡早島町早島1990
☎086-483-0123

【広島県】

えきや外科クリニック ○◎
〒720-1133 福山市駅家町大字近田234-2
☎084-976-2222

【福岡県】

ゆとり健康整体院 ○◎◉
〒820-0017 飯塚市菰田西3丁目3-24
☎0948-22-6905

【新潟県】

靴のやまごん ○◎◉★
胎内国道店
〒959-2629 胎内市中条字小荒川3093-1
☎ 0254-44-7733
新潟西店
〒950-2022 新潟市西区小針3-26-19
☎ 025-378-8284

【東京都】

足ゆび養生処 ○◎◉★
プラス・レイ株式会社
〒151-0072 渋谷区幡ヶ谷2-1-8
☎ 03-5304-8436

【神奈川県】

FOOT & BODY motosumiyoshi ○◎◉
〒211-0034 川崎市中原区井田中ノ町
8-38グランドール元住吉106
☎ 080-5873-3363

【茨城県】

竹屋陶板浴 ○
〒301-0826 龍ヶ崎市栄町4356
☎0297-64-3726

足心和広（若石療術）森田眞以子 ○◎
〒300-1234 牛久市中央4-12-3-606
☎ 090-4524-5907

【群馬県】

浅香はりきゅう整骨院 ○◎
〒371-0022 前橋市千代田町1-11-16
☎ 027-289-9810

群馬巻き爪ケアセンター ○◎◉★
〒370-0045 高崎市東町158-22
レヂデンスカタヤマ東町ビル102
☎ 080-6388 -8739

著　者

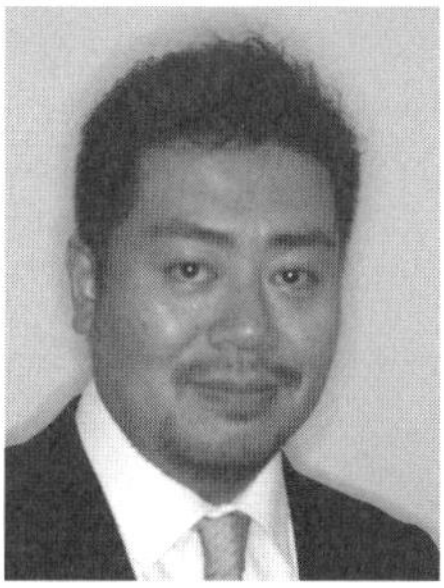

西川 岳儀（にしかわ たかよし）

プロフィール
1977年大阪府生まれ。医療法人西川歯科理事長。岩手医科大学歯学部卒業。久保田歯科クリニック勤務。幼少期に中耳炎を繰り返し3歳でアデノイド除去。岡崎好秀先生、黒江和斗先生、松藤文男氏との出会いから自身の口をぽかんとあけた姿勢の悪さが歯や足とも大きく関係していることに気づき、以後、息育・食育・足育(整足)を生命活動の3S(基本柱)とし『応援』という理念の基に診療を行っている。子ども達の発達発育未来のために『足育歯科医療を考える』『小児&高齢者のつまずき・転倒予防講座』『謎解き整足歯科医療』『パワーテストを用いた歯科医療講座』『ファーストシューズの選び方』など講演活動を多方面で開催。日本小児歯科学会。ファイブコンフォートライセンス取得。食育アドバイザー。

協　力

松藤 文男

（まつふじ ふみお）

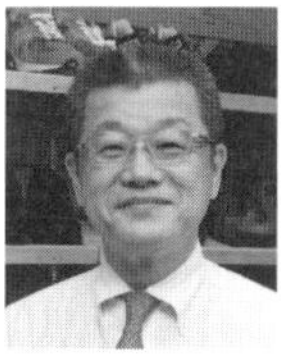

プロフィール
1955年、福岡県生まれ。ファイブコンフォート代表。月星化成(現、株式会社ムーンスター)、ニューバランスジャパンで靴・足に関する様々な実例(革靴からプロスポーツシューズまで)を学ぶ。商品開発やオフィシャルショップ(大阪)の立ち上げなど多くの実績を残し、シューズ&フットケアアドバイザーとして独立。外資系矯正靴企業の日本導入コンサルティング、靴事業基盤構築にあたる基幹ショップの立ち上げなどで活躍。欧州・米国でさらに深く実践しながら独自の理論を体系化し、CSソックス、松藤式インソールを開発。現在は、日本だけでなく世界各地から招かれ講演を行っている。3万人以上の人の足のトラブルを解決する、足の救世主。著書『「足の指」まっすぐ健康法』(河手書房新社)他多数。

松藤 克也

（まつふじ かつや）

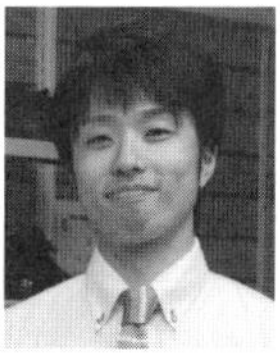

プロフィール
1986年、松藤文男の長男として大阪府に生まれる。2009年3月甲子園大学を卒業。卒業後自動車関係で営業に従事する。そこで、約2年間、車の事や営業について学ぶ。営業とはお客様に喜んでいただくことが大事だと思い、父親の元に寄せられる数えきれないほどのお礼の手紙を見て自ら父と同じ仕事をすることを決意。現在は、父の片腕となって国内外で活躍している。靴ひもの結び方や靴の調整は、父親が脱帽するほど工夫をこらしていてお客様に喜ばれている。

スタッフ
カバー / 本文デザイン　岩田智美
イラスト　MS 企画（山口ヒロフミ）
企画・編集／協力　プラス・レイ株式会社

人生《じんせい》が変《か》わる！
足指《あしゆび》スローストレッチ

2015年12月7日　初版第1刷発行
2021年12月20日　初版第3刷発行

著　者　西川《にしかわ》 岳儀《たかよし》
協　力　松藤《まつふじ》 文男《ふみお》
　　　　松藤《まつふじ》 克也《かつや》

発行者　岩野 裕一
発行所　株式会社実業之日本社
　　　　〒107-0062 東京都港区南青山 5-4-30　emergence aoyama complex 2F
　　　　電話　03-6809-0452（編集）　03-6809-0495（販売）
　　　　実業之日本社ホームページ https://www.j-n.co.jp/
印刷所　大日本印刷株式会社
製本所　大日本印刷株式会社

ISBN978-4-408-02608-4